专科护理实践与典型案例解读系列丛书

血管外科疾病

专科护理实践与典型案例解读

主编 杨 瑛 黄 英 刘训强 李 霞

辽宁科学技术出版社
LIAONING SCIENCE AND TECHNOLOGY PUBLISHING HOUSE

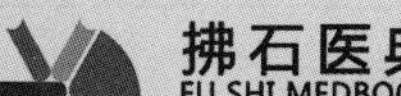

图书在版编目（CIP）数据

血管外科疾病专科护理实践与典型案例解读 / 杨瑛等主编. — 沈阳：辽宁科学技术出版社，2022.6
ISBN 978-7-5591-2549-1

Ⅰ. ①血… Ⅱ. ①杨… Ⅲ. ①血管外科学—护理学 Ⅳ. ①R473.6

中国版本图书馆CIP数据核字(2022)第092763号

出版发行：辽宁科学技术出版社
北京拂石医典图书有限公司
地　　址：北京海淀区车公庄西路华通大厦B座15层
联系电话：010-57262361/024-23284376
E-mail：fushimedbook@163.com
印 刷 者：北京天恒嘉业印刷有限公司
经 销 者：各地新华书店

幅面尺寸：145mm×210mm
字　　数：243千字　　印　　张：13.375
出版时间：2022年6月第1版　　印刷时间：2022年6月第1次印刷

责任编辑：陈　颖　　责任校对：梁晓洁
封面设计：咏　潇　　封面制作：咏　潇
版式设计：天地鹏博　　责任印制：丁　艾

如有质量问题，请速与印务部联系　　联系电话：010-57262361

定　　价：60.00元

编委会名单

主　审　陈官君

主　编　杨　瑛　黄　英　刘训强　李　霞

副主编　陈　红　李　艳　洪　丽　庄冬梅

何　斌　黎仁兰　范培宇　王　丽

编　委　（按姓氏拼音排序）

包兴妍　陈莉萍　邓翠莲　邓桑杨

甘燕红　顾艳花　郭妍杉　韩金梅

纪　敏　李菜娥　李　捷　李　思

李应菊　李宗琼　陆汝丽　潘双萍

石芹兰　宋　磊　田　燕　文　敏

吴娅婷　晏圆婷　杨爱萍　杨　静

杨　丽　杨艳莉　张丽琼　张桥桦

张姝玥　张兴林　张云燕

前言

血管外科是外科学的一个分支学科，诊治范围包括动脉疾病、静脉疾病、动静脉疾病、动静脉溃疡、淋巴疾病、血管危急重症等。我国血管外科的发展始于20世纪50年代，虽然起步较晚，但发展非常迅速。目前一些有条件的大型医院已经设有正规的血管外科病房，在诊断和治疗血管疾病方面都颇有建树，某些领域已经接近国际先进水平或已处于国际领先地位。

随着血管外科的发展，血管外科专科护理也应运而生，经过几代护理同仁的不懈努力和艰苦探索，其经历了从无到有、从贫乏到丰富、从幼稚到逐步成熟的过程，并逐渐向专业化、规范化、系统化方向发展。由于血管外科手术难度大，辅助检查多，临床治疗中涉及的新技术、新设备、新药品多，血管外科护理要想紧随医疗发展的脚步齐头并进、共同发展，必须改变现有的知识结构，学习更多的护理理论知识，熟练掌握实践技能和护理科研能力，才能更好地服务于血管疾病患者，推动血管疾病临床护理学科的发展。

本书编委会结合血管外科临床护理实践过程，总结科室近千例效果较好的护理病例经验，查阅了国内外相关文献，得到诸多血管外科专家支持，集思广益，精心编写了这本实用性专著。本书涵盖了血管外科常用检查、常见疾病的护理，包括动脉疾病、静脉疾病、动静脉联合性疾病等疾病的护理与实践，结合科室真实案例解读，展现了专科护理的精髓，坚持理论与实践相结合，具有科学性与专业性、传承性与创新性的特点。

感谢昆明市延安医院的大力支持，感谢本书各位编者在百忙之中完成书稿编写。由于能力和时间有限，本书可能存在不足之处，敬请各位读者批评与指正。

杨　瑛

2022年3月

目录

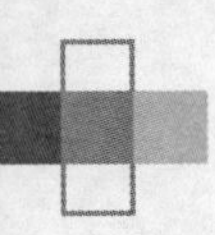

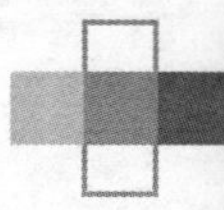

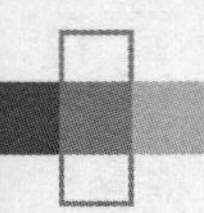

第一章

概 述

血管是人体最大的网络组织，对维系生命起着至关重要的作用。早在2000年前，《黄帝内经》中就提出“经脉者，所以行血气而营阴阳”。中国传统医学把“血脉”视为人赖以生存的生理和心理活动的物质基础。

血管外科是外科学的一个分支学科，是一门年轻而有活力、有关人体血管系统疾病的诊断及外科治疗的专科，诊治范围包括动脉疾病、静脉疾病、动静脉疾病、动静脉溃疡、淋巴疾病、血管危急重症等。20世纪50年代开始，特别是在60年代中期以前，国际上对血管外科的病理生理、诊断、基本技术和设备条件都取得了突破性成就。时至今日，我国血管外科得到飞速发展，在动脉疾病、静脉疾病、动静脉疾病、动静脉溃疡、淋巴疾病、血管危急重症和基本技术等方面，都取得不少进展，正在缩短与国际水平之间的差距，努力赶超先进水平。

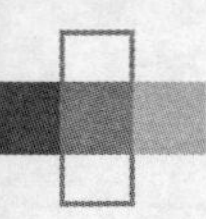

第一节　血管外科的历史与发展

一、国外血管外科发展概况

1628年，英国学者Harvey的《血液循环论》冲破神学的禁锢而得以发表。Harvey不仅揭示了血液循环运动的规律，而且有史以来第一次以现代科学意识，用实验的方法去研究重大生理问题。之后，西方现代医学得以发展。显微镜技术的改进，使人们在 1661年发现了联系动脉和静脉之间的毛细血管。

1676年，Wiseman假设血凝块是由血液中的异常引起的。

1793年，Hunter提出深静脉血栓形成是由凝块引起的静脉闭塞。Hunter在血栓形成之上进行了许多静脉结扎，从而预防了致命的肺血栓栓塞。这种技术在19世纪末得到了更广泛的应用。

1877年，Eck进行了犬的门-腔静脉吻合术，是记载中的第一例做两血管吻合的动物实验。

1889年，Jassionowsky首先以丝线不穿过血管内膜的间断缝合法修补血管裂伤，这是血管缝合的最初尝试。

1899年，Dorfler进一步改进血管缝合技术，采用血管连续缝合法，结果表明无菌丝线在血管腔内并不导致血栓。

1902年，法国学者Alexis Camel提出一系列血管吻合原则和技术。

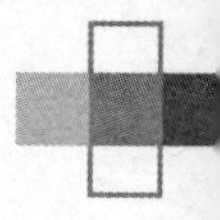

1904年，Dawbain， Lussenhop， Spence报道用熔化的石蜡油冻作为栓塞剂注入患者颈外动脉，这是最早的血管栓塞术。

1923—1924年，德国的Berberich、法国的Sicard和美国的Brook分别将造影剂注入患者的血管获得成功。

1927年，Dos Santos首先做经腰穿刺腹主动脉获得成功。

1929年，德国学者Werner Forssmann发明心血管导管造影术，其成就不仅使他获得诺贝尔生理学或医学奖，而且奠定了现代血管疾病治疗的基石。

1941年，Farinas用股动脉插管逆行动脉造影。

20世纪50年代，各种合成纤维人造血管问世，推动了血管移植术的发展。

1951年，Dubost以同种异体血管完成腹主动脉瘤切除与重建术。

1952年，Voorhees 首次成功制造了维纶人造血管，这是血管外科发展的一个重要里程碑，也是现代血管外科发展的开端。

1953年，经皮穿刺体表主干动脉插管造影检查的Seldinger技术问世。

1953年，DeBakey医生首次成功进行颈动脉内膜剥脱术。

1957年，涤纶人造血管问世并于同年应用于临床。

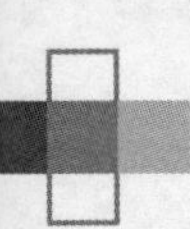

进入20世纪60年代，显微血管吻合技术开展，使血管外科进入了一个崭新阶段。

60年代末，随着血管外科技术的成熟，X线设备更新和血管造影技术的逐步完善，以及无损伤血管缝线和多种人工血管相继研制成功，出现了许多沿用至今的手术方法，多种动脉和静脉旁路转流术等，推动了血管外科的发展。

70年代末，离体研究发现超声能量可以消融附壁血栓，随着血管超声技术的迅猛发展及超声导管性能的不断改善，使得血管内超声波消融技术逐渐地由临床前的尸解及动物实验发展到临床应用阶段。

80年代，在静脉疾病方面，由于下肢深静脉瓣膜关闭功能不全概念的提出，下肢深静脉瓣膜重建术的应用，布-加综合征手术经验的积累，静脉外科快速发展并推广。在动脉疾病方面，高新技术的多项成就及其在血管外科中的应用，如CT、DSA、MRI、Doppler、血管镜及动脉插管和经皮腔内血管成形术（percutaneous transluminal angioplasty，PTA）技术的进步，不仅大大提高了动脉疾病的诊断水平，而且介入治疗正成为血管病治疗学中的重要分支。

1987年，自支架第一次应用于临床以来，科学家已经研制了10余个品种，促进了腔内血管外科的发展。

1989年，Nabel等首次用重组基因修饰内皮细胞，植入猪动

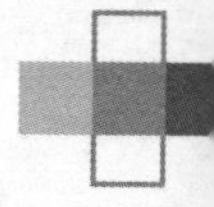

脉壁，揭开心血管疾病基因治疗的序幕。

进入20世纪90年代，细胞生物学、分子生物学及基因工程的崛起和渗透，推进了血管病分子水平的基础研究及开始引入基因治疗的新阶段。

此后基因治疗与研究一直是血管外科的热点。

二、国内血管外科发展概况

1952年，Voorhees 首次成功制造维纶（Vinyon“N”）人造血管，它的问世是血管外科发展的第一个里程碑，也是我国血管外科发展的开端。

1978年，焦德明等发表了一篇《选择性腹腔内脏动脉造影》综述性文章。该文章首次介绍了腔内血管治疗及相关造影技术，至此我国以微创治疗为特点的腔内血管治疗应运而生，改变了国内血管外科治疗的格局。该技术的推广与应用成为我国血管外科发展的第二个里程碑。

1983年，北京协和医院对一例患布-加综合征有大量腹水的18岁女性患者施行“下腔静脉隔膜破膜术”以达到消除腹水的目的，这为腔内治疗重症血管疾病提供了新思路。

1987年，中华医学会召开了第一次全国周围血管疾病学术会。

1992年，国产支架问世并成功应用于治疗布-加综合征。

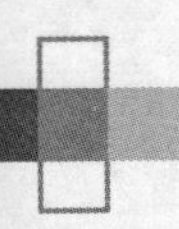

1993年，组建了中华医学会外科学会血管外科学组。

1994年，我国成为亚洲血管外科协会创始成员国之一。

1995年，国产支架型人造血管以微创法治愈股部创伤性动静脉瘘。

1996年，在采用常规方法治疗降主动脉动脉瘤患者的同时联合半开放技术，采用套入法进行支架人造血管联合体吻合，有效地简化了血管吻合技术、缩短了手术时间并减少了术中失血量；同年，覆膜支架型人造血管成功应用于颅底深部外伤性颈内动静脉瘘患者的治疗。

1998年，以国产支架型移植物成功治愈了肾动脉下腹主动脉瘤，随之以半开放法成功地施行了全主动脉置换术。

1999年，郭伟教授等在国内首次用血管腔内技术成功治疗了胸腹主动脉瘤。当时夹层动脉瘤被众多学者认为不宜用血管腔内疗法，但汪忠镐院士在1999年3月采用自制支架型人工血管和导送器以微创法完成了国内首例主动脉夹层和夹层动脉瘤的成功治疗；同年我国举行第三届亚洲血管外科学术会议。

2001年，国内学者通过将自制的覆膜支架人造血管置放于升主动脉，完全逆转了全主动脉夹层、真腔严重狭窄和心肌缺血症状。

2001年，我国学者进行了大量主动脉弓部动脉瘤动物实

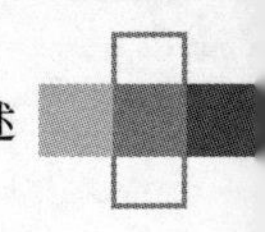

验，并成功采用腔内人造血管置换术联合旁路手术治愈1例主动脉弓部动脉瘤患者，且术后恢复良好；由于当时血管外科的腔内治疗受技术条件的限制，有些血管疾病还不能得到完全的腔内修复，急须创造一定的条件实施腔内手术，因而孙立忠教授创立了“孙氏手术”，即术中支架，尽量恢复了血管腔内原有的物理通道和解剖性质。至此，国内血管外科正式与国际接轨。

2004年，我国开发了一种带有锁骨下动脉分支的人造血管——腔内胸主动脉人造血管，用来治疗靠近左锁骨下动脉的主动脉夹层——DeBakey Ⅲ型动脉夹层病变，并具有良好的临床疗效。

时至今日，我国血管外科得到飞速发展，这是广大从事血管外科医务人员不懈努力的结果。随着我国老龄化社会的到来，血管外科疾病的发病率将持续升高，只有从整体层面提高我国血管外科的临床与科研水平，才能最终使更多患者获益。

第二节 血管外科疾病治疗临床进展

我国血管外科真正独立成为专业科室是从20世纪80年代初开始的。进入21世纪以后，随着各相关领域的技术革命，血管外科理念不断更新，新技术不断涌现，呈现百花齐放的态势。血管腔内治疗技术目前已形成了一个完整的治疗体系，其中包

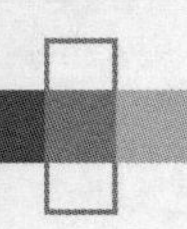

括烟囱技术、开窗技术、八爪鱼技术和分支支架技术等，已经广泛用于复杂型主动脉夹层、腹主动脉瘤和胸-腹主动脉瘤等疾病的治疗，均取得了良好的临床疗效。

目前，慢性下肢静脉功能不全的微创治疗已成为血管外科研究的热点。腔内微创治疗是临床广泛用于治疗慢性下肢静脉功能不全的一种技术，主要包括静脉腔内射频闭合术、腔内激光灼闭术、硬化剂注射疗法，以及腔镜下、筋膜下交通静脉结扎以治疗交通静脉功能不全；同时，经皮穿刺下激光交通静脉闭合术、微波交通静脉闭合术或腔内导管射频交通静脉闭合术也逐渐受到临床重视。目前，尚无微创疗法治疗深静脉瓣膜功能不全，现有的技术条件尚无法进行功能不全的深静脉腔内置入生物瓣膜的介入治疗。而相关研究仍停留在动物实验及临床研究阶段，但相信未来这将成为我国血管腔内外科研究的又一新的热点。

我国血管腔内治疗技术，尤其在主动脉夹层和腹主动脉瘤的治疗上与国际顶尖水平的差距逐步缩小，但学术理念尚有一定差距。需要在本学科循证医学的基础上，形成适应现代的血管腔内治疗体系及理论，提高全国范围内专业人员的技术水平，加强重视基因技术和组织工程技术的发展，进一步提高血管外科治疗技术；提高血管外科麻醉技术、监护及围术期处理水平，对开展高、新、难等血管与腔内血管外科治疗

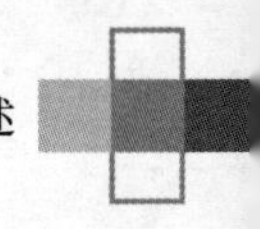

手术技术提供充分的保障。血管外科虽然在近20多年间取得了辉煌成就，但仍有大量治疗难题亟待解决，既面临挑战也充满机遇。需要临床工作者不断精进技术、发挥才智，推动我国血管外科进一步发展壮大，取得更多、更新、更好的成果。相信未来我国血管与腔内血管外科的前景会更美好并值得期待。

血管外科疾病包含了动脉疾病、静脉疾病、动脉和静脉联合疾病、淋巴疾病和血管危急重症等。

一、动脉疾病

（一）主动脉弓部疾病

在动脉疾病中，主动脉弓部疾病主要包括Stanford A型和B型主动脉夹层、胸主动脉瘤等，如病变累及无名动脉、左颈总动脉、左锁骨下动脉甚至冠状动脉时，治疗难度明显增大。20多年前此类疾病主要是以开放性手术治疗为主，创伤大、出血多、风险高。微创（血管腔内）治疗技术自20世纪90年代末期传入我国以来，因其创伤小、出血少、风险低的特点迅速为国人所接受并广泛得以普及。但是由于国内临床主要使用的弓部微创治疗耗材为直筒型覆膜支架或单分支覆膜支架，这些产品只适用于大多数不累及颈总动脉和无名动脉的疾病，而对于更多累及主动脉弓部重要分支（无名动脉、颈动脉）的患者，

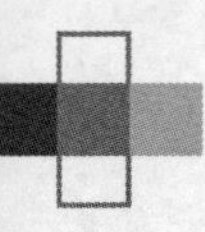

上述技术则不能完全满足临床的需求，由此衍生出包括烟囱技术、开窗技术、多分支支架技术等一系列新型治疗技术及理念。

（二）腹主动脉瘤

腹主动脉瘤（abodominal aortic aneurysm，AAA）和胸-腹主动脉瘤（thoraco-abdominal aortic aneurysm,TAAA）的外科手术治疗已经有50余年的历史，AAA切除、人工血管替换术已经是非常成熟的治疗手段，远期效果良好。AAA 的腔内修复（endovascular aortic repair，EVAR）是用支架型人工血管隔绝瘤体内血流，防止动脉瘤破裂，从而达到治疗目的。经过近30年的发展，常规EVAR治疗技术已经比较成熟且效果良好，并且随着应用的不断普及、耗材的不断改进、技术的不断成熟，适应证的范围还在不断扩大。但对于累及肾动脉、肠系膜上动脉、腹腔干等内脏动脉的胸-腹主动脉瘤目前尚无成熟产品问世。

（三）颈动脉粥样硬化性狭窄疾病

颈动脉粥样硬化性狭窄疾病的诊断随着彩色超声、CT血管成像（CT angiography，CTA）、磁共振血管成像（magnetic resonance angiography，MRA）等技术的不断进步和发展变得越来越简单准确。治疗在原有颈动脉内膜剥脱术（carotid endarterectomy，CEA）的成熟基础上，迅速发展起来的是颈

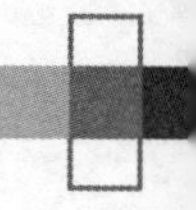

动脉支架置入术（carotid artery stenting，CAS），特别是颈动脉保护装置的应用和不断改良进步，已成为继CEA之后的另一个较好的治疗选择。颈动脉狭窄的手术治疗主要以CEA和CAS为主，两种策略术中都有可能因为栓子脱落引起栓塞，且脱落栓子是导致脑梗死的重要原因。为解决围术期栓子脱落的问题，新型治疗手段——经颈动脉血运重建术（transcarotid artery revascularizition，TCAR）即逆向血流保护下经颈动脉支架成形术应运而生。

（四）下肢动脉硬化闭塞症

从20世纪90年代起，下肢动脉硬化闭塞症的治疗逐渐从原有的开放性手术迅速向微创（血管腔内）治疗转变。尽管在20世纪末之前由于球囊、支架等耗材的质量和研发水平所限，使得腔内治疗的各期通畅率都不很理想，但是由于其微创性和可反复操作性的特点，并未减慢向血管腔内治疗的转变速度。

二、静脉疾病

（一）深静脉血栓

药物治疗进展：抗凝是深静脉血栓的基本治疗，可抑制血栓蔓延、有利于血栓的自溶和管腔再通，从而减轻症状、降低肺动脉栓塞的发生率和病死率。

减容治疗中，经皮血栓机械消除术主要包含超声血栓消融

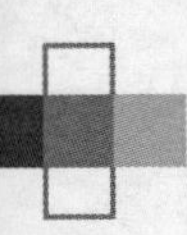

术、Amplatz血栓消融术、Oasis血栓消融术、StraubRotarex血栓旋切器疗法、AngioJet血栓抽吸系统疗法等。与药物治疗相比，StraubRotarex血栓旋切器疗法操作简单，血管损伤风险小，应用于可粉碎抽吸的急、亚急性血栓患者时，能够取得理想效果。与置管溶栓相比，可更快地降低血栓负荷，减少溶栓药物的用量，缩短清除血栓的总体时间；还可减少整体住院时间和住院期间的造影次数。与导管取栓相比，可以减少对血管内皮的损伤。总体而言，经皮血栓机械消除效果理想，缺点在于治疗费用相对较高。

（二）静脉反流性疾病

自1916年Homans首次实行大隐静脉高位结扎联合剥脱术以来，该术式经过了一定的改良和完善，取得了较好的临床疗效。

静脉反流性疾病治疗方式包含了射频消融和激光治疗，硬化剂注射治疗，透光直视旋切术，以及CHIVA手术。

射频消融和激光治疗具有手术时间短、创伤小、疼痛轻、并发症少及术后恢复快等特点。2013年《静脉曲张国际诊断和治疗指南》将射频消融和激光治疗作为一线治疗方案用于静脉曲张及静脉反流患者的临床治疗。然而对于曲张静脉血管高度扩张或是卷曲成团者，因血管腔内受热不均，故临床效果不好，可考虑联合手术或其他治疗方式进行综合治疗。对于怀

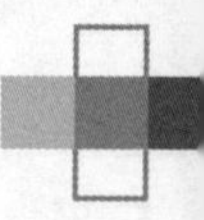

孕、哺乳期、下肢深静脉血栓形成或动脉闭塞的静脉曲张患者而言，射频消融和激光治疗则很少考虑。

硬化剂注射治疗由于操作简单、创伤小、费用低等优势的存在，在术后局部复发及残留曲张静脉，不愿接受手术的患者身上表现出了较好的临床疗效，但在主干静脉的治疗方面效果较差。2013年《静脉曲张国际诊断和治疗指南》明确提示，对于不适合进行射频消融和激光治疗的患者，可首选超声引导下泡沫硬化剂疗法进行系统治疗。

透光直视旋切术，因在光源直视下进行，可以更好地切除病变组织，因此，其更适用于大面积较为严重的曲张静脉团、伴有皮肤色素沉着或溃疡以及硬化剂治疗后仍复发的静脉曲张患者。在对静脉曲张患者行透光直视旋切术时，务必掌握好负压吸引的压力大小。压力过小，病变组织不能被彻底吸出；压力过大，则会损伤周围组织等。因此，负压吸引的压力大小一般控制在600mmHg（1mmHg=0.133kPa）以上为宜。

CHIVA是法语“Cure Conservatrice et Hemo dynamique de l’Insufficience Veineuse en Ambulatoire”的缩写，意为“在门诊手术的基础上保留静脉并恢复血流动力的治疗静脉功能不全的方法”。它是一种治疗静脉曲张的手术方式。它无须行大隐静脉的剥脱或破坏，在门诊即可施行。CHIVA的操作需要医生拥有非常严格和专业的训练，需要对超声扫描的影像

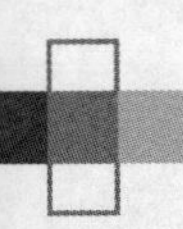

进行详细的血流动力学基础上的评估，对再入穿支进行精准定位，需要基于每个不同病例的特定回流路径定制治疗方案。且该术式不抽取大隐静脉，但是对超声检查和血流动力学的判断非常重要，普及推广较困难，临床疗效不一致，术后容易出现复发。

三、动脉和静脉联合疾病

动静脉瘘

动静脉瘘是指动脉和静脉之间不经过毛细血管网形成的异常直接通道。失去功能的动静脉瘘处理方法包括：①对狭窄部位行经皮腔内血管成形术（PTA），即对狭窄部位采取球囊扩张、支架置入；②狭窄部位静脉补片；③血栓形成引起的狭窄可通过外周溶栓或插管溶栓、取栓术等方法进行处理。无法翻修的动静脉内瘘只能通过手术进行重建。

四、淋巴疾病

无论何种原因引起的淋巴水肿，最初都应先行保守治疗，简单而有效的保守治疗方法是患肢抬高并结合24小时持续适当压力的弹力套压迫治疗。常用的方法包括徒手淋巴导液、烘绑疗法、加压疗法、自体淋巴注射和基因疗法。淋巴水肿根据病程早晚，治疗原则不同。早期以排除淤积潴留淋巴液，防治淋

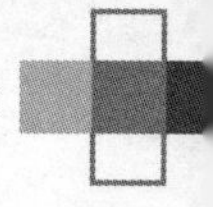

巴积液再生为宗旨；晚期则以手术切除不能复原的病变组织或以分流术治疗局限性淋巴管阻塞为目的。

五、血管危急重症

（一）肺栓塞

可以分为内科治疗和介入治疗。内科治疗主要是血流动力学支持和抗凝、溶栓治疗。介入治疗是基于内科治疗，在影像指导下于下腔静脉放置滤器和（或）通过导管、球囊等介入器具对局部血栓进行溶解、碎裂、抽吸等，以尽快改善患者症状，提高存活率。

（二）急性主动脉夹层

2014年ESC指南和2017年《主动脉夹层诊断与治疗规范中国专家共识》的主动脉夹层（aoritc dissection，AD）分期方法中提到，发病时间≤14天为急性期，发病时间15～90天为亚急性期，发病时间>90天为慢性期。

Stanford A型AD一经确诊均应积极手术治疗。外科手术仍是急、慢性Stanford A型AD最有效的治疗方法。其他手术治疗方法有杂交手术、全腔内修复术等。急诊开放手术是急性A型AD首选的治疗方法。

Stanford B型AD治疗的方法包括药物治疗和手术治疗。药物治疗是Stanford B型AD的基本治疗方式，部分患者甚至可获

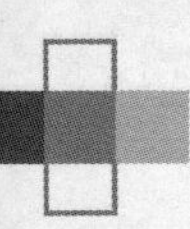

得良好的远期预后。手术治疗可进一步降低Stanford B型AD主动脉事件发生。

大多数学者认为，急性期出现下列情况应急诊手术：①主动脉夹层破裂出血；②进行性血胸或纵隔增宽及严重的内脏或肢体缺血；③无法控制的疼痛；④接受正确的药物治疗后，夹层分离进行性扩展；⑤大剂量药物治疗不能控制高血压。

近半个世纪以来，血管外科学发展迅猛，随着血管外科疾病发病率的逐年增加，此类疾病得到了更多人的重视，诸多新技术、新的制造工艺不断涌现，血管外科领域不断拓宽。

第三节　血管外科护理现状与发展

随着现代医学科学的不断进步，学科划分越来越细，专科化愈来愈成为临床医学的一种必然的发展趋势。我国血管外科的发展开始于20世纪50年代，具有起步晚、发展快的特点。自我国1994年成为亚洲血管外科协会创始成员国之一以来，一些有条件的大型医院已经设有正规的血管外科病房，手术禁区不断被攻克，手术难度增大，辅助检查增多，新技术、新设备、新药品越来越多地应用于临床，在诊断和治疗血管疾病方面取得了很大的进步，在某些领域已经接近国际先进水平或已处于国际领先地位。血管外科护理也随之产生并迅速发展起来，经过几代护理同仁的不懈努力和艰苦探索，其经历了从无到有、

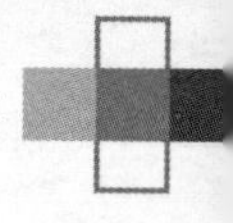

从贫乏到丰富、从幼稚到逐步成熟的过程，并逐渐向专业化、规范化、系统化方向发展，已经初步形成了集心理护理、疼痛护理、肿瘤护理、康复护理、专科检查护理、专科用药护理、围术期护理、专科疾病护理、新业务新技术护理等于一体的一门新兴学科。

血管外科的发展迫切需要与之相适应的专科护理，具体体现在以下几个方面：①老年或伴有心、肺、肝、肾功能不全的血管病患者护理需求增加；②疾病谱或病种的改变、血管外科治疗模式的改变及非生物材料的应用所带来的护理需求增加；③康复医学的发展所带来的护理需求增加。而由于腔内治疗和介入治疗的不断更新，手术成功率大大提高，避免了传统手术术后并发症多、出血多、创伤大的缺点，使高龄或伴有心、肺、肝、肾功能不全的患者获得积极治疗的机会增多，而随之出现的护理问题也相应增多。尽快适应血管外科护理专业的发展，是每位血管外科护士面临的较紧迫的问题。血管外科围术期护理的发展（包括专科用药护理、心理护理、疼痛护理、术后康复护理、饮食护理等）一定程度上展现了血管外科护理专业现状与发展趋势。

我国血管外科作为独立学科发展的历史短，但普及与发展迅速，无论是在动脉疾病、静脉疾病、动脉和静脉联合疾病、淋巴疾病等的诊断、治疗方面，还是在基础研究等领域，都已

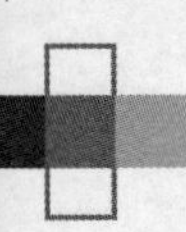

取得了可喜的成绩，正在缩短与国际水平之间的差距并努力赶超国际先进水平。但与迅猛发展的医学相比，我国血管外科的护理还存在较大的差距，仍处在起步阶段，在专科建设、专科护士培训等方面尚需要不断地摸索、创新和完善。血管外科护理工作所涉及的相关领域与护理范畴较广，这就要求作为血管外科护士必须具备相应的知识、能力和职业态度，以适应血管外科的快速发展。期望在不久的将来，血管外科的护理建设与发展能够迈上一个新的台阶。

第二章 血管外科疾病常用检查

第一节　血管外科专科检查

血管外科的检查技术经历了从一般物理检查方法，发展到现代血管造影技术及各种无创伤血管检查技术的历史发展过程。近年来，无创伤检查技术如多普勒超声、CTA、MRI及MRA等的发展与普及，对血管疾病的诊断、治疗及随访监测有着极其重要的意义。血管外科检查包括专科检查方法、影像学检查和实验室检查。

血管外科专科检查包括物理检查方法、动脉系统和静脉系统的检查方法。经过详细的检查，在作出初步判断的基础上，有目的地选择有关的检测方法，以便进一步明确诊断。

一、物理检查方法

物理检查按望、触、叩、听的顺序进行。初步的物理检查主要包括以下几个方面。

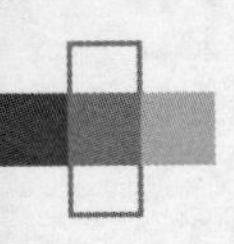

1.皮肤颜色的检查　皮肤颜色主要由动静脉通畅情况及血液氧合程度来决定。观察皮肤颜色的改变，应尽量在适宜温度、自然光线下检查。检查时应注意与肢体对称部位的颜色相对照以便发现颜色的差异。正常的皮肤颜色为淡红色，有光泽，富有弹性，汗毛均匀，疏密有致。皮肤色泽改变主要由动脉供血不足、舒缩失常，以及静脉系统淤血、高压所引起。病态的皮色分为发红、发绀和苍白三种。

2.皮肤温度的检查　皮肤的温度取决于通过皮肤的血流量，血流量与皮肤温度呈正比关系。测定肢体皮温时，应在室温恒定（20～27℃）的室内，安静休息20分钟后，取肢体不同平面的对称部位定点测量。测量可采用半导体皮温计量法、数字温度计测量法等。在同一个体对称部位的温差不应超过2℃。在同一个体对称部位的温差超过2℃以上或有显著降低者，提示局部肢体循环障碍。急性动脉栓塞时，在肢体的正常皮肤温度与皮肤温度降低的交界处，常可感觉到骤然改变的“变温带”。变温带的平面要比实际栓塞平面约低一掌的距离。

3.溃疡的检查　动脉性溃疡常是指由于供血不足引起的慢性溃疡，多发生在肢端。静脉性溃疡是指静脉回流障碍引起的慢性溃疡，好发于足靴区，往往同时有其他皮肤营养障碍性病变，如瘙痒、湿疹、皮炎、色素沉着等。

4.肢体的检查　主要观察肢体有无肿胀，其次包括有无萎

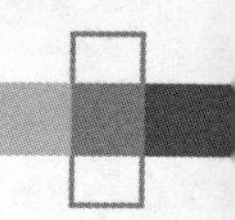

缩、增长、增粗和局限性隆起等。若有两侧肢体不等粗或不等长，应测量长度并在不同平面精确地测量两侧肢体对称部位的周径。通常以髌骨上、下缘和内踝上缘为标志，在这些骨性标志的上缘以上或下缘以下10cm或15cm处测量周径。若发现肌肉萎缩变细，应注意肢体的肌力、肌张力及深浅感觉等。

5.肿块的检查　肿块主要包括搏动性和非搏动性肿块。检查时若发现肿块与血管搏动一致，即为搏动性肿块。与检查其他疾病的肿块一样，应注意其部位、大小、硬度、活动度、搏动范围，并注意有无压痛、震颤及血管杂音。非搏动性肿块最常见于血管瘤。这种肿块触之柔软，边界不甚清楚，经肿块穿刺可抽出血液。

二、动脉系统的检查方法

1.周围动脉搏动检查　检查足背动脉时应注意在正常人中约有8%足背动脉先天性缺如。腘动脉的检查比较困难，检查者应使患者膝关节稍屈曲，双手手指置于腘窝中线稍偏外侧，逐渐加压可触到腘动脉的搏动。脉搏的强度可分为增强（＋＋＋）、正常（＋＋）、减弱（＋）及消失（－）。脉搏减弱提示近侧端的动脉狭窄或伴有侧支循环闭塞的存在。在检查肢体脉搏时，应两侧对比检查。

2.血管杂音的检查　动脉杂音是由血流紊乱在动脉狭窄部位

的远端血管壁产生振动所致，用听诊器可以听到血管杂音。

3.指压试验　可观察毛细血管充盈情况。用手指压迫皮肤或指甲片刻，压迫时局部苍白，松开后应迅速恢复。动脉供血不全时，恢复时间延长。若指压后颜色不变，提示局部已发生不可逆的病变，可能发生坏死。

4.跛行时间和距离试验　可反映下肢肌肉的动脉血液供应情况。动脉供血越差，疼痛发生以前的行走时间和距离越短。试验时，患者定速（约120步/分，每脚向前移动一次为一步）行走，用计时表测定。从开始到患者疼痛的剧烈程度迫使不能继续行走的一段时间称为跛行时间，此间行走的距离称为跛行距离。

通过患者的跛行距离可对动脉缺血程度进行初步判断。

（1）轻度阻塞：行走一定时间后，产生疼痛，但在继续行走时疼痛反而消失。可能是由于局部组织产生的代谢物促使血管舒张，血循环增加，疼痛暂时缓解。

（2）中度阻塞：疼痛一旦出现，便持续存在，直至停止行走。即使有局部血管舒张，仍不能满足运动时肌肉血液供应的需要。

（3）严重阻塞：稍事行走，即产生剧烈疼痛，被迫止步不前。

5.肢体抬高试验（Buerger试验）　是观察四肢有无动脉供

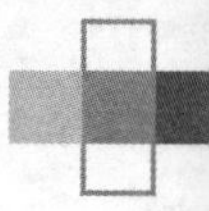

血不全及估计动脉供血不全程度的检查方法。

检查上肢时，患者取坐位，双手上举过头，1分钟后观察手掌的颜色，正常情况下手的皮肤颜色呈淡红色或稍发白，在上肢动脉供血不全时手的皮肤颜色苍白。如仍无颜色变化，可让患者反复握拳5～6次，运动后手的皮肤颜色变苍白一侧，提示有动脉供血不全。皮肤苍白程度与缺血程度成正比。然后，让患者将双手下垂，观察双手皮肤颜色的变化。正常情况下，在5秒内恢复正常皮肤颜色。恢复时间超过5秒且呈斑片状改变者，称为Buerger征阳性。

检查下肢时，患者仰卧并抬高双下肢，髋关节屈曲45°～90°，3分钟后观察患者足部皮肤颜色。意义与上肢相同。然后让患者坐起，双足自然下垂，观察双足皮肤颜色。正常情况下，在10秒内皮肤颜色恢复正常，超过10秒提示有动脉供血不全，超过30秒为重度供血不全，严重时患肢在转红后逐渐转为潮红或斑片状发绀，恢复的时间与缺血程度成反比。有以上变化者即为Buerger征阳性。

6.尺动脉通畅试验（Allen试验） 因体表位置或解剖变异而不能摸到尺动脉的可做本试验，以观察尺动脉的通畅程度。患者将手举过头，检查者用手压迫阻断桡动脉，再让患者反复握拳，直到手变苍白，然后继续压迫桡动脉，将患者上肢放至心脏水平位，让患者抬手，观察其手掌和手指的皮肤颜色。正常

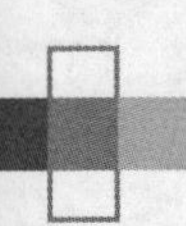

时苍白20～40秒内转红，若尺动脉阻塞或掌动脉弓变异，皮肤呈持续苍白直至放松桡动脉压迫后方可转红。同理，也可测定桡动脉有无阻塞病变存在。

7.静脉充盈时间试验　是通过观察一原先瘪陷的静脉，经过动脉供血后静脉充盈的速度，以估计动脉供血情况。患者仰卧位，抬高双下肢，髋关节屈曲45°～90°，使下肢静脉排空，然后坐起，双足自然下垂，观察双侧足背静脉充盈时间。正常时5～10秒充盈，大于10秒提示动脉供血不全。充盈时间1～3分钟，说明严重供血不足；超过3分钟，提示侧支循环不足，可能出现坏疽。

8.踝肱指数（ankle/brachial index，ABI）测定　踝肱指数是踝部动脉收缩压与肱动脉收缩压的比值，可提示患肢动脉病变的严重程度。测定方法：应用12cm×40cm的气囊袖带置于双侧踝部、上臂，用多普勒听诊器测取足背或胫前、胫后及肱动脉压，两者之比即为踝肱指数，正常时踝肱指数≥0.97。一般来说，间歇性跛行的患者踝肱指数为0.5～0.8，静息痛时踝肱指数低于0.5，肢体坏疽时低于0.1。

三、静脉系统的检查方法

1.皮下浅静脉的检查　正常状况下皮下浅静脉丰富，呈网状，走行自然。腔静脉回流受阻的患者，可见胸、腹壁浅静脉

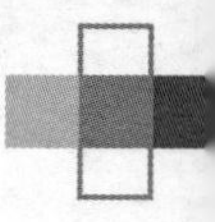

曲张。肢体深静脉回流不畅或动静脉瘘的患肢，浅静脉曲张。曲张严重时，可见浅静脉曲张迂曲成团，合并皮肤色素沉着。在深静脉血栓形成的急性期，浅静脉怒张。低血压或休克的患者，浅静脉萎陷。在血栓性浅静脉炎急性期，可见发红并有触痛的线条沿病变的静脉走行，呈条索状。

2.霍曼（Homans）征　患者仰卧伸直膝关节，检查者手握患肢足部，用力使足背屈，牵拉腓肠肌。若产生疼痛，为阳性，是小腿部肌肉静脉丛或下肢深部静脉血栓形成的体征，也称为腓肠肌牵拉痛阳性。

3.尼霍夫（Neuhof）征　患者仰卧屈膝，检查者用手指挤压腓肠肌，若有增厚、浸润感或压痛，为阳性，是小腿肌肉静脉丛或下肢深静脉血栓形成的体征，也称为腓肠肌压痛阳性。

4.大隐静脉瓣膜功能试验　患者仰卧抬高下肢，使曲张静脉内血液排空，在患者大腿根部扎止血带以阻断大隐静脉。让患者站立，10秒内松开止血带，如果出现自上而下的静脉逆向充盈，则说明瓣膜功能不全。如果未放开止血带之前，止血带下方的静脉在30秒内充盈，则说明交通静脉瓣膜关闭不全。同理在腘窝处扎止血带，可检测小隐静脉功能。

5.交通静脉瓣膜功能试验　患者仰卧抬高下肢，使充盈浅静脉空虚，在大腿根部扎止血带。先从足趾向上至腘窝处缠缚第1根弹力绷带，再自止血带处向下扎第2根弹力绷带。让患者站

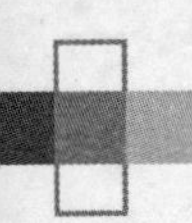

立，一边向下解开第1根弹力绷带，一边向下继续缠缚第2根弹力绷带，在两根绷带之间的间隙内出现任何曲张静脉，即意味着该处有功能不全的交通静脉。

6.深静脉通畅试验　患者站立，用止血带扎在腹股沟下方，嘱患者下蹲或踢腿10余次，如曲张静脉有所增加或下肢坠胀感，则说明深静脉不通畅。

第二节　血管外科实验室检查

实验诊断学的迅速发展，为临床提供了更多的诊断方法和监测手段。在血管外科中，血液学检查主要用于评估患者术前血液功能状态、各种药物治疗的监控和疗效评价及各种血管手术后机体血液功能状态的监测。其包括血液学检查和血液流变学检查。

一、血液学检查

1.出血时间（bleeding time，BT）　是指皮肤毛细血管被刺伤后，从出血开始到自然止血所需的时间。其长短主要与血管的完整性、收缩功能、血小板计数和其功能等有关。

正常值：Duck法为1～3分钟，BT＞4分钟为延长；IVY法为1～6分钟，BT＞6分钟为延长。

临床意义：BT延长可见于血小板计数明显减少、血小板功

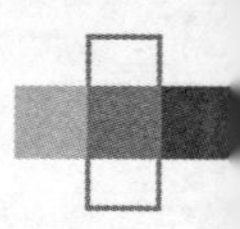

能异常、血管性血友病及遗传性出血性毛细血管扩张症、弥散性血管内凝血等。BT缩短可见于某些严重的高凝状态和血栓形成等。

2.血小板计数（blood platelet count，BPC） 血小板在止血过程中起重要作用。它通过营养血管内皮、充填细胞间的缝隙而保持微血管壁的完整性。当微血管受伤时，它黏附于损伤部位，进而聚集变性，形成血栓以利于止血。

正常值：（100~300）$\times 10^9$/L。

临床意义：用于鉴别出血是否因血小板计数减少引起，评估机体初期止血功能是否正常，对于出血性疾病是必不可少的检测项目。

3.血小板黏附试验（platelet adhesion test，PAdT） 血小板具有能黏附于胶原纤维和其他带负电荷物质表面的特性，称为黏附能力，是血小板的功能试验。常用体外法测定，以黏附率表示。

正常值：玻璃柱法为 62.4%±8.3%；玻璃滤器法为31.9%±10.9%。

临床意义：升高见于机体高凝状态、血栓栓塞性疾病等；降低则多见于血小板无力症、纤维蛋白原缺乏等，或者见于服用保泰松、抗血小板药物如阿司匹林等时。

4.血小板聚集功能试验（platelet aggutination test，

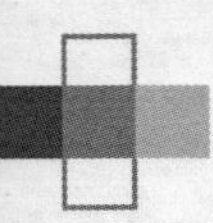

PAgT） 血小板之间有相互聚集的特性，其意义与黏附试验相似。

正常值：浓度为6×10^{-6}mol/L的腺苷二磷酸（ADP）促凝的最大凝聚率为35.2%±13.5%，坡度为63.9°±22.2°。

临床意义：降低时见于血小板无力症、原发性出血性血小板增多症、真性红细胞增多症、尿毒症及应用阿司匹林、双嘧达莫和右旋糖酐等药物时；增高则见于心肌梗死、深静脉血栓形成和弥漫性血管内凝血早期等。

5.凝血时间（clotting time，CT） 血小板离体后，在接触带负电荷表面时，FⅦ和内源性凝血系统相继被激活，最后使纤维蛋白原转化为纤维蛋白，此过程所需的时间为凝血时间。其长短主要与各凝血因子的含量和功能有关，是内源性凝血系统凝血功能和凝血过程的一种筛选试验。

正常值：玻片法为1～5分钟；试管法为4～12分钟。

临床意义：凝血时间延长见于血浆FⅧ、FⅨ、FⅪ含量严重减少，即重症甲、乙、丙型血友病，也见于凝血酶原和纤维蛋白原明显减少时。临床上常作为肝素抗凝治疗时的监测指标。凝血时间缩短见于高凝状态、血栓栓塞性疾病、心脑血管病变、肺梗死和深静脉血栓形成等。

6.血浆凝血酶原时间（prothrombin time，PT） 是指在受检血浆中加入过量的组织凝血活酶（人脑或兔脑的浸出液）和

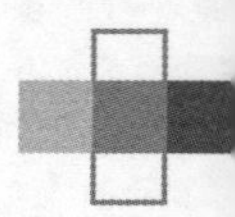

Ca^{2+}，使凝血酶原转变为凝血酶，凝血酶又使纤维蛋白原转变为纤维蛋白，观察血浆凝固所需要的时间。PT是外源凝血系统较为敏感和常用的筛选试验。

正常值：11.2秒。

临床意义：PT 延长见于先天性FⅡ、FⅤ、FⅦ、FⅩ缺乏症和低（无）纤维蛋白原血症、获得性肝病、弥散性血管内凝血、原发性纤溶症、维生素K缺乏症等。

PT是临床上应用抗凝剂如肝素、华法林等时常用的监测指标。PT缩短见于血栓前状态和血栓性疾病、长期口服避孕药、先天性FⅤ增多症。

7.活化部分凝血活酶时间（activited partial thomboplastin time，APTT） 是指在37℃时，以活化剂（白陶土）激活FⅫ和FⅪ，以部分凝血活酶脑磷脂悬液代替血小板提高凝血的促化表面，在Ca^{2+}参与下，观察血小板血浆凝固所需要的时间；是内源凝血系统较为敏感和常用的筛选试验。

正常值：27.6秒，超过正常值10秒以上为延长，低于正常值3秒为缩短。

临床意义：同CT。

8.凝血酶时间（thrombin time，TT） 是指在血浆中加入标准化的凝血酶溶液后血浆凝固所需要的时间。

正常值：17.6秒，超过正常3秒以上为延长。

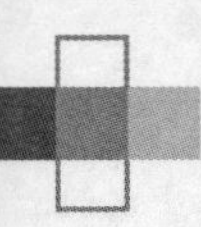

临床意义：TT延长见于肝素增多或类肝素抗凝物质存在时。TT是临床抗凝治疗中的监测手段之一。抗凝治疗时，宜控制在正常值的3～4倍，即60秒左右。

9.血浆纤维蛋白原（fibrinogene，Fg） Fg定量测定是反映凝血过程第3阶段的功能试验，也是血液流变学的内容之一。

正常值：2～4g/L（200～400μg/dl）。

临床意义：Fg增高见于高凝状态、大手术后、休克、血栓形成和动脉粥样硬化等；降低则见于弥散内血管内凝血和肝脏疾病等，为临床溶栓治疗时常用的监测指标，宜控制在0.7～1.0g/L。

10.纤维蛋白（原）降解产物（fibrin degradation product，FDP） 是以纤维蛋白原抗血清（抗体）致敏红细胞来测定受检标本中的抗原。致敏红细胞上载有纤维蛋白原抗体，如受检血清中含有与纤维蛋白（原）相同的抗原决定簇的 FDP 类物质，则红细胞所载的纤维蛋白原抗体将与其结合，出现红细胞凝集现象。

正常值：0～5μg/ml。

临床意义：原发性纤维蛋白溶解亢进时，FDP水平可明显升高。高凝状态、弥散性血管内凝血、肾脏疾病、器官移植的排异反应、溶栓治疗等所致继发性纤维蛋白溶解亢进时，FDP水平也可升高。

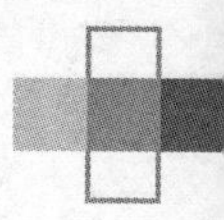

11.D-二聚体（D-dimer） 是利用单抗、酶联免疫吸附试验、双抗体夹心法测定血浆D-二聚体的浓度。

正常值：0～0.5mg/L。

临床意义：血浆D-二聚体是纤维蛋白复合物溶解时产生的降解产物。导致血浆D-二聚体升高的原因有很多，如血栓形成、术后、恶性肿瘤、妊娠。D-二聚体具有血栓敏感性较高但特异性差的特点，可用于急性 DVT的筛查以及特殊情况下DVT诊断、疗效判断和 DVT复发的危险程度评估。

二、血液流变学检查

血管外科的多种疾病多是在各种原因引起的血液流变异常改变的基础上发生的。检测血液流变学的变化对周围血管疾病的诊断、病因的判断及对预后的估计都有重要意义。血液流变学是指血液的流动性、黏度、凝固性和红细胞的变形性。

1.全血黏度 常用玻璃毛细管黏度计测定，是指在恒定的条件下血液流过毛细管的时间与相应的水流过毛细管的时间的比值。

参考值：男性（4.25±0.41）mPa/s（毫帕/秒）；女性：（3.65±0.32）mPa/s（毫帕/秒）。

临床意义：全血黏度增高可见于脑血栓、脑梗死、高血

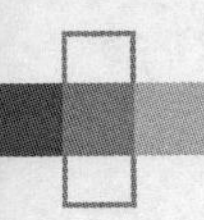

压、外周动脉疾病、糖尿病和恶性肿瘤等。

2.红细胞沉降率

参考值：Westergen法，男性0～14mm/h，女性0～20mm/h。Wintrobe法，男性0～9mm/h，女性0～20mm/h。

临床意义：可作为红细胞聚集和分散的客观指标，生理性增高见于妇女月经期、小儿及60岁以上的老人。病理性增高见于结核活动期、风湿病、恶性肿瘤、甲状腺功能亢进症、系统性红斑狼疮、组织损伤或坏死等。

3.血细胞比容（hematocrit，HCT） 是指血液中的红细胞、血小板和白细胞等有形成分在血液中所占的比积。它与血液黏度关系密切。全血黏度与HCT成正比，即HCT越高，全血黏度越高。相反，HCT越低，全血黏度越低。

参考值：男性40%～54%；女性37%～47%；儿童35%～44%。

临床意义：HCT增高与血栓形成密切相关，是深静脉血栓形成的生理危险因素之一。

三、血栓弹力图

血栓弹力图（thromboela stography，TEG）是反映血液凝固动态变化（包括纤维蛋白的形成速度、溶解状态和血凝块的坚固性、弹力度）的指标，因此影响血栓弹力图的因素主要

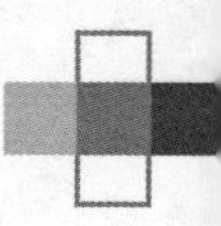

有红细胞的聚集状态、红细胞的刚性、血凝的速度、纤维蛋白溶解系统活性的高低等。

1.临床意义

（1）血栓性疾病：肾病综合征、尿毒症、冠状动脉粥样硬化性心脏病（冠心病）、心绞痛、心肌梗死、脑梗死、动静脉血栓形成等，R值及K值明显减少，而MA值及mε值增大。

（2）血小板异常性疾病：原发性和继发性血小板减少症，R和K值增大，而MA值和mε值降低。血小板功能异常性疾病则MA值和mε值明显降低。

（3）凝血因子缺陷性疾病：血友病类出血性疾病，R值及K值显著增加，而MA值及mε值降低。

（4）纤维蛋白溶解（纤溶）亢进性疾病：原发性纤溶症、弥散性血管内凝血的继发性纤溶，在突发纤溶时，TEG可示纤溶的强度和速度。

2.适应证

（1）术前术后各种凝血异常的筛查。

（2）术前评估凝血全貌，判断出血风险。

（3）各种出血原因的鉴别诊断、指导成分输血。

（4）输血前原因判断，输血后效果评估。

（5）诊断手术期凝血功能紊乱，指导输血和用药。

（6）鉴别诊断原发性纤维蛋白溶解亢进和继发性纤维蛋白

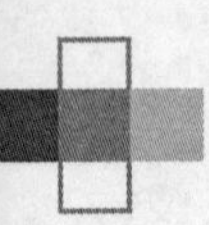

溶解亢进。

（7）监测各种促凝、抗纤或抗凝等药物的疗效，如华法林、比伐芦定、重组人凝血因子Ⅶa（诺其）、戊糖、氨甲环酸（止血环酸）等，指导正确使用。

（8）高凝状态诊断，评估血栓发生概率。

（9）使用各类抗血小板药物患者疗效判断，鉴别出血、再缺血原因，术前出血风险评估。

（10）各种使用肝素的手术或治疗中，如体外循环、器官移植、肾透析、血透析、各类介入、经皮冠状动脉介入治疗等，药物效果、凝血状况及鱼精蛋白中和效果的评估。

（11）使用低分子肝素抗栓治疗的疗效判断。

（12）各类手术尤其是经皮冠状动脉介入治疗、介入、骨科、妇科、器官移植、冠脉搭桥术、体外膜肺氧合、血管外科等术后的血栓发生的评估。

（13）监测凝血因子不足。

（14）血小板功能检测。

（15）血友病的治疗。

（16）急性创伤、烧伤、休克患者的凝血功能评估。

（17）各种溶栓治疗如尿激酶、链激酶、组织纤溶酶原激活剂等监测。

（18）高血栓风险患者的体检。

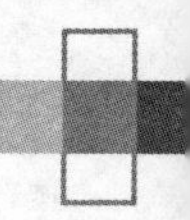

第三节 血管外科影像学检查及护理

影像学检查为周围血管疾病的诊断及治疗提供了重要的依据，因此，也成为血管外科常用的检查方法。其包括彩色多普勒超声、CTA、MRI和磁共振血管成像（magnetic resonance angiography，MRA）、放射核素造影和X线血管造影等方法。

一、影像学检查

（一）血管彩色多普勒超声检查

对于血管外科疾病的诊断技术来说，血管造影仍是“金标准”，但由于其有创及可重复性差的特点，并不能作为常规及随访监测的检查手段。临床上应用较为广泛的仍是无创检查，其中最为重要的就是彩色多普勒超声，由于能提供血管的解剖信息和血流动力学的信息，目前已成为血管疾病诊断最为重要的技术之一。

可用于了解正常动脉的血流动力学模式，判断病变的存在及其狭窄程度，也可用于动脉重建或血管腔内治疗后随访，如腹主动脉瘤人工血管重建或腔内隔绝术后疗效、腔静脉滤器置入术后等的观察。此外，彩色多普勒超声对评判下肢深静脉血栓具有很高的敏感性、特异性和精确性。

其临床应用如下。

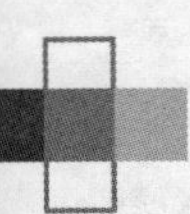

1.动脉狭窄　常见于下肢动脉、颈动脉、椎动脉等，患者多伴有高血压、高血脂、糖尿病或高龄。超声图像上表现为血管走行迂曲，血管壁不规则增厚，内膜的连续性中断、粗糙，多数患者可在动脉分叉处发现强回声钙化斑或低回声的软斑块，有时伴有溃疡。彩色多普勒超声显示局部血流充盈缺损，狭窄部呈五彩镶嵌血流，脉冲频谱在狭窄部位可测得明显的峰值流速增快，远端流速减慢。对于颈动脉狭窄性疾病，彩色多普勒超声检查为目前最佳的颈动脉无创检查，它不但可显示颈动脉的解剖图像，还可显示动脉内血栓及血流量、流速、血流方向等。诊断颈动脉通畅程度的准确性在95%以上。彩色多普勒超声检查还可以判断动脉硬化斑块的性质，为治疗方案的制订和预后的判断提供比较可靠的资料，同时也是疾病筛查和随访的有效手段。

2.动脉栓塞　超声图像显示动脉内强回声团块占据，与动脉内膜间有线状暗带相隔。彩色多普勒和脉冲频谱的变化取决于栓子大小及阻塞程度，有时可见栓塞部位的隧道状彩色血流，血流也可突然中断，脉冲频谱在局部既可增快、增宽，也可完全丧失。

3.大动脉炎　多累及大动脉及其分支，超声图像显示血管壁呈弥漫性或节段性增厚，血管腔狭窄或完全闭塞。彩色多普勒超声检查见狭窄部位有彩色镶嵌或单色明亮的湍流通过，狭窄

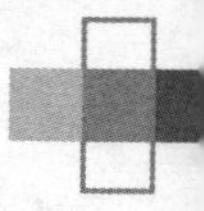

严重者频谱显示峰值流速明显增高。

4.深静脉血栓形成（deep vein thrombosis，DVT） 多发生于下肢深静脉，少数上肢可累及腋静脉和锁骨下静脉，是因血液高凝状态、血管壁损伤和血流滞缓等原因导致血栓形成。超声图像显示受累部位的静脉内膜不规则增厚，管腔内可见低回声的血栓占据，有时可见云雾状红细胞漂浮，管腔明显增宽，探头挤压后管腔不变形，腔内无彩色血流信号充盈。DVT的彩色多普勒超声（CDUS）的特点：静脉管壁毛糙或边缘模糊不清，管径增粗较明显（直径增加<10%），探头加压后，静脉管腔不能被压瘪或部分被压瘪；静脉管腔内有实性回声；深吸气或Valsalva试验后，静脉管径变化不明显；当静脉完全栓塞时，可显示远心端静脉血流流向浅静脉，如股总静脉血栓时，可见血流经大隐静脉流入其属支。

5.静脉瓣膜功能不全 主要发生在下肢深静脉。以股浅静脉第一对瓣膜为例，表现为瓣膜回声增强，瓣膜游离缘变长，活动时瓣叶不能合拢，通过适当的体位或增加血流的试验，出现反向血流和频谱，并且持续时间大于0.5秒时，可认为存在静脉倒流。

6.血管瘤 四肢血管瘤较多见，也可见于头面部及躯干。超声图像见病变部位有多个管状或迂曲成团的混合性团块，无明确边界，少数病例中可见血栓形成。

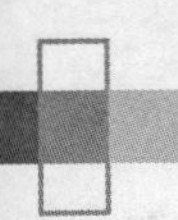

7.下肢静脉曲张　从病理特征上属下肢静脉倒流性疾病，目前临床上大多作为单独的下肢静脉疾病来对待，多数有下肢深静脉瓣膜功能不全的彩色多普勒血流显像（CDFI）特征，同时显示下肢有病变的浅静脉管径增粗、走行迂曲，以小腿多见。隐股静脉瓣活动度增大，关闭不良。Valsalva试验时管径增粗，大隐静脉上段较容易探及反向血流存在，部分病例同时有小腿肌肉内间隙静脉分支扩张迂曲，内有血流。一般不易发现，只有CDUS检查才能显示。

8.髂总静脉受压综合征　较少见，随着人们对该病症认识的深入，检出率会不断提高。该病多见于青年女性，并常在骨盆发育完全后开始出现征象。其发病原因尚不明确。由于左右髂总静脉汇总髂内外及股静脉的回流血量，当髂总静脉受压狭窄，上述静脉回流受阻或血流减少，导致上述血管内血流量增多。即使建立了侧支循环，也不能满足正常静脉回流，从而引发一系列征象。CDUS对髂总静脉受压综合征检查，不仅能观察受压血管的形态结构改变，还可了解血流动力学的变化情况，可判断血管是否阻塞，明确阻塞部位、程度、范围及侧支循环的情况。

9.动脉瘤和假性动脉瘤　CDUS灰阶图容易显示瘤腔和瘤壁，动脉瘤呈局限性管腔囊状扩张，管壁连续、厚度不均，较正常动脉回声低。瘤体压迫局部动脉致弧状改变，CDFI显示血

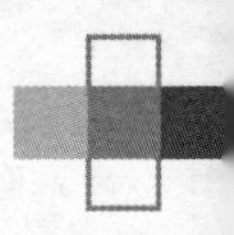

流从动脉侧流向囊腔，瘤腔内为不断变化的五彩血流，附壁血栓所在处血流信号缺失。对粥样斑块和附壁血栓能做出诊断和鉴别诊断。

10.动静脉瘘　CDUS灰阶图显示病变区管径增粗的动静脉血管间有管状或囊状通道，CDFI显示管状或囊状通道内有亮度较高的彩色血流。脉冲多谱勒显示通道内有快速低阻力动脉血流，静脉腔内近瘘口处呈类动脉样频谱。较容易发现瘘口的位置、大小、数目和形态，再结合病变区CDFI和脉冲频谱特征，诊断并无困难。

11.静脉畸形　包括静脉数目异常、K-T综合征、静脉瓣缺如等。深静脉缺如时，CDUS不能探及与股动脉伴行的深静脉及其血流，同时发现浅静脉迂曲扩张并引流异常。

（二）三维螺旋CT血管成像

三维螺旋CT血管成像（CTA）是在螺旋CT基础上发展起来的一种非损伤性血管造影技术。其可以清楚地显示血管的横断面、血管壁、血栓和动脉粥样钙化，以及血管腔有无狭窄或瘤样变化，在临床上广泛用于多发性大动脉炎、腹主动脉瘤、主动脉夹层、动脉硬化性闭塞症等血管疾病的诊断。

CTA在外周血管疾病的临床应用中主要包括应用于动脉硬化性闭塞症、动脉瘤、支架术后及其他病变观察血管情况。随着CTA检查技术的不断进展，CTA的应用范围也在逐步扩大，

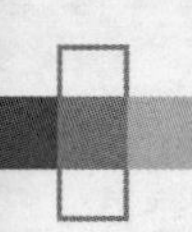

除了适用于胸-腹主动脉及其较大分支的检查，头颈部血管、肾动脉及髂股动脉等血管都能得到良好的显示。譬如CTA用于主动脉瘤介入治疗的术前评估，可以计算出主动脉瘤的瘤颈长度、瘤体宽度、波及范围、与各分支的关系及瘤体与主动脉纵轴的夹角，判断主动脉瘤是否适宜于进行介入治疗。此外，还可观察主动脉夹层的破口。

（三）MRI和MRA

以特殊的扫描技术，建立以血管内血液流动因素为基础的磁共振血管图像，称之为血管成像或血管造影，更确切地应称之为血流成像。MRI和MRA对显示血管的正常解剖和血管疾病的病理解剖有特殊价值。MRI能显示血管瘤病变范围及其与周围组织的关系；MRA主要用于大动脉及周围血管疾病的诊断，如主动脉夹层、血栓闭塞性脉管炎、动静脉瘘等。

（四）数字减影血管造影

数字减影血管造影（digital subtraction angiography，DSA）包括动脉造影和静脉造影。动脉造影检查适用于各种血管性疾病的诊断，如动脉硬化性闭塞症、大动脉炎、动脉瘤、血管瘤、动脉内血栓形成或栓塞、动静脉畸形及动脉外伤等；术前了解病变的性质、形态及部位，术后评价治疗效果。静脉造影是检查静脉系统病变最可靠的方法，可用于了解深静脉回流是否通畅及观察深静脉的瓣膜功能。

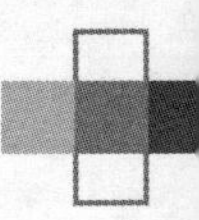

1.动脉造影的适应证

（1）血管本身的病变，包括原发性的和继发性的，如动脉瘤、动脉炎、动脉狭窄、血栓形成、动静脉瘘等。

（2）软组织、骨组织或器官病变的诊断及与血管病变的鉴别，同时可了解病变的供血情况。

（3）血管病变手术后的随访，如肢体移植、人工血管术后效果的观察。

（4）血管病变的介入放射学治疗。

2.动脉造影的禁忌证

（1）对造影剂过敏或有显著过敏性疾病者。

（2）严重的心、肝、肾衰竭者。

（3）严重的凝血功能障碍或正在抗凝治疗者。

（4）重度的全身性感染者，或穿刺部位有感染者。

（5）恶性甲状腺功能亢进和多发性骨髓瘤者。

（6）妊娠3个月以内者。

3.静脉造影的适应证

（1）了解下肢静脉血栓或栓塞、静脉炎、肿瘤侵蚀或外伤引起的静脉阻塞部位、范围和程度。

（2）明确下肢静脉曲张、深静脉瓣膜功能及交通支功能和解剖定位。

（3）观察血栓取出、静脉曲张或其他病变的手术效果。

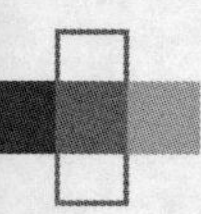

（4）了解下肢慢性溃疡、肿胀、胀痛及色素沉着的原因。

（5）估计先天性静脉血管病变的部位和范围。

（6）静脉的介入治疗。

二、影像学检查护理

血管外科的影像学检查对周围血管疾病的确诊及手术方式的选择起到了非常重要的作用。在检查前后为患者提供良好的护理，可消除患者的紧张恐惧心理，提高检查质量。

1.心理护理　对于有创性检查，患者会有紧张及恐惧心理，向患者详细解释检查的目的及注意事项，仔细描述检查的整个过程及术中配合，消除患者的顾虑，使患者能积极配合检查，必要时给予镇静药。

2.做好碘过敏试验　在造影检查前，详细询问患者有无碘过敏史，无过敏史者可进行碘过敏试验，碘过敏试验阴性者方可检查。

3.皮肤准备　根据检查部位做好相应部位的皮肤准备。

4.禁食　腹部造影检查前禁食4～6小时。

5.病情观察　危重患者进行检查时，应严密观察病情变化。对动脉瘤及主动脉夹层等危重患者检查时，应在医务人员的陪同下进行，搬动时动作要轻柔，同时密切观察生命体征变化，防止动脉瘤及夹层破裂，做好急救护理准备。

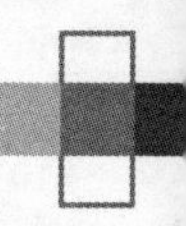

6.CT和CTA检查护理　检查前备齐相关X线、B超及有关检查结果，最好有家属陪同，危重者需要专人护送。检查时配合取适当体位，检查过程中不可乱动，以准确定位，对不合作者或患儿应酌情使用镇静药。检查后可正常进食。

7.MRI和MRA检查护理　检查前询问受检者有无禁忌证。安装有心脏起搏器者绝对禁做，防止MRI干扰致心脏停搏。体内有金属如假肢、弹片、人工瓣膜、固定用钢板、螺钉、人工股骨头等，也不可进行检查，因金属物移动可损害重要脏器和大血管，如位于受检部位时可产生伪影。摘除随身携带的金属物品（如手表、耳环、戒指、项链、钥匙、高金属义齿、眼镜等），以及磁性物体（如磁卡、磁盘、手机等），以防干扰结果和损坏所携带的物品。检查前备齐X线、CT或B超检查结果及相关资料，危重患者需要有医护人员陪同。患儿及不合作者需要镇静后方可检查。行盆腔检查的患者需要保留尿液，充盈膀胱。因检查时间长（一般需要30分钟），检查舱内有噪声，需要患者密切合作，指导其勿紧张，受检过程中全身放松，平静呼吸，不移动身体，以免影响诊断结果。

8.DSA检查护理　检查前询问受检者有无禁忌证。有造影剂过敏史者，严重的心、肝、肾衰竭者，严重的凝血功能障碍或正在抗凝治疗中，妊娠3个月以内者禁忌做此检查。检查前备齐相关物品。检查完毕回病房后，患者腹股沟穿刺点以盐袋压迫

6～8小时，压力以不影响远端血运为宜。穿刺侧肢体制动、平卧24小时。观察穿刺部位伤口敷料有无渗血、渗液，以及穿刺侧肢体远端的皮肤色泽、皮温、足背动脉搏动情况，发现异常情况及时报告医生并处理。

第三章

血管外科常见疾病的护理

第一节　血管外科常见动脉类疾病护理常规

一、主动脉夹层护理常规

主动脉夹层（AD）是指主动脉腔内血液从主动脉内膜撕裂口进入主动脉中膜，形成的壁内血肿沿着主动脉长轴扩展，使中膜分离，造成了主动脉真、假两腔分离的一种病理改变。Stanford分型和Debakey分型见图3-1-1。

（一）护理评估

1.术前护理评估

（1）病史：既往有无高血压及其他心血管疾病病史、遗传性疾病史。

（2）身体状况：①局部，疼痛的部位、持续时间和性质。②全身，评估患者的生命体征、意识、面色，皮肤温度、弹性及色泽，尿量变化，有无大出血休克征象。

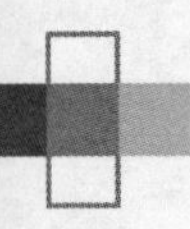

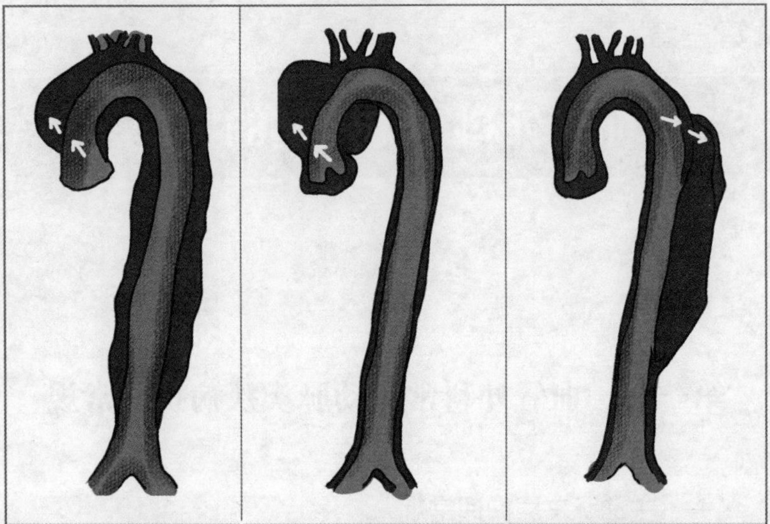

DeBakey Ⅰ	DeBakey Ⅱ	DeBakey Ⅲ
Stanford A		Stanford B
内膜破口位于升主动脉，扩展范围超越主动脉弓，直至腹主动脉	内膜破口位于升主动脉，扩展范围局限于升主动脉或主动脉弓	内膜破口位于降主动脉峡部，扩展范围累及降主动脉和腹主动脉

图3-1-1　主动脉夹层分型

（3）辅助检查：CTA检查可发现破口部位。

2.术后护理评估

（1）患肢血供及患肢远端皮肤的温度、色泽、感觉和足背动脉搏动的变化。

（2）局部伤口有无渗血、血肿情况。

（3）严密观察病情变化，监测血压，控制在120/70mmHg

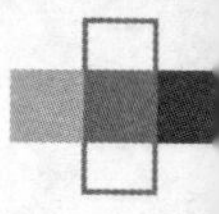

左右；监测心率，控制在60～80次/分。

（二）护理问题

1.术前护理问题

（1）大出血的危险：与夹层动脉瘤破裂引起大出血有关。

（2）疼痛：与主动脉壁中层撕裂有关。

（3）焦虑、恐惧：与担忧疾病及手术预后有关。

（4）体液不足：与夹层破裂引起大出血致血容量降低有关。

2.术后护理问题

（1）舒适的改变：与医源性限制有关。

（2）潜在并发症：出血、神经系统疾患、感染、血栓、栓塞。

（三）护理措施

1.术前护理措施

（1）心理疏导：做好心理护理，使之积极配合治疗和手术。

（2）防止动脉瘤破裂：①严密观察病情变化，监测血压，控制在120/70mmHg左右；监测心率，控制在60～80次/分。②卧床休息，注意保暖，防止感冒引起的剧烈咳嗽、打喷嚏而导致腹内压增高。③进食低盐低脂易消化的食物，保持大便通畅，避免用力排便。④观察下肢皮肤颜色、温度，观察足背动

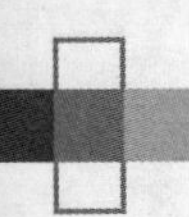

脉搏动情况，以便与术后做对比。

2.术后护理措施

（1）体位与活动：术后术肢制动24小时，伤口盐袋压迫6小时。

（2）病情观察：严密监测患者意识、生命体征，观察尿量及下肢血供情况，有无发热、胸背部疼痛，防止术后并发症发生。

（3）根据患者VTE风险评估表进行血栓风险评估，遵医嘱给予机械预防、物理预防及药物预防等相应措施。

（4）饮食指导：进食清淡、营养丰富、易消化饮食。

（5）并发症的观察及护理：

①支架植入术后综合征：术后短期内患者会出现一过性C-反应蛋白升高、发热，体检时无感染证据，因原因不明故暂且称之为支架置入术后综合征。可能的原因为：移植物的异物反应、瘤腔内血栓形成后的吸收、移植物对血细胞的机械破坏、造影剂及X线辐射的影响。向患者介绍发生的原因，减轻患者的担忧和焦虑心理。

②内漏：是指置入内支架后仍有血液流入夹层假腔腔内，为最常见的并发症。限制患者术后过早剧烈活动。若出现疼痛突然加剧，面色苍白，血压下降，则提示有夹层破裂的可能，立即报告医生，积极组织抢救。

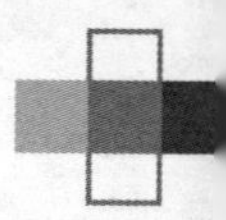

③血栓形成与狭窄：可发生于内支架或髂动脉、远端肢体等部位，经使用抗凝药一般可以避免，如发生血栓，根据病情进行溶栓治疗。

④支撑架移位：多由操作时定位不准确、主动脉严重迂曲所致。支撑架若移位，覆盖了肾动脉或肠系膜上动脉，可引起急性肾衰竭、高血压、低血压和急性肠坏死。术后严密观察血压、尿量、尿色，记录出入量，如患者出现少尿、无尿、血尿、剧烈腹痛等应立即通知医生处理。

⑤截瘫：是主动脉腔内隔绝术罕见的严重并发症，主要原因与脊髓根大动脉的变异有关。术后应注意观察患者的肢体活动情况。

⑥血栓脱落：术后每2小时观察1次双侧足背动脉搏动情况，采用手触摸，记录双下肢皮温、感觉、色泽的变化。若肢体温度降低，皮肤苍白，末梢循环不良，并与术前结果进行对比，及时处理下肢急性动脉栓塞，防止肢体坏死。发现异常报告医生，明确诊断后给予抗凝、扩血管及手术取栓治疗。

⑦股动脉穿刺点处血肿观察：伤口渗血情况，如大量渗血，常规加压包扎，无效者行外科手术治疗。

（四）健康指导

1. 术前健康指导

（1）卧床休息，避免情绪激动、剧烈运动、剧烈咳嗽等引

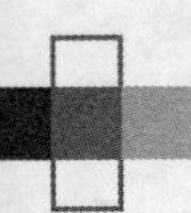

起主动脉夹层破裂。

（2）控制血压，戒烟。

（3）进低盐低脂饮食，保持大便通畅。

（4）遵医嘱口服治疗心血管疾病的药物。

2.术后健康指导

（1）肢体功能训练：指导患者做踝泵运动，进行功能锻炼。

（2）保持心情舒畅，适量活动，避免劳累、受凉，防止因情绪激动引起血压升高。

（3）饮食以高蛋白、高营养、高纤维素、高维生素、低脂、低盐饮食为主，多饮水，多进食蔬菜。

（4）保持大便通畅，防止便秘，防止腹内压增高。

（5）注意保暖，避免感冒咳嗽引起腹腔内压力增加。

（6）遵医嘱按时服用降压药，每日定时监测血压，如有疑问及时与医生取得联系。

（7）复查指导：出院后3个月、6个月、1年分别进行CTA复查。

（五）护理评价

1.患者情绪稳定。

2.患者体液平衡，生命体征平稳。

3.患者疼痛减轻或消失。

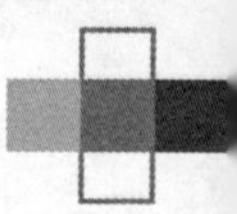

4.患者未发生并发症。

二、腹主动脉瘤破裂护理常规

腹主动脉瘤（AAA）是由于各种原因造成的腹主动脉局部或多处向外扩张或膨出，动脉管直径的扩张或膨出大于正常动脉管径的50%以上，是一种较为凶险的疾病。近年来，随着介入放射学的飞速发展，“腹主动脉瘤腔内隔绝术”因创伤小、术后恢复快等优点应用于临床。动脉瘤的分类与区别见表3-1-1和图3-1-2。

破裂性腹主动脉瘤分类：

（1）开放型：腹主动脉瘤破入腹腔中，迅速出现休克者。

（2）限制型：腹主动脉瘤破入腹膜后腔，形成腹膜后血肿，造成暂时填塞状态者。

（3）封闭型：腹主动脉瘤破裂孔较小，出血后被后腹膜组织或形成的纤维组织被膜局限、封堵者。

表3-1-1　动脉瘤的分类与区别

动脉瘤的病理分类	病因	病理
真性动脉瘤	大多由动脉粥样硬化引起，少数为免疫性因素所致	主动脉壁及瘤壁全层扩大

续表

动脉瘤的病理分类	病因	病理
假性动脉瘤	主要由创伤引起（外伤或医疗损伤），少数由免疫性因素所致	动脉管壁被撕裂或穿破，在动脉管壁的撕裂或穿破口周围形成一个搏动性血肿
夹层动脉瘤	大部分由高血压引起，少数由感染性、遗传性、先天性、免疫性因素所致	夹层动脉瘤是动脉腔内的血液从动脉内膜撕裂口进入动脉中膜，使中膜分离，并沿动脉长轴方向扩张，从而造成动脉真假两腔分离的一种病理改变

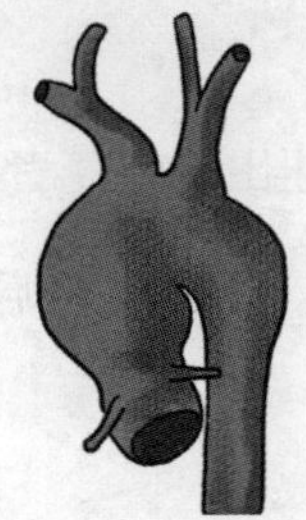
真性动脉瘤

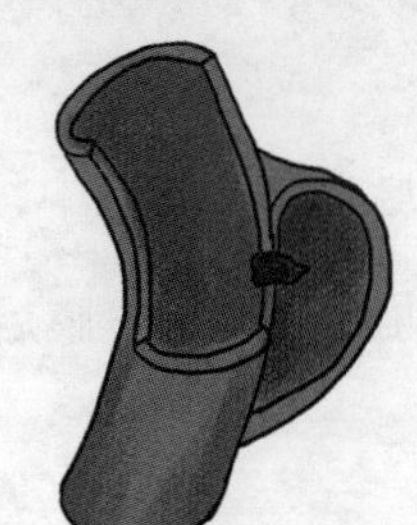
假性动脉瘤

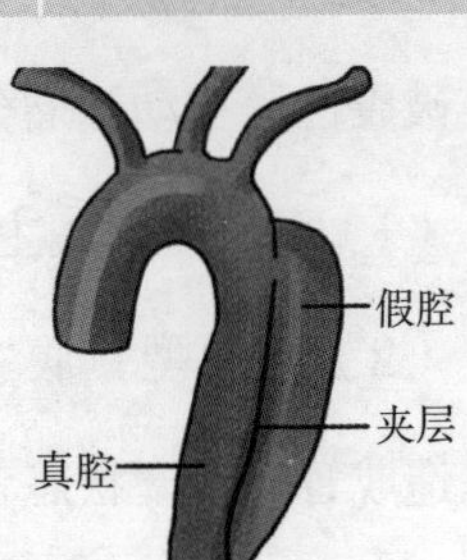

夹层动脉瘤

图3-1-2　动脉瘤的分类与区别

（一）护理评估

1.术前护理评估

（1）病史：询问既往有无外伤史、高血压史、吸烟史、其他心血管疾病史及家族疾病史。

（2）身体状况：①局部，腹部有无搏动性肿块及范围，腹

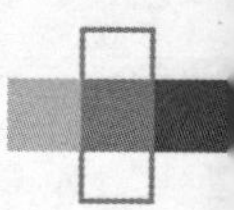

部或腰背部有无压痛。②全身，评估患者有无意识、生命体征的改变，有无低血容量性休克、心跳骤停等表现。

（3）辅助检查 ：实验室检查是否正常，影像学检查是否有阳性征。

（4）心理和社会支持状况：注意了解患者及家属对疾病和手术的心理反应。

2.术后护理评估

（1）严密观察病情变化，监测血压，控制在120/70mmHg左右。

（2）下肢血运情况：下肢远端皮肤的温度、色泽、感觉和足背动脉搏动的变化。

（3）局部伤口情况：伤口有无渗血、血肿情况。

（二）护理问题

1.术前护理问题

（1）大出血的危险：与腹主动脉瘤破裂引起大出血有关。

（2）焦虑、恐惧：与担忧疾病及手术预后有关。

（3）疼痛：与腹主动脉瘤破裂有关。

2.术后护理问题

（1）舒适的改变：与医源性限制有关。

（2）潜在并发症：下肢动脉缺血、弥漫性渗血、感染、血栓等。

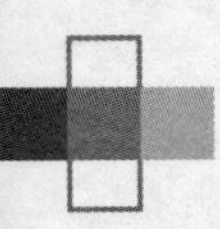

（三）护理措施

1.术前护理措施

（1）心理护理：由于腹部疼痛，患者容易产生恐惧心理，护士应及时关心安慰患者，稳定患者的情绪，使之积极配合治疗和手术。

（2）防止动脉瘤破裂：①严密观察病情变化，监测血压，控制在120/70mmHg左右。严密观察腹痛情况，有无腰背突然剧痛、面色苍白、大汗淋漓等腹主动脉瘤破裂先兆症状。②体位与活动：卧床休息，限制活动，禁止按摩、挤压腹部，告知患者绝对禁烟。③观察皮肤颜色、温度，观察足背动脉搏动情况，以便术后比较。

2.术后护理措施

（1）体位与活动：术后平卧24小时，伤口盐袋压迫6～8小时，双下肢制动24小时。

（2）病情观察：持续氧气吸入，心电监护，注意观察血压波动。观察有无发热、腹痛、尿量及下肢血运情况，防止术后并发症发生。术后每2小时观察1次双侧足背动脉搏动情况，采用手触摸，记录双下肢皮温、感觉、色泽的变化。

（3）饮食指导：进食低脂、清淡、易消化的饮食。

（4）功能锻炼：根据患者病情及手术方式，指导患者进行功能训练。

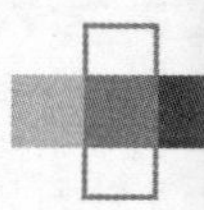

（四）健康指导

1.术前健康指导

（1）卧床休息，避免剧烈运动，劳逸结合，防止腹部受外力撞击，保持乐观态度，劝患者戒烟忌酒。

（2）进食低脂、清淡、易消化的饮食，保持大便通畅。

（3）遵医嘱口服降压药物和治疗心血管疾病的药物。

2.术后健康指导

（1）肢体功能训练：指导患者进行功能锻炼。

（2）饮食：根据病情指导患者合理膳食。

（3）用药指导：遵医嘱服用降压、抗凝药物和治疗心血管疾病的药物，如果有疑问及时与医生取得联系。

（4）复查指导：出院后3～6个月返回医院复查。

（五）护理评价

1.患者情绪稳定。

2.患者体液平衡，生命体征平稳。

3.患者疼痛减轻或消失。

4.患者未发生并发症。

三、颈动脉狭窄护理常规

颈动脉狭窄（carotid artery stenosis）是指异常的脂质

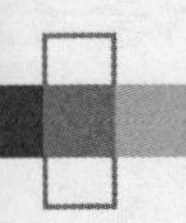

沉积到血管壁，沉积物越来越多导致内膜增生，甚至内膜下出血，由于颈动脉内膜产生粥样硬化性斑块从而导致管腔狭小，引起脑供血不足。

（一）护理评估

1.健康史　既往有无动脉粥样硬化病史、高血压病、外伤、放射性损伤及其他心脑血管疾病史。

2.身体状况　患者有无脑部缺血症状，如头晕，记忆力、定向力减退，意识障碍，黑矇，肢体麻木或无力，伸舌偏向，言语不利等。

3.辅助检查　颈部血管超声检查、数字减影血管造影（DSA）。

4.心理和社会支持状况　注意了解患者及家属对疾病的认识与反应。

（二）护理问题

1.高危险性伤害　有跌倒的危险。

2.焦虑　与担心手术及手术预后有关。

3.有皮肤完整性受损的危险　与术后长期卧床有关。

4.知识缺乏　缺乏对该疾病的了解。

5.潜在并发症　脑高灌注综合征、脑卒中等。

（三）护理措施

1.病情观察　严密观察患者意识、瞳孔及生命体征的变化。

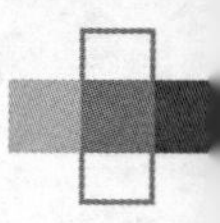

头晕时指导患者卧床休息，患者取仰卧位或侧卧位，颈部避免按压，避免剧烈运动。活动或改变体位时嘱注意安全，家属陪伴，床头有防跌倒标识，必要时协助生活护理，防止发生意外伤害。术后观察下肢皮肤颜色及温度，足背动脉搏动情况。

2.心理护理　讲解疾病知识，消除患者的恐惧和焦虑情绪。

3.用药指导　使用抗凝药物时，密切观察有无出血倾向。

4.饮食指导　嘱患者进食低盐低脂、低热量、高蛋白、高纤维、富含维生素食物。

（四）健康指导

1.积极控制脑血管危险因素，戒烟戒酒、控制体重、血压、血糖。

2.养成良好的工作、休息和饮食习惯。

3.出院后1～3个月到医院复查。

（五）护理评价

1.患者症状改善，生命体征平稳。

2.患者无危险性伤害发生。

3.患者焦虑、恐惧减轻。

4.患者未发生并发症。

四、急性肠系膜血管闭塞护理常规

急性肠系膜血管闭塞是指各种原因引起的肠系膜血管闭

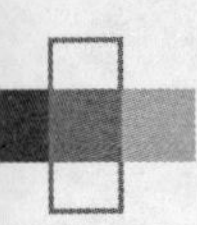

塞，血流减少，从而导致肠壁营养障碍的一类疾病。其中以发生于肠系膜动脉，特别是肠系膜上动脉为多见，导致肠系膜血管急性血循环障碍、肠管缺血坏死，引起血运性肠梗阻，主要由肠系膜上动脉栓塞、肠系膜上动脉血栓形成、肠系膜上静脉血栓形成所引起。

急性肠系膜上动脉栓塞：是指栓子进入肠系膜上动脉发生栓塞，导致肠系膜上动脉急性闭塞、肠缺血、坏死等一系列病理生理过程。

急性肠系膜上动脉血栓形成：多发生于严重动脉硬化性闭塞症的患者，肠系膜上动脉起始或其全程因血管硬化而狭窄，产生慢性肠缺血表现。

急性肠系膜上静脉血栓形成：肠系膜上静脉血栓形成后导致肠管静脉闭塞，静脉回流障碍，发病虽缓慢，但易导致出血性肠梗死，当涉及肠管范围广泛时，起病急骤，病死率很高，是一种危重的急腹症。

（一）护理评估

1.术前护理评估

（1）健康史和相关因素：了解患者的一般情况，病因、既往史；腹痛、腹胀、呕吐、停止排气排便等症状的初发时间、程度、是否进行性加重；呕吐物、排泄物的量及性状。

（2）身体状况：①局部，评估有无腹部压痛及其程度，有

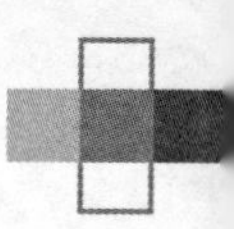

无腹膜刺激征及其程度和范围。②全身，有无出现脱水和休克征象。

（3）辅助检查：各项检查结果是否提示水、电解质和酸碱平衡紊乱，了解CT、MRI、B超、动脉造影等检查结果有无阳性发现。

（4）心理和社会支持状况：评估患者的心理状态，有无过度焦虑或恐惧；患者及家属对患者经济和心理的支持程度。

2.术后护理评估 评估患者有无发生肠坏死、腹腔感染等并发症，胃肠减压是否通畅有效，引流液的颜色、量及性状。

（二）护理问题

1.疼痛 与肠道血供减少或肠道缺血性坏死等有关。

2.营养失调：低于机体需要量。

3.焦虑 与疾病所致不适及担心预后有关。

4.体液不足 与呕吐、禁食、胃肠减压等有关。

5.活动无耐力 与钾代谢异常导致肌无力、软瘫有关。

（三）护理措施

1.术前护理措施

（1）心理护理：此病往往发病突然，腹痛剧烈且病情发展快，患者缺乏思想准备，担心不能得到及时的治疗或预后不良，表现出紧张、恐惧等。因此对此类患者护士应予以关心，告知有关疾病的知识，稳定患者情绪，以配合治疗和护理。

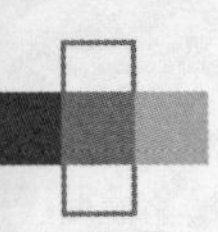

（2）病情观察：密切观察患者生命体征及腹部体征，定时测量血压、心率等，及时发现病情变化。告知患者禁食，行胃肠减压，并观察记录胃管引流液的颜色、性状和量。建立静脉通道，保持水、电解质、酸碱平衡。

（3）疼痛护理：密切观察患者疼痛的性质、程度、范围等，若由绞痛转变为持续痛，则提示肠坏死的可能，应引起高度重视；对已明确诊断者，遵医嘱适当给予镇痛药缓解疼痛，以安定患者的紧张情绪。

（4）药物护理：使用抗凝溶栓药物期间，要密切关注患者有无出血倾向，如穿刺点、切口、鼻、牙龈等部位有无异常出血及血尿、黑粪等，定期监测凝血功能。

2.术后护理措施

（1）病情观察：给予持续心电监护、吸氧，密切观察患者神志、生命体征和腹部体征的变化。

（2）饮食护理：术后继续胃肠减压、禁食，给予补液支持治疗，待患者排气后可开始进少量流食。低血钾患者指导其进食含钾高的食物（新鲜水果和蔬菜、蛋类、橘子汁、番茄汁等）和口服氯化钾，但是口服氯化钾可引起胃肠道反应，服用前需要大量饮水。

（3）休息与活动：病情允许的情况下，鼓励患者早期下床活动，以促进肠蠕动恢复，防止肠粘连和深静脉血栓形成。

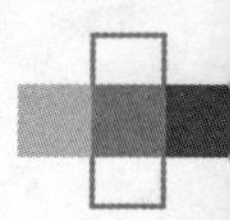

（四）健康教育

1.饮食指导　嘱患者注意饮食，不吃生冷辛辣刺激性食物及不易消化食物；进食量应逐渐增加，切忌过饱，以免增加肠道负担和血供需求；保持大便通畅。

2.行为指导　戒烟限酒，适量运动，限制体力劳动，避免负重。

3.用药指导　遵医嘱服用药物，学会自我观察。

4.出院指导　出院后半个月至1个月到医院复查，若有腹痛、腹胀、停止排气排便等不适及时就诊。

（五）护理评价

1.患者疼痛缓解。

2.患者体液平衡。

3.患者情绪稳定。

4.患者能有效进行功能锻炼。

五、急性动脉栓塞护理常规

急性动脉栓塞（acute arterial embolism）是指栓子自心脏或近心端大动脉壁脱落，被血流冲向远端，停留在直径小于栓子的动脉内，导致肢体或内脏器官的急性缺血甚至坏死的一种病理过程。

临床表现为“6P”症状：疼痛、麻痹、运动障碍、苍白、

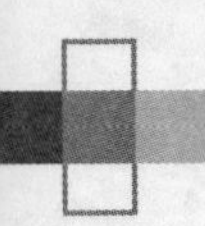

冰冷和无脉。

1.疼痛（pain） 大多是剧烈疼痛，部分可仅感酸痛，个别无痛感。

2.麻痹（paralysis） 患肢远端呈袜套形感觉丧失区，由周围神经缺血所致引起。

3.感觉异常（paresthesia） 栓塞时间长，已有周围神经损害及肌组织的缺血坏死时，可引起指、趾感觉异常。

4.苍白（pallor） 由于组织缺血，皮肤乳头层下静脉丛血流排空，皮肤呈蜡样苍白。

5.冰冷（poikilothermia） 皮温可降低3～5℃。

6.无脉（pulselessness） 栓塞部位的动脉有压痛，栓塞以下后动脉搏动消失或减弱。

（一）护理评估

1.术前护理评估

（1）病史：既往有无心血管系统疾病史、手术史、外伤史、长期在湿冷环境下工作史。

（2）身体状况：①局部，肢体疼痛的程度、性质、时间；患肢皮温、颜色、感觉、足背动脉搏动情况；患肢（趾、指）有无坏疽、溃疡、感染。②全身评估，患者的生命体征、意识、精神状态等。

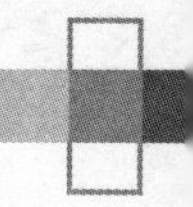

（3）辅助检查：彩色多普勒超声、动脉造影。

（4）心理和社会支持状况：患者的心理承受力，家庭成员能否给予患者足够的支持。

2.术后护理评估

（1）患肢血循环情况：患肢远端皮肤温度、颜色、感觉和足背动脉搏动情况。

（2）局部伤口情况：有无体温升高，局部伤口渗血、渗液情况。

（二）护理问题

1.术前护理问题

（1）疼痛：与患肢缺血、组织坏死有关。

（2）焦虑与恐惧：与患肢突发剧烈疼痛、急诊手术或患肢坏死、肢体丧失的威胁有关。

（3）知识缺乏：缺乏疾病的相关知识。

2.术后护理问题

（1）有管路滑脱的危险：与使用溶栓导管、鞘管有关。

（2）舒适的改变：与术后肢体制动、卧床有关。

（3）潜在并发症：出血或血肿、血管损伤、再灌注损伤、肾衰竭等。

（三）护理措施

1.术前护理措施

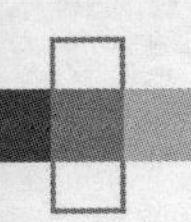

（1）心理护理：医护人员应极大地同情、关心、体贴患者，耐心做好患者的思想工作，讲解疾病有关知识使其配合治疗和护理。

（2）疼痛护理：患肢低于心脏，血流的灌注增加可以减轻患肢缺血引起的疼痛。根据疼痛程度，遵医嘱给予镇痛处理。

（3）患肢护理：患肢保暖，禁用热水袋直接加温，以免加重患肢的缺血。保持足部清洁干燥，避免抓痒，以免造成开放性伤口。

2.术后护理措施

（1）体位：患肢平置或低于心脏水平15°左右，卧床时避免被子对患肢末梢的压迫，可用支被架，注意保暖，避免血管收缩。

（2）病情观察：密切观察病情变化，监测生命体征变化及血氧饱和度，观察尿量、神志变化，注意检测肾功能、电解质变化。观察患肢的血供恢复情况，包括温度、颜色、足背动脉搏动及疼痛感觉较术前有无缓解。

（3）术后护理：置管溶栓术后双下肢制动，协助患者翻身防止发生压力性损伤，翻身时协助患者轴线翻身，即身体长轴在同一水平线上的翻身；鼓励患者在床上做足背屈伸活动，促进下肢静脉血液的回流。

（4）导管护理：妥善固定，防止移位，避免打折阻塞；定

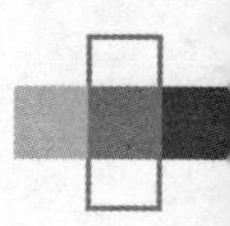

时巡视，检查导管连接是否牢固；若发现导管有渗血、渗液时应及时通知医生进行更换。

（5）手术切口部位的观察：注意切口部位有无渗血或血肿形成，肢体疼痛、麻木、肿胀等情况，防止发生术后动脉闭塞或血栓形成。

（6）药物护理：术后应遵医嘱使用抗凝药物。应用抗凝药物期间应教会患者学会识别出血倾向，同时定期监测凝血时间，根据监测结果调整药物用量。

（7）饮食护理：指导患者戒烟戒酒，进低盐低脂、清淡、易消化饮食，保持大便通畅。

（四）健康指导

1.术前健康指导

（1）患肢禁止冷、热敷。

（2）避免久坐或久站，戒烟，穿宽松的衣裤和鞋袜。

（3）遵医嘱口服抗凝药物和治疗心脏疾病的药物。

2.术后健康指导

（1）术后平置患肢或低于心脏水平15°左右，注意保暖，并防止局部烫伤。

（2）进高蛋白、高维生素、低盐低脂、低胆固醇、清淡饮食。

（3）告知患者严格按医嘱服用抗凝药物，服用期间定期检查凝血功能，如有疑问及时与医生联系。

（4）复查指导：出院后3~6个月复查，不适随访。

（五）护理评价

1.患者患肢疼痛减轻。

2.患者情绪稳定，配合治疗。

3.患者了解本病相关知识。

4.患者未发生管路滑脱。

5.患者未发生并发症。

六、下肢动脉硬化闭塞症护理常规

下肢动脉硬化闭塞症（arterioslerosis obliterans，ASO）是全身性动脉粥样硬化在肢体局部的表现，是全身性动脉内膜及中层呈退行性、增生性改变，使动脉壁增厚、僵硬、迂曲和失去弹性，继发性血栓形成，引起动脉管腔狭窄，甚至发生阻塞，使肢体出现相应的缺血症状的疾病。

（一）护理评估

1.健康史　患者年龄、性别，有无心脏病、高血压、高胆固醇血症及长期大量吸烟史，有无糖尿病病史，有无感染、外伤史，有无长期在湿冷环境下工作史。

2.身体状况

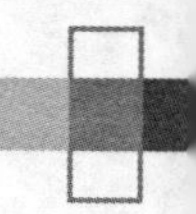

（1）患肢疼痛的程度、性质、持续时间。

（2）患肢皮肤温度、颜色、感觉、足背动脉搏动情况。

（3）患肢（指、趾）有无坏疽、溃疡与感染。

3.辅助检查　了解动脉闭塞的部位、范围、性质、程度及侧支循环建立情况。

4.心理和社会支持状况　评估患者的心理反应，患者对预防本病发生的有关知识的了解程度，患者的家庭及社会支持系统对患者的支持帮助能力。

（二）护理问题

1.疼痛　与患肢缺血、组织坏死有关。

2.活动无耐力　与患肢远端供血不足有关。

3.焦虑　与疾病久治不愈有关。

4.有皮肤完整性受损的危险　与肢端坏疽、脱落有关。

5.知识缺乏　缺乏患肢锻炼方法的知识及足部护理知识。

6.潜在并发症　出血、远端栓塞。

（三）护理措施

1.心理护理　肢端疼痛和坏死使患者产生痛苦和抑郁心理，讲解疾病有关知识，改变患者认知，使其主动配合治疗及护理。

2.患肢护理　原则是改善下肢血液循环，避免用热水袋或热水给患肢直接加温。观察患肢远端的皮温、颜色、感觉和脉搏

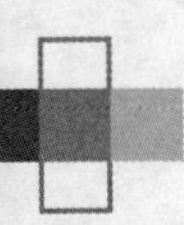

强度以判断血管通畅度，保暖患肢，避免肢体暴露于寒冷环境中，以免血管收缩。取合适体位，患者睡觉或休息时取头高足低位，防止动、静脉受压阻碍血流。保持足部清洁干燥，每天用温水洗脚，避免抓痒，以免造成开放性伤口和继发感染。如有皮肤溃疡或坏死，保持溃疡部位的清洁，避免受压及刺激，加强创面换药，并遵医嘱应用抗感染药物。

3.疼痛护理　早期轻症患者可用血管扩张药治疗，对疼痛剧烈的中、晚期患者常需要使用麻醉性镇痛药。若疼痛难以缓解，可用连续硬膜外阻滞方法镇痛。

4.功能锻炼　鼓励患者每天步行，指导患者进行Buerger运动，促进侧支循环的建立，以疼痛的出现作为活动量的指标。

5.药物护理　主要应用抗凝药物防止血栓形成，做好抗凝护理。

6.饮食护理　进食低盐低脂饮食，合理饮食防止便秘。

7.功能锻炼　卧床制动患者，鼓励其在床上做踝泵运动，促进下肢静脉血液回流。

（四）健康指导

1.心理指导　指导患者减轻焦虑、抑郁情绪，配合手术。

2.饮食指导　进高蛋白、高维生素、低脂、低胆固醇、清淡饮食。

3.行为指导　严格戒烟，消除烟碱对血管收缩作用。患肢适

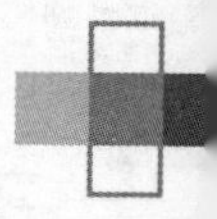

当保暖，禁止冷、热敷。肥胖者减轻体重。采用Buerger法功能锻炼，促进侧支循环的建立。

4.用药指导　抗凝、抗血小板、降脂等药物治疗，定期复查。

（五）护理评价

1.患者患肢疼痛减轻。

2.患者情绪稳定，配合治疗。

3.患者周围组织灌注良好。

4.患者能自我进行患肢及足部的锻炼和护理。

七、假性动脉瘤破裂护理常规

假性动脉瘤（pseudoaneurysm，PSA）是指动脉管壁被撕裂或穿破，血液自此破口流出被动脉邻近的组织包裹而形成血肿，多由于创伤所致。

动脉瘤易发生在周围动脉、内脏动脉和腹主动脉。

（一）护理评估

1.辅助检查

（1）实验室检查：凝血筛选可出现凝血酶原时间延长、纤维蛋白原降低等。

（2）血管超声：可清楚显示动脉瘤的形态、结构、大小。

（3）CTA：更为准确。具有无创、动脉瘤与周围组织关

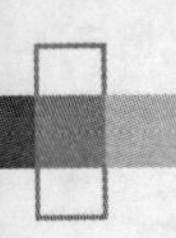

系显示清楚等优点，能显示出动脉瘤大小、瘤内附壁血栓情况等。

（4）动脉造影：是诊断的金标准，尤其是拟行手术的患者，可清楚地显示动脉瘤及周围情况，尤其是流入道、流出道的情况，指导血管重建。

2.术前护理评估

（1）健康史：患者的年龄、性别，有无高血压及动脉粥样硬化病史，有无长期吸烟、饮酒史等。

（2）身体状况：患者发现肿块的时间、部位、开始时的大小及生长速度。

（3）心理和社会支持状况：疾病是否影响患者生活及工作，有无导致焦虑。

3.术后护理评估

（1）手术情况，手术和麻醉方式。

（2）患者神志、生命体征及肢体活动情况。

（3）局部伤口情况。

（二）护理问题

1.休克　与瘤体破裂有关。

2.恐惧、焦虑　与担心手术及预后有关。

3.知识缺乏　缺乏本病的相关知识。

4.潜在并发症　神经损伤、吻合口破裂等。

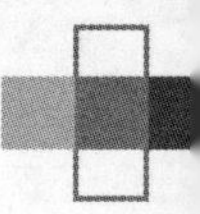

（三）护理措施

1.术前护理措施

（1）心理护理：向患者讲解疾病有关知识，消除其恐惧、焦虑心理。

（2）病情观察：密切监测生命体征，监测控制血压在120/70mmHg；观察瘤体及患肢血供，患肢禁止压迫、穿刺及测血压，防止瘤体破裂。观察瘤体大小、硬度、局部皮肤温度及颜色变化控制并保持血压稳定，防止因血压过高而致瘤体破裂出血，判断瘤体有无感染及破裂出血等迹象，并及时做好对症处理。

2.术后护理措施

（1）术肢制动24小时，穿刺点盐袋压迫6小时。

（2）观察术肢末稍端血供情况及动脉搏动情况。

（3）术后预防血栓形成，遵医嘱服用抗凝药物，下肢行踝泵运动。

（四）健康指导

1.饮食指导　进食低盐、低胆固醇食物，多食新鲜蔬菜和水果，保持大便通畅。

2.行为指导　指导患者适当活动，注意休息，养成良好的生活习惯，避免过度劳累及精神高度紧张，戒烟酒。

3.复查指导　出院后3～6个月复查，不适随访。

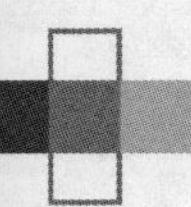

（五）护理评价

1.患者无意外伤害发生。

2.患者焦虑程度减轻。

3.患者能掌握疾病的相关知识。

4.患者术后无并发症的发生。

八、血栓闭塞性脉管炎护理常规

血栓闭塞性脉管炎（ thromboangiitis obliterans ）又称为Buerger病，是一种以中、小动脉节段性、非化脓性炎症和动脉腔内血栓形成为特征的慢性闭塞性疾病，主要侵袭四肢尤其是下肢的中小动脉和静脉，引起患肢远侧段缺血性病变。临床表现视血管受累、病变程度、局部缺血情况及侧支循环是否建立而定。常见症状为疼痛、肢体发凉、感觉异常、皮肤色泽改变、动脉搏动减弱或消失、肢端溃疡和坏疽。

（一）护理评估

1.既往史　是否有吸烟史，是否有血管神经调节障碍、寒冷损伤、外伤、前列腺功能紊乱等病史。

2.身体状况

（1）局部：肢体疼痛的程度、性质、时间；患肢皮温、颜色、感觉、足背动脉搏动情况；患肢（趾、指）有无坏疽、溃疡、感染。

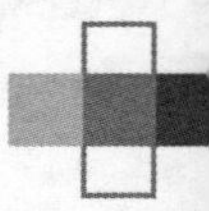

（2）全身：评估患者的生命体征、意识、精神状态等。

3.辅助检查　下肢血管彩超检查。

4.心理和社会支持状况　患者的心理承受力，对预防本病的有关知识的了解程度，家庭成员能否给予患者足够的支持。

（二）护理问题

1.疼痛　与患肢缺血、组织坏死有关。

2.焦虑　与疾病久治不愈有关。

3.活动无耐力　与患肢远端供血不足有关。

4.组织完整性受损　与肢端坏疽有关。

5.知识缺乏　缺乏患肢锻炼方法的知识及本病的预防知识。

6.潜在并发症　继发性血栓形成、静脉回流障碍等。

（三）护理措施

1.心理护理　由于肢端疼痛和组织缺血坏死，使患者产生痛苦和抑郁心理，医护人员应鼓励安慰患者，助其建立战胜疾病的信心，使之积极配合治疗和护理。

2.病情观察　观察血压、脉搏、体温、呼吸生命体征情况，观察患肢远端的皮肤温度和色泽、感觉和脉搏强度以判断血管通畅度。

3.疼痛护理　患肢低于心脏，血流的灌注增加可以减轻患肢缺血引起的疼痛。根据疼痛程度，遵医嘱给予镇痛处理。

4.患肢护理　患肢保暖，禁用热水袋直接加温，以免加重患肢的缺血。保持足部清洁干燥，避免抓痒，以免造成开放性伤口。

5.功能锻炼　指导患者进行Buerger运动，促进侧支循环的建立。鼓励患者步行锻炼，以疼痛的出现作为活动量的指标。有以下情况时不宜运动：运动将增加组织耗氧，动脉或静脉血栓形成时，运动可致血栓脱落造成栓塞。

6.健康指导　指导患者戒烟戒酒，进低盐低脂、清淡、易消化饮食。

（四）健康指导

1.患肢注意保暖，禁止冷、热敷。休息时取头高足低位，使血液容易灌注至下肢，避免长时间同一姿势不变及双膝交叉，以免影响血液循环。进行Buerger运动，促进侧支循环的建立。保护足部，保持足部清洁、干燥，皮肤瘙痒时避免用手抓，可涂拭止痒药膏。

2.严禁吸烟，穿宽松的衣裤和鞋袜。

3.进高蛋白、高维生素、低盐低脂、低胆固醇、清淡饮食。

4.遵医嘱口服抗凝药物和治疗心脏疾病的药物。

5.复查指导：出院后3～6个月复查，不适随访。

（五）护理评价

1.患者患肢疼痛的程度减轻。

2.患者焦虑程度缓解，积极配合治疗。

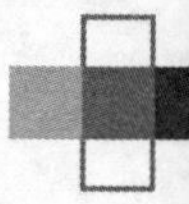

3.患者了解本病相关知识。

4.患者未发生管路滑脱。

5.患者未发生并发症。

第二节 血管外科常见静脉类疾病护理常规

一、肺栓塞护理常规

肺栓塞（pulmonary embolism，PE）是指静脉系统或右心内形成的血栓脱落，或肺动脉内血栓形成，血栓栓塞肺动脉主干或其分支动脉，致使所供应的肺组织循环障碍而引起的病理生理征。肺栓塞是一种继发性疾病，主要病因是由于肢体或盆腔静脉血栓形成后脱落所致。

肺循环又称小循环，是指流回右心房的静脉血射入肺动脉，流至肺泡周围的毛细血管网进行气体交换，使静脉血经氧合成为含氧丰富的动脉血，经肺静脉流回左心房的过程。其主要功能是完成气体交换。

（一）护理评估

1.术前护理评估

（1）健康史：患者的一般情况，有无心血管疾病及手术史，有无外伤史及出血性疾病、静脉穿刺、恶性肿瘤史。

（2）身体状况：①局部，患者咳嗽胸痛的程度、持续时

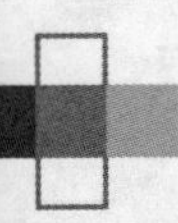

间、呼吸频率的改变、咳血量的情况。②全身，有无神志、呼吸、脉搏、血压、尿量等生命体征的改变。

（3）心理和社会支持状况：患者对疾病预后所产生的恐惧、焦虑程度和心理承受能力，家人对患者的支持程度。

2.术后护理评估

（1）患者的呼吸、胸痛情况。

（2）局部穿刺点情况，有无渗血和血肿情况。

（二）护理问题

1.术前护理问题

（1）低效型呼吸形态：与肺栓塞有关。

（2）预感性悲哀：与担忧疾病预后和生存期限有关。

（3）疼痛：与肺组织缺血坏死有关。

2.术后护理问题

（1）低效型呼吸形态：与肺栓塞有关。

（2）舒适的改变：与手术有关。

（三）护理措施

1.术前护理措施

（1）心理护理：给予患者精神安慰及心理支持，增加患者的安全感，消除紧张情绪，使其积极配合治疗。

（2）急救护理：由于肺栓塞发病急，甚至可造成患者猝死，因此，要密切观察病情变化，及时发现，并做好急救护理。

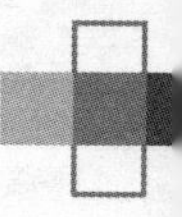

①密切观察病情变化：如患者出现胸痛、呼吸困难、咯血、血压下降等症状立即通知医生，绝对卧床休息并制动，避免剧烈的翻身和搬动，防止栓子脱落。若患者出现呼吸心跳骤停，立即行心肺复苏。

②持续心电监护：密切监测呼吸、脉搏、心率、血压、血氧饱和度的变化。血氧饱和度保持95%以上。

③持续高流量吸氧：给予面罩吸氧6～8L/min，必要时行气管内插管。

④迅速建立静脉通道：遵医嘱使用抗凝、溶栓药物，密切观察患者意识及瞳孔的变化，以判断有无颅内出血。

⑤休息与活动：绝对卧床休息并制动，禁止热敷、按摩患肢，防止栓子脱落。

2.术后护理措施

（1）体位：采取平卧位，术肢制动。

（2）持续氧气吸入、心电监护，监测血氧饱和度的变化。血氧饱和度保持95%以上。

（3）观察并记录病情。

（4）遵医嘱给予药物控制疼痛，增进舒适度。

（5）饮食护理：低脂、高蛋白、富含维生素饮食，多饮水，保持大便通畅。

（6）根据患者的恢复情况进行术后康复指导，实施出院计

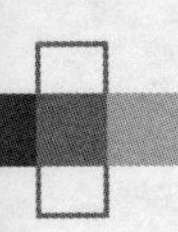

划。

（四）健康指导

1.术前健康指导

（1）呼吸功能训练：根据手术方式，指导患者进行呼吸训练，教会患者有效咳嗽，告知患者戒烟的重要性和必要性。

（2）床上排泄：根据病情指导患者练习在床上使用便器排便。

（3）饮食指导：控制体重，多饮水，保持大便通畅。

2.术后健康指导

（1）肢体功能训练：有深静脉血栓形成病史者，平时注意抬高患肢，行踝泵运动，促进静脉回流，防止静脉血栓形成。

（2）饮食指导：根据病情指导患者适量活动，合理膳食。

（3）药物指导：告知患者严格按医嘱服用药物。有深静脉血栓形成病史者应在医生的指导下行抗凝治疗，在抗凝期间，指导患者自我观察有无出血倾向，定期检查出凝血时间。

（4）指导出院后半个月至1个月至医院复查，若发现有胸痛、胸闷、呼吸困难、咯血等症状时及时就诊。

（五）护理评价

1.患者呼吸型态正常。

2.患者焦虑减轻。

3.患者疼痛减轻。

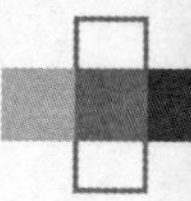

二、上肢静脉血栓护理常规

上肢静脉血栓是指肢体因损伤、血液凝固性增加、血流滞缓等因素而致管腔内血栓阻塞产生静脉炎症和血流受阻等一系列症状，又有血栓静脉炎之称。其是以上肢肿胀、疼痛、皮肤青紫和功能障碍为主要表现的一组综合征。

（一）护理评估

1.健康史　有无外伤手术史，有无输液、感染、出血性疾病史等。

2.身体状况

（1）局部：上肢发生疼痛、肿胀的时间，肱动脉、桡动脉搏动有无减弱消失，皮温颜色有无改变。

（2）全身：非手术治疗期间有无出血倾向及治疗效果。

3. 辅助检查　上肢血管彩超、静脉造影。

4.心理和社会支持状况　突发的上肢肿胀、疼痛有无引起患者的焦虑、恐惧；患者及家属对预防本病发生的有关知识的了解程度。

（二）护理问题

1.疼痛　与上肢静脉血栓形成致血流不畅有关。

2.知识缺乏　缺乏预防本病发生的知识。

3.潜在并发症　出血、血栓再形成。

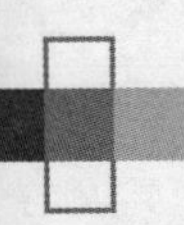

（三）护理措施

1.心理护理　讲解疾病的相关知识，消除患者的恐惧与焦虑情绪。

2.病情观察　给予心电监护，观察有无胸痛、心悸、呼吸困难等症状，密切观察生命体征。嘱患者卧床休息7～14天，抬高患肢20°～30°，肘关节处于微屈曲抬高状态，以促进血液回流。每日测量患肢、健肢同一水平的臂围，观察对比患肢消肿情况，并观察患肢皮肤颜色、温度、感觉及桡动脉搏动情况，做好记录以利于判断疗效。患者疼痛，必要时给予镇痛处理。

3.药物护理　抗凝治疗期间注意观察患者有无出血倾向，遵医嘱定期检查凝血功能。

4.饮食护理　指导患者进低盐低脂、清淡饮食为宜，保证水分的摄入，以降低血液黏稠度。

（四）健康指导

1.患肢禁止冷、热湿敷，按摩。

2.进低脂、清淡饮食，戒烟戒酒。

3.在使用抗凝药物治疗期间指导患者观察有无牙龈出血、鼻出血、皮下出血、血尿、血便等，遵医嘱监测相关血指标。

4.复查指导：出院后3～6个月定期复查，如有不适及时就医。

（五）护理评价

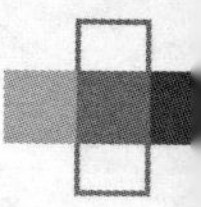

1.患者疼痛缓解。

2.患者能正确描述本病相关知识及预防知识。

3.患者未发生并发症。

三、下肢深静脉血栓护理常规

下肢深静脉血栓形成（deep vein thrombosis of the lower extremity）是指血液在深静脉血管内不正常的凝结，阻塞静脉管腔，导致静脉回流障得。

（一）护理评估

1.术前护理评估

（1）健康史：有无手术史、心血管系统疾病史，有无孕产史，有无长期卧床、输液史。

（2）身体状况：①局部，患肢肿痛的时间、部位，患肢肿胀和浅静脉扩张的程度，患肢皮温、颜色、感觉、足背动脉搏动情况。②全身，评估患者的生命体征、意识、精神状态等。

（3）辅助检查：了解深静脉血栓形成的部位、范围和形态等。

2.术后护理评估

（1）患肢血循环情况：患肢远端皮肤的温度、色泽、感觉和足背动脉搏动的变化。

（2）局部情况：局部穿刺点有无红、肿、压痛等感染征象。

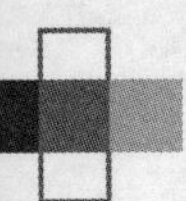

（二）护理问题

1.术前护理问题

（1）疼痛：与下肢深静脉血栓形成致血流不畅有关。

（2）知识缺乏：缺乏疾病的相关知识。

2.术后护理问题。

（1）舒适的改变：与手术有关。

（2）潜在并发症：出血、血栓再形成。

（三）护理措施

1.术前护理措施

（1）卧床休息与控制疼痛：急性期绝对卧床休息10～14天，患肢禁止热敷、按摩，以免血栓脱落，抬高患肢高于心脏水平20～30cm。严重疼痛时，遵医嘱给予镇痛药。10～14天后可下床活动，行足部屈伸运动，促进静脉回流。

（2）心理护理：给予心理护理使其情绪稳定，能配合治疗和护理。

（3）病情观察：

①肺动脉栓塞：是下肢深静脉血栓形成最严重的并发症，严重者威胁患者的生命。患者如果出现胸痛、心悸、呼吸困难等症状，立即给予平卧，避免作深呼吸、咳嗽、剧烈的翻身活动，报告医生，并给予持续心电监测，高浓度氧气吸入，密切观察生命体征及血氧饱和度的变化，积极抢救。

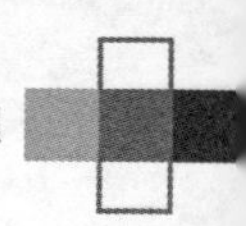

②测量肢体周径：下肢肿胀是最主要的症状，每日定时定位测量肢体周径，一并记录。严密观察肢体有无股青肿、股白肿出现，一旦发生，及时报告医生并行术前准备。

（4）药物护理：治疗期间观察患者有无牙龈出血、鼻出血、皮肤紫癜及血尿、血便等情况。

（5）饮食护理：进食粗纤维低脂饮食，保持大便通畅，避免腹内压增高，影响下肢静脉回流。

2.术后护理措施

（1）密切观察病情变化，绝对卧床休息并制动，制动解除后抬高患肢30°。

（2）持续心电监护，密切监测生命体征、血氧饱和度的变化。观察穿刺点伤口有无出血、渗血，观察患肢远端皮温、色泽、感觉和脉搏强度以判断术后血管通畅程度、肿胀消退情况等。

（3）遵医嘱使用抗凝、溶栓药物，密切观察患者意识及瞳孔的变化，以判断有无颅内出血。

（4）康复护理：行空气压力仪治疗，促进静脉回流，防止新的血栓形成。选择适当的压力和模式，治疗过程中加强巡视。

（5）并发症的观察及护理：

①出血：由于术中或术后使用抗凝剂或溶栓剂，导致机体处于低凝状态，容易引起出血，术后出血多以渗血为主。发现

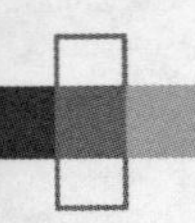

伤口渗血或大片皮下淤血，伤口迅速肿胀时，应立即报告医生处理。少量伤口渗血时，在排除抗凝剂或溶栓剂过量作用后，可给予伤口加压包扎。出血量大时，应立即给予手术止血。出血控制后，可继续使用抗凝剂、溶栓剂治疗。

②血栓再形成：术后血栓再形成的概率较高。在护理中，我们可有针对性地给予观察和预防：a.加强抗凝措施。严格执行医嘱，保证抗凝药物及时、准确地输入。抗凝治疗应不少于6个月。b.做好患肢护理。弹性绷带包扎或穿弹力袜，可迫使下肢浅静脉血流入深静脉，使下肢深静脉血流增多、增快。向患者详细讲述使用弹性绷带及弹力袜的意义，并教会患者使用方法，使用时间3个月以上。c.加强功能锻炼。向患者解释术后功能锻炼的重要性，可预防血栓再形成，使其主动配合治疗。卧床期间，教会患者慢节奏地用力行足背伸屈运动，每日数十次，每次3～5分钟，可有效地发挥小腿肌肉泵的作用，有利于下肢静脉血回流。

（四）健康指导

1.术前健康指导

（1）患肢禁止冷、热敷。

（2）避免久站或久坐，戒烟，穿宽松的衣裤和鞋袜。

（3）进低脂、清淡饮食。

（4）遵医嘱口服抗凝药物和治疗心脏疾病的药物。

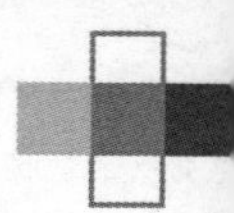

2.术后健康指导

（1）肢体功能训练：根据患者病情及手术方式，指导患者进行功能锻炼。

（2）根据病情指导患者适量活动，合理膳食。

（3）告知患者严格按医嘱服用药物，如有疑问及时与医生取得联系。

（4）复查指导：出院后半个月至1个月到医院复查。

（五）护理评价

1.患肢疼痛减轻。

2.患者能正确描述本病发生的有关知识。

3.患者未发生并发症。

四、置管溶栓护理常规

置管溶栓目的：采用血管腔内介入治疗，通过针眼将溶栓导管置入血栓内，溶栓导管工作段充满侧孔，将溶栓药均匀直接喷注到血栓中，溶解已经形成的血栓，恢复血管通畅。

（一）护理评估

1.术前护理评估

（1）患者意识、配合程度。

（2）溶栓药物过敏史、近2～4周内有无活动性出血、近期是否做过大手术、严重的外伤、严重的肝肾功能不全等。

（3）心理和社会支持状况。

2.术后护理评估

（1）患者的意识和生命体征状况，有无出血倾向。

（2）置鞘管及溶栓导管后，评估导管是否固定妥善、通畅，是否有管路滑脱的危险，必要时给予约束带行保护性约束。

（3）评估患肢肿痛的时间、部位，皮肤温度、颜色、感觉，足背动脉搏动情况；患肢（趾、指）有无坏疽、溃疡、感染。溶栓治疗后情况。

（4）穿刺点有无出血、渗液、感染征象。

（二）护理问题

1.有出血的危险　与使用溶栓药物有关。

2.有管路滑脱的危险　与置鞘管及溶栓导管有关。

3.知识缺乏　缺乏置管溶栓术后的相关知识。

4.皮肤完整性受损　与肢体制动，卧床有关。

（三）护理措施

1.休息与活动　患者绝对卧床休息，置管期间穿刺肢体及溶栓肢体需要制动，不能弯曲；翻身时协助患者轴线翻身，背部垫翻身垫，即身体长轴在同一水平线上翻身。

2.病情观察　密切观察患者生命体征、意识状况，有无头痛、腹痛。患肢皮温颜色、肿胀情况，肢端颜色，足背动脉搏

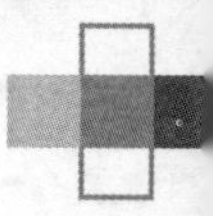

动情况，对痛痒刺激反应情况。

3.**用药护理** 遵医嘱准确、及时使用溶栓、抗凝药物。目前临床上最常用的药物为尿激酶，具有起效快、效果好、不良反应少的特点；常用的抗凝药为肝素钠。溶栓期间及时观察患者有无皮下出血、鼻出血、牙龈出血、血便、血尿及颅内出血等出血征象，并指导患者及家属自我观察护理，遵医嘱定时监测凝血功能。

4.**鞘管及溶栓导管护理** 鞘管及溶栓导管用红色的标识分别标注，清晰明确，标识上记录名称、置管时间、签名。告知患者制动穿刺肢体及溶栓肢体，减少肢体的活动，避免出血及溶栓导管的移位、弯曲、打折或脱出，评估溶栓导管及鞘管固定情况，是否通畅，使用前进行抽回血确定导管在血管内。

5.**拔除鞘管及溶栓导管后的护理** 拔除导管后，穿刺点盐袋加压6小时，穿刺肢体制动24小时，48小时后拆除弹力绷带（特殊患者遵医嘱延长压迫、制动及拆除绷带的时间），密切观察穿刺点有无渗血、血肿等。

6.**健康教育** 告知患者置管溶栓的目的及导管的重要性，使其配合治疗。

7.**受压部位皮肤的护理** 置管期间肢体限制活动，局部有皮肤完整性受损的可能，按时检查皮肤及翻身，给予赛肤润涂

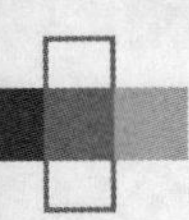

擦，可用气垫床，足跟可用保护性优洁敷料预防受压。

8.饮食护理　指导患者戒烟戒酒，进低盐、低脂、低胆固醇、高纤维饮食，保持大便通畅。

（四）健康指导

1.心理指导　指导患者减轻焦虑、抑郁情绪，配合手术。告知疾病相关知识，预防措施。

2.饮食指导　进高蛋白、高维生素、低脂、低胆固醇、清淡饮食。

3.行为指导　严格戒烟，消除烟碱对血管的收缩作用。动脉类疾病患者采用Buerger法行功能锻炼，促进侧支循环的建立。静脉类疾病患者穿医用弹力袜，做踝泵运动。

4.用药指导　遵医嘱服用抗凝、抗血小板等药物，定期复查。

（五）护理评价

1.患者病情平稳。

2.患者未发生管路滑脱。

3.患者了解相关疾病知识及预防措施、康复知识。

4.患者皮肤完好。

五、布-加综合征护理常规

布-加综合征（Budd-Chiari syndrome，B-CS）是指各种

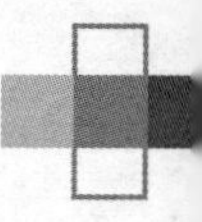

原因所致肝静脉和其开口以上下腔静脉阻塞性病变引起的一种肝后型门脉高压症（表3-2-1）。

表3-2-1　布-加综合征分型及表现

项目	急性型	亚急性型	慢性型
阻塞部位	肝静脉完全阻塞	肝静脉和下腔静脉同时或相继受累	下腔静脉隔膜型阻塞
病程	起病急骤、进展快	进展相对较快	病情较轻、进展缓慢
临床表现	胃肠道症状，肝大、脾大，黄疸，消化道出血，腹水伴胸腔积液，肝性脑病	顽固性腹水、肝大、下肢水肿多同时存在，1/3患者有轻或中度黄疸和肝大、脾大	下肢色素沉着溃疡，腹水，肝大、脾大，颈静脉怒张，精索静脉曲张等
胸、腹壁静脉表现	腹壁浅静脉曲张	腹壁浅静脉曲张、腰背部及胸部浅静脉曲张	胸腹壁出现粗大、蜿蜒的怒张静脉
肾功能影响	少尿或无尿	少尿或无尿	
累及器官	多器官功能衰竭	全身性生理紊乱	

（一）护理评估

1.术前护理评估

（1）健康史：先天性发育异常、非特异性静脉炎、服用避孕药、血液高凝状态、肿瘤、腔外压迫等。

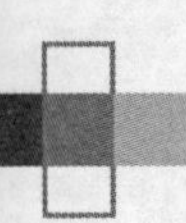

（2）身体状况：①局部，有无腹痛、腹部膨隆、腹壁静脉怒张，肝脾大的程度和质地，有无胸腔积液，腹围大小，有无移动性浊音。②全身，评估患者的生命体征、面色，皮肤温度、弹性、色泽，尿量变化，有无休克表现，有无肝性脑病先兆症状。有无心悸、黄疸、肝掌、蜘蛛痣及皮下出血点，下肢有无水肿。

（3）辅助检查：腹部B超、血管造影。

（4）心理和社会支持状况。

2.术后护理评估

（1）手术情况：手术和麻醉方式。

（2）患肢血液循环：包括患肢远端皮肤的温度、色泽、感觉、足背动脉搏动的情况。

（3）局部伤口情况：有无红肿、压痛等感染征象。

（二）护理问题

1.术前护理问题

（1）活动无耐力：由于心输出量减少，腹胀所致。

（2）营养失调：低于机体需要量，与腹水或乳糜胸或乳糜腹有关。

（3）周围组织灌注异常：由于静脉回流障碍所致。

2.术后护理问题

潜在并发症：出血、感染、人工血管阻塞、肝性脑病等。

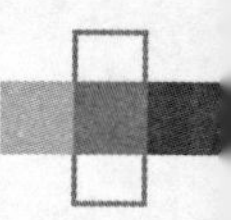

（三）护理措施

1.术前护理措施

（1）心理护理：耐心向患者讲解相关疾病知识，安慰患者，消除悲观心理，建立战胜疾病的信心。

（2）病情观察：严密监测生命体征，密切观察病情变化、意识，注意出血先兆。如有上腹不适、恶心、心悸、脉快、黑便等症状时，嘱患者静卧休息，必要时开放粗大静脉。

（3）活动：①心功能不良的患者，应尽量减少活动，以免增加心脏负担。②指导患者做深呼吸运动，以减少呼吸道并发症。

（4）体位：卧床休息，取半卧位。有下肢并发症者抬高患者，高于心脏20～30cm。

（5）进食高蛋白、高营养、高维生素、低盐低脂无渣饮食，保持大便通畅。戒烟、酒；对营养不良的患者，应遵医嘱经静脉途径补充白蛋白及热量或静脉高营养治疗。

（6）药物护理：使用保肝药；用利尿药者，记录24小时尿量；测量体重1～2次/周。

2.术后护理措施

（1）术后常规护理。

（2）病情观察：①严密监测生命体征，持续给予氧气吸入，观察意识情况，早期发现肝性脑病前期症状，监测心脏功能，记录24小时尿量。②观察切口敷料情况，有渗血立即通知

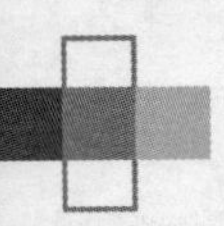

医生。③腹水患者，应注意腹围变化。

（3）饮食指导：术后禁食，肠蠕动恢复后可给流食，并逐渐过渡到半流食软食。应限制蛋白质摄取量，每日不能超过30g，避免诱发或加重肝性脑病。

（4）药物护理：遵医嘱正确使用抗凝剂，在抗凝过程中密切注意有无皮肤、黏膜、牙龈、内脏及颅内出血，观察大小便的颜色。

（四）健康指导

1.术前健康指导

（1）呼吸功能训练：指导患者进行呼吸训练，教会患者有效咳痰，告知患者戒烟的重要性和必要性。

（2）床上排泄：根据病情，指导患者练习在床上使用便器排便。

（3）饮食指导：根据病情，指导患者饮食。

2.术后健康指导

（1）行为指导：保证充足休息，避免劳累，保持心情舒畅，指导患者做深呼吸运动，以减少呼吸道并发症。

（2）饮食指导：合理饮食，避免食用粗糙、坚硬、油炸、辛辣刺激食物，保持大便通畅。

（3）用药指导：遵医嘱按时服用抗凝药物。

（4）复查指导：出院后每1～2个月定期复查彩超、肝功能。

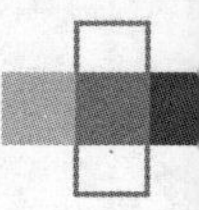

（五）护理评价

1.患者活动耐力逐渐增加。

2.患者营养状况改善。

3.患者组织灌注量正常。

4.患者术后未发生并发症。

六、下肢静脉曲张护理常规

单纯性下肢静脉曲张（varicosity of lower extremity）是指病变范围仅限于下肢浅静脉，主要表现为浅静脉伸长、迂曲而呈曲张状态。轻者表现为下肢迂曲扩张、沉重、坠胀感、易疲乏、皮肤色素沉着；重者可引起静脉炎、肢体肿胀，难以愈合的足靴部皮肤溃疡等。

（一）护理评估

1.术前护理评估

（1）健康史：有无长期站立工作、重体力劳动史，有无妊娠及习惯性便秘史，有无下肢深静脉血栓形成，有无家族史。

（2）身体状况：小腿静脉曲张的部位及程度，局部皮肤营养状态，足靴部皮肤是否有萎缩、脱屑、色素沉着和硬结，患肢有无疼痛、踝部肿胀不适，局部有无血栓性浅静脉炎、湿疹溃疡、出血等并发症。

（3）辅助检查：静脉瓣膜功能试验及影像学检查有无阳性

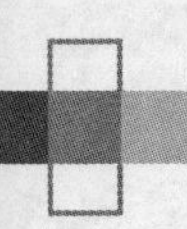

发现。

（4）心理和社会支持状况：下肢静脉曲张是否影响日常生活与工作，慢性溃疡、创面经久不愈，是否造成患者的焦虑，患者对本病预防知识的了解程度，家属对患者的支持程度。

2.术后护理评估

（1）患肢血液循环：患肢远端皮肤的温度、色泽、感觉和足背动脉搏动的变化。

（2）局部伤口情况：有无红肿、压痛等感染征象。

（二）护理问题

1.术前护理问题

（1）焦虑：与对手术不了解，担心预后不佳，害怕术后并发症有关。

（2）知识缺乏：缺乏本病的预防知识。

2.术后护理问题

（1）活动无耐力：与手术有关。

（2）潜在并发症：切口感染、下肢深静脉血栓形成。

（三）护理措施

1.术前护理措施

（1）心理护理：向患者及家属说明术前检查的目的及注意事项。帮助患者了解手术、麻醉相关知识。介绍手术成功的病例，使其消除顾虑，配合手术。

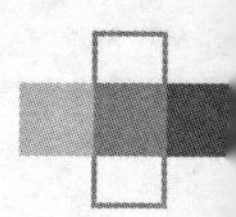

（2）病情观察：观察有无血栓性静脉炎、湿疹和溃疡形成及曲张静脉破裂出血等并发症的发生。

（3）术前观察：向患者说明手术的重要性及配合方法，做好术前常规准备。配合医生对手术部位进行标记，做好身份识别。

2.术后护理措施

（1）体位：去枕平卧4～6小时。休息和卧床时抬高患肢，高于心脏水平20～30cm，促进静脉回流。

（2）病情观察：伤口有无出血，患肢皮温、颜色、足背动脉搏动的情况；使用弹力绷带，包扎不应妨碍关节活动，并注意保持合适的松紧度，以能扪及足背动脉搏动、保持足部正常皮肤温度为宜。

（3）休息与活动：术后12～24小时鼓励患者下床活动，促进下肢静脉回流，消除肿胀。卧床期间指导患者做踝泵运动。无机械预防禁忌证者，给予间歇式气压治疗，促进血液循环，防止下肢深静脉血栓形成。

（四）健康指导

1.术前健康指导

（1）心理指导：指导患者消除紧张、焦虑心理，配合手术。

（2）饮食指导：进食易消化食物，保持大便通畅，防止便秘。

（3）行为指导：行走时穿弹力袜，避免久站久坐。卧床时

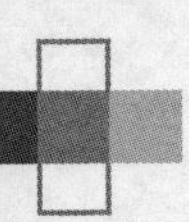

抬高患肢，高于心脏水平20～30cm，促进静脉回流。

2.术后健康指导

（1）肢体功能训练：术后指导患者做踝泵运动，每天坚持一定时间的行走，行走可以发挥小腿肌肉的“肌泵”作用，防止血液反流，防止深静脉血栓形成。

（2）根据病情指导患者适量运动，合理膳食。

（3）告知患者严格按医嘱服用药物。

（4）复查指导：出院后3～6个月到门诊复查，了解患肢静脉回流情况及皮肤营养障碍性改变情况。

（五）护理评价

1.患者情绪稳定。

2.患者活动耐力逐渐增加。

3.患者了解本病相关知识，学会正确穿弹力袜的方法及注意事项。

4.患者无并发症发生。

七、血栓性浅静脉炎护理常规

血栓性浅静脉炎（superficial thrombophlebitis）是指发生于皮下浅表静脉的静脉壁因不同原因引起的炎性反应，进而继发血栓形成及管腔粘连的闭塞性病变。

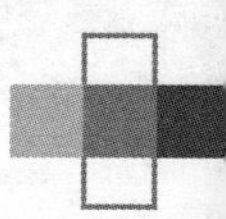

（一）护理评估

1.健康史　有无外伤、感染及长期输液史，有无出血性疾病史。

2.身体状况

（1）局部：患肢肿痛的时间、部位，下肢肿胀和浅静脉扩张的程度，患肢皮温、颜色、感觉、足背动脉搏动的情况。

（2）全身：患者生命体征、意识、合作程度，有无出血倾向。

3.辅助检查　彩色多普勒超声、静脉造影。

4.心理和社会支持状况　评估患者的心理状态，对疾病知识的了解及家庭支持程度。

（二）护理问题

1.疼痛　与下肢静脉血栓形成血流不畅致患肢疼痛有关。

2.知识缺乏　缺乏疾病的相关知识。

3.潜在并发症　小腿慢性溃疡。

（三）护理措施

1.心理护理　讲解疾病相关知识，给予心理护理，使之积极配合治疗和护理。

2.体位　指导患者休息时抬高患肢，下床活动时穿弹力袜，促进静脉回流。

3.用药护理　遵医嘱应用抗凝药，密切观察患者有无出血倾

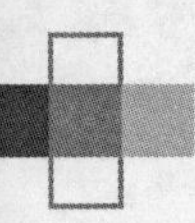

向。有小腿慢性溃疡者，给予换药，注意绷带的松紧度，观察患肢的动脉搏动情况、皮温及颜色。

4.静脉治疗护理　输入高渗液体或刺激性的药物时，要注意观察穿刺部位，一旦出现外渗外漏，一定要更换输液部位。每次输液前后都应检查局部静脉有无红肿热痛的情况。对需长期静脉输液的患者要有计划地穿刺，注意保护静脉。

5.皮肤护理　给予患处热敷，应用抗生素。

（四）健康指导

1.饮食指导　进低盐低脂、含纤维素高的饮食，保持大便通畅。

2.行为指导　避免久站或久坐；戒烟；穿宽松的衣裤和鞋袜；休息时抬高患肢；进行适当的体育锻炼，坚持踝关节的伸屈运动。

3.用药指导　遵医嘱口服抗凝药物，告知患者严格按医嘱服用药物，做好药物指导。

（五）护理评价

1.患者患肢疼痛、肿胀程度减轻。

2.患者能准确描述本病发生的有关知识。

3.并发症能得到预防、及时发现与处理。

第三节　动静脉联合性疾病护理常规

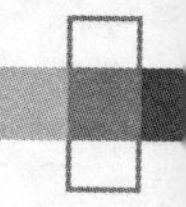

一、动静脉瘘护理常规

动脉和静脉之间存在异常通道，称为动静脉瘘（arterio-venous fistula），可先天存在或后天因外伤所致。动静脉瘘患者表现有周围静脉曲张、局部皮温略高、色素沉着、溃疡形成，瘘口处可有血管杂音或震颤；晚期有心脏扩大、心力衰竭。动静脉瘘有两种分类，即急性动静脉瘘和慢性动静脉瘘。

（一）护理评估

1.术前护理评估

（1）健康史：患者有无外伤、感染史，有无先天性疾病及手术史，有无出血性疾病。

（2）身体状况：①局部，有无肢体异常，软组织肥厚，局部组织出现血肿，浅静脉扩张，创伤后有无搏动。②全身，有无神志、呼吸、脉搏、血压、尿量等变化。非手术治疗期间有无出血倾向、皮肤色泽改变，有无疼痛、感染、溃疡等。严重大出血要加强监测，积极做好手术准备，休克时要纠正休克状态，情况稳定后手术。③营养支持方面，全面了解患者营养状况，指导患者合理进食，摄入足够的热量、蛋白质和维生素。必要时静脉补充营养，纠正贫血和低蛋白血症。

（3）心理和社会支持状况：动静脉瘘是否影响工作和生活、美观。先天性动静脉瘘容易复发或能激发病变进一步发展

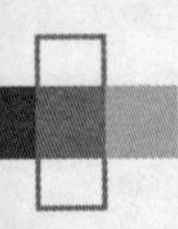

造成患者的紧张不安和焦虑，帮助其了解手术及术后可能出现的状况，缓解其对手术的焦虑和恐惧感。患者及家属对本病发生的有关知识的了解程度。

2.术后护理评估

（1）手术情况：麻醉方式、手术方式和手术范围。

（2）手术效果：患肢远端皮肤的温度、颜色、动脉搏动的情况。

（3）局部伤口情况：有无伤口渗液、渗血情况。

（二）护理问题

1.术前护理问题

（1）活动无耐力：与动静脉瘘的大小、部位有关。

（2）知识缺乏：缺乏对本病的预防知识。

2.术后护理问题

潜在并发症：伤口出血或感染、患肢供血不足、患肢肿胀。

（三）护理措施

1.术前护理措施

（1）心理护理：护士态度热情，用通俗易懂的语言解释病情及手术治疗的必要性和重要性。建立良好的护患关系，消除患者的紧张和恐惧心理。

（2）病情观察：严密监测生命体征，记录24小时尿量。注

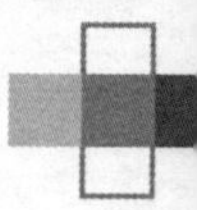

意观察肢体远端血供有无障碍情况，以便术后做比较。

2.术后护理措施

（1）监测生命体征，穿刺点盐袋压迫，卧床24小时。观察穿刺部位有无出血或血肿。注意远端血供有无障碍，发现异常情况及时处理。

（2）饮食护理：加强营养，进食营养丰富、易消化的食物。

（3）并发症观察及护理：①伤口出血或感染。为避免发生，术中应彻底止血，术前术后用抗生素预防感染。观察伤口有无出血、渗液、渗血，有分泌物要观察其颜色、性状、气味。局部红、肿、热、痛征象，及时报告医生处理。②患肢供血不足。观察患肢血供情况，如有远端血供不足且加重，应尽早再次手术，避免截肢。③患肢肿胀给予抬高，高于心脏20～30cm，增加患肢收缩舒张运动。

（四）健康指导

1.术前健康指导

（1）做好相关疾病知识介绍。

（2）做好术前相关知识介绍。

2.术后健康指导

（1）告知患者戒烟。

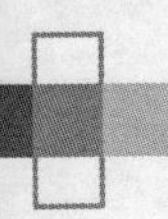

（2）培养良好的饮食习惯，避免辛辣食物，禁烟酒，多食蔬菜、水果，保持大便通畅。

（3）每月定期复查，如有不适及时就诊。

（五）护理评价

1.患者活动耐力增加。

2.患者能正确描述本病的预防知识。

3.患者未发生并发症。

二、透析用血管通路护理常规

血液透析（hemodialysis）是对急慢性肾衰竭和急性中毒患者进行血液净化的最有效方法。进行血液透析首先要建立血管通路（vascular access）。血管通路是将血液从体内引出，经过处理后再返回体内的途径。维持血管连接通路的通畅，是长期血液透析的关键。近30年来，血管通路技术发展较快，除紧急透析使用留置静脉插管外，一般长期透析均使用动静脉内瘘，并且人造或生物材料制备的血管通路日益增多。血管通路的基本要求：流量充分，血流量达到150～300ml/min；安全方便，可重复使用，操作简便，对患者日常生活影响小，并且安全可靠，患者心脏负担轻，局部不易产生感染和血管栓塞等并发症；可长期使用，并能保持长期通畅率。

动静脉内瘘是指将邻近的动脉、静脉血管，通过外科手术

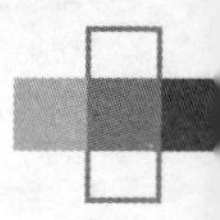

吻合起来建立的血流通道，经过这个通道动脉血流至静脉内，静脉由于血流量增加，压力增高，静脉血管扩张，内膜增厚，形成动脉化的血管。动静脉内瘘的血管能为血液透析治疗的充分性提供保障（图3-3-1）。

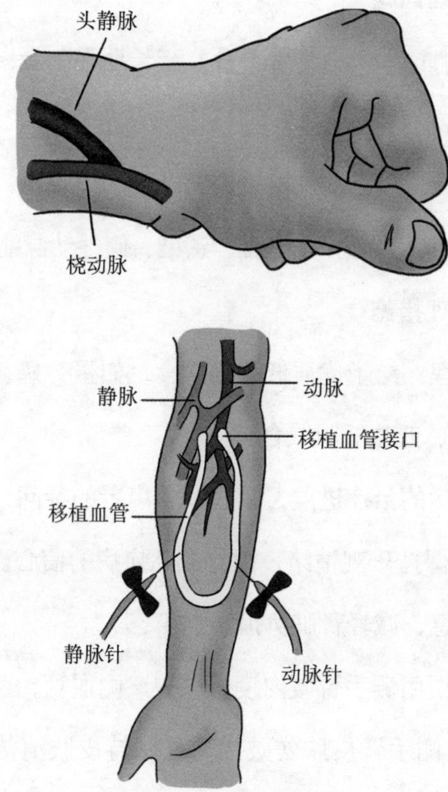

图3-3-1　动静脉内瘘

（一）护理评估

1.身体状况　①局部，动静脉内瘘是否触及血管震颤，上肢

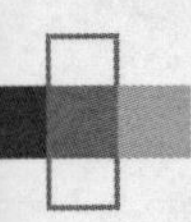

皮温、颜色。②全身，患者生命体征、意识状态、尿量。

2.心理和社会支持状况　评估患者的心理反应，患者对预防本病发生的有关知识的了解程度；患者的家庭及社会支持系统对患者的支持帮助能力。

（二）护理问题

1.营养失调：低于机体需要量　与长期限制蛋白质摄入、消化吸收功能紊乱有关。

2.知识缺乏　缺乏本病相关知识。

3.潜在并发症　血肿、出血、感染、假性动脉瘤等。

（三）护理措施

1.饮食护理：给予优质低蛋白饮食，如蛋、奶、肉等；高营养、高维生素、低盐低脂饮食。

2.介绍本病的治疗进展，耐心解答患者的疑问，使他们能正确对待疾病，保持乐观情绪，树立战胜疾病的信心。

3.卧床休息，减轻肾脏负担。

4.选择非惯用侧手臂做内瘘。保护该侧血管，避免动、静脉穿刺。保护该侧手臂皮肤勿破损，并保持皮肤清洁，防止术后感染。

5.内瘘一般4～6周可使用，理想的内瘘特征是静脉充分扩张、肥厚。

6.病情观察：密切观察伤口敷料及患肢血运情况。每1～2小

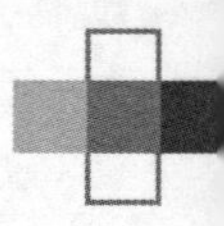

时扪及或用听诊器听静脉侧有无震颤及血管杂音，如消失疑有血栓形成，需要及时处理。内瘘仅供透析使用，术侧上肢避免负重、提重物、测血压，避免一切静脉治疗，佩戴饰物等。

（四）健康教育

1.告知患者配合保护动静脉内瘘的重要性。

2.透析前要保持手臂清洁，透析后应避免穿刺部位接触水及手臂过度负重，以免感染与出血。不宜穿紧身衣，避免压迫术肢以防血液循环不良导致瘘管闭塞。

3.自我监测内瘘吻合口是否震颤，每日至少2次，发现瘘管疼痛及震颤消失即来医院诊治。

（五）护理评价

1.患者饮食习惯改变。

2.患者能正确描述本病的相关知识。

3.患者未发生并发症。

第四节　血管瘤疾病护理常规

一、血管瘤护理常规

血管瘤（hemangioma）指血管组织发生的肿瘤。它是由大

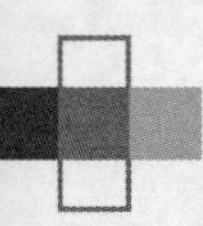

量增生的血管所构成，是先天性良性肿瘤或血管畸形，多见于婴儿出生时或出生后不久（表3-4-1）。

表3-4-1　血管瘤的临床分类与表现

分类	临床表现
毛细血管型血管瘤	表现为鲜红或紫红色斑块，与皮肤表面平齐或稍隆起，边界清，形状不规则，大小不等，以手指压迫肿瘤时颜色褪去，压力解除后颜色恢复
海绵状血管瘤	表现为无自觉症状、生长缓慢的柔软肿块，触诊柔软，边界不清，无压痛
蔓状血管瘤	高起呈念珠状或蚯蚓状，触之有搏动感与震颤感，听诊有吹风样杂音

（一）护理评估

1.术前护理评估

（1）健康史：有无外伤、感染史，其他部位肿瘤病史及手术治疗史，有无出血性疾病史。

（2）身体状况：①局部，肿块部位、大小、形状、软硬度、表面温度；疼痛的性质与程度。②全身，有无神志、呼吸、脉搏、血压、尿量等生命体征的改变，术前凝血功能检查极为重要。

（3）心理和社会支持状况。

2.术后护理评估

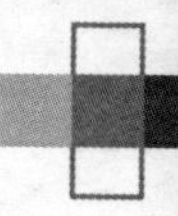

（1）患肢血液循环：包括患肢远端皮肤的温度和色泽、动脉搏动、活动有无异常。

（2）康复情况：局部切口有无红肿、压痛等感染征象，能否早期正常活动。

（二）护理问题

1.术前护理问题

（1）焦虑：与担心手术及预后有关。

（2）疼痛：与恶性肿瘤有关。

（3）知识缺乏：缺乏本病的相关知识。

2.术后护理问题

潜在并发症：出血。

（三）护理措施

1.术前护理措施

（1）加强与患者沟通，使其情绪稳定，能配合治疗和护理。

（2）术前准备：观察血管瘤的部位、面积、颜色以及分布范围等，观察肿瘤的压迫情况及四肢皮温、血供和动脉搏动等情况。

2.术后护理措施

（1）体位：术后可抬高患肢，以促进血液回流，减轻肢体肿胀；术后第二天鼓励并指导患者在床上活动四肢，促进局部血液循环，防止血栓形成。

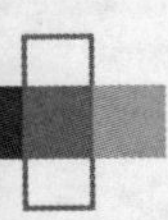

（2）翻身、按摩、活动时动作要轻柔，防止伤口裂开。

（3）密切观察生命体征变化，观察患者的意识及尿量的变化。

（4）观察伤口有无出血、渗液、渗血、敷料脱落及局部红、肿、热、痛等感染征象。

（5）注意观察患肢的血供情况。观察患肢皮肤温度、颜色、动脉脉搏，有无肿胀，感觉较术前有无缓解。

（6）评估患者的疼痛部位、性质，疼痛时间及疼痛程度，并给予镇痛处理。

（四）健康指导

1.术前健康指导

（1）心理指导：保持心情舒畅，培养兴趣爱好，树立战胜疾病的信心。

（2）严禁烟酒，保证休息，注意劳逸结合。

2.术后健康指导

（1）适当活动，防止伤口部位及关节肌肉痉挛收缩。

（2）进低脂、低胆固醇、清淡饮食，限制刺激性食物。

（3）出院后6～12个月到医院复查，如有原发肿块再次出现应及时就诊。

（五）护理评价

1.患者疼痛缓解。

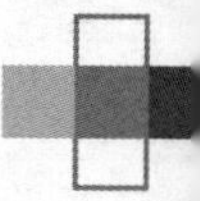

2.患者焦虑心理减轻。

3.患者无并发症发生。

二、肝血管瘤护理常规

肝血管瘤是一种肝内大量的动静脉血管畸形构成的团状结构，是最常见的肝脏原发性良性肿瘤，多见于30～50岁的女性。肝血管瘤的确切发病原因不明，一般认为是先天发育异常导致，也与雌激素水平有关（表3-4-2）。根据其含纤维组织多少，可分为硬化性血管瘤、血管内皮细胞瘤、毛细血管瘤和海绵状血管瘤；根据瘤体大小可分为3类：①小血管瘤，瘤体直径<5cm；②大血管瘤，瘤体直径5～10cm；③巨大血管瘤，瘤体直径＞10cm。

表3-4-2 肝血管瘤发病相关因素

先天因素	先天性血管发育异常通常认为起源于血管内皮细胞的异常增生
后天因素	体内雌激素、孕激素水平升高导致肿瘤生长（女性青春期、怀孕、口服避孕药等均可诱发肝血管瘤）
其他因素	肝内毛细血管感染后变形，致使血管形成海绵状扩张

（一）护理评估

1.术前护理评估

（1）健康史：患者的年龄、性别，有无外伤、感染史，有无高血压及动脉粥样硬化病史、吸烟史、饮酒史。

（2）症状和体征：①局部，有无上腹部不适、腹胀、腹痛、食欲减退、恶心、嗳气等症状。有无肿块，肿块的大小及搏动情况。②全身，有无神志、呼吸、脉搏、血压、尿量等生命体征的改变。有无出血先兆。

（3）心理和社会支持状况：患者对疾病预后所产生的恐惧、焦虑程度和心理承受能力，家人对患者的支持程度。

2.术后护理评估

（1）监测生命体征，观察病情变化。

（2）下肢血供情况：下肢远端皮肤的温度、色泽、感觉和足背动脉搏动的变化。

（3）局部伤口情况：伤口有无渗血、血肿情况。

（二）护理问题

1.焦虑　与担心瘤体破裂及预后有关。

2.肝、肾功能受损　与肝脏缺血缺氧、化疗药物影响等，大量化疗药物毒性反应由肾脏排出所致有关。

3.知识缺乏　缺乏本病的相关知识。

4.潜在并发症　血管瘤破裂出血、肝脓肿、卡-麦综合征、布-加综合征。

（三）护理措施

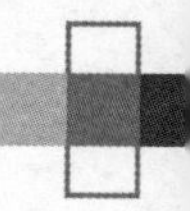

1.术前护理措施

（1）病情观察：密切观察生命体征的变化，警惕有无出血征象，并备好急救用物，必要时配合医生做好急救工作。

（2）心理护理：观察并了解患者及家属对手术的心理反应，做好心理疏导和健康教育，以取得其配合。

（3）术前备皮：做好两侧腹股沟及会阴部的毛发处理，并清洗干净。练习床上大小便。

2.术后护理措施

（1）体位：术后肢体制动24小时，穿刺点盐袋压迫6小时，密切观察穿刺点有无渗血、皮下血肿，末梢血运情况，有无肢体发麻或皮温降低的情况。

（2）胃肠道反应护理：化疗药物易引起胃肠道反应，导致恶心、呕吐。呕吐时头偏向一侧，保持呼吸道通畅，避免误吸，观察记录呕吐物性状、颜色。安慰体贴患者，给予止吐等对症治疗。

（3）术后可进食少量半流食，第二天可正常进食。进食清淡易消化、高蛋白、高热量、高维生素饮食，建议少食刺激性食物、忌酒。

（4）肝、肾功能受损：应多卧床休息，保证充足睡眠，保暖，预防感冒，进行保肝护肝治疗。术后给予水化治疗，鼓励多饮水，促进毒物排出。如出现少尿、血尿立即报告医生，及时利尿，静滴5%碳酸氢钠以碱化尿液。

（四）健康教育

1.保持轻松愉悦的心情，建立规律的生活作息习惯，避免过度劳累及受凉。

2.戒烟，避免摄入酒精等刺激性饮品。

3.进食优质蛋白食物，多吃蔬菜，少食油。

4.每6～12个月进行一次影像学复查，观察肿瘤增长速度。

（五）护理评价

1.患者焦虑心理减轻。

2.患者掌握疾病相关知识。

3.患者无并发症发生。

第四章

急危重症的抢救与生命支持

急危重症疾病严重威胁着患者生命安全，病情发病急骤，病情危重，变化迅速，要求临床医生在极短的时间内就要对危及生命的情况作出快速评估，并立即进行救治，维持呼吸循环等重要脏器功能。针对我国各大医院急危重症患者多、医疗资源有限的现状，我国将急诊患者病情分为“四级”：Ⅰ级为濒危患者，包括心跳停止、休克、呼吸衰竭、持续抽搐、生命体征不稳定的严重外伤等；Ⅱ级为危重患者，表现为急性意识模糊/定向力障碍、复合伤、心绞痛、急性呕血、生命体征尚稳定的严重创伤等，如不及时处理病情很可能进展为Ⅰ级，可能随时危及患者生命，此类患者均属于急危重症患者，应立即送入急诊抢救室予以监测和抢救治疗；Ⅲ级患者目前明确没有在短时间内危及生命或严重致残的征象，应在一定的时间内安排患者就诊，患者病情进展为严重疾病和出现严重并发症的可能性很低，也无严重影响患者舒适性的不适，但需要急诊处理缓解患者症状；Ⅳ级为非急症患者，患者目前没有急性发病症状，

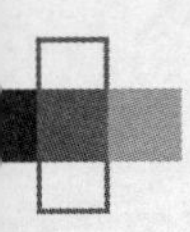

无或很少不适主诉，且临床判断需要很少急诊医疗资源的患者。

急危重症患者往往病情复杂、变化快、临床表现多样，需要临床医生首先抓住危及生命的症状体征进行检查，在病因尚未明确之前就要积极给予抢救、对症处理，稳定生命体征，为明确病因及下一步针对病因治疗赢得时间，以及全面检查、动态观察、反复评估作出合理诊断。急诊患者抢救包括心脏骤停的心肺复苏，保证气道通畅、呼吸支持，维持循环稳定，血液净化和维持水、电解质、酸碱平衡与内环境稳定等。此外，还可涉及针对原发因素的介入治疗及必要时的外科手术干预等综合抢救措施。

一、心脏骤停与心肺复苏

心脏骤停（ cardiac arrest，CA ）是指各种原因引起的、在未能预计的情况和时间内心脏突然停止搏动，从而导致有效心泵功能和有效循环突然中止，引起全身组织细胞严重缺血、缺氧和代谢障碍，如不及时抢救即可立刻失去生命。心脏骤停的临床表现主要为：意识突然丧失，呼吸消失或叹息样呼吸，颈动脉搏动消失，面色苍白或转为发绀，瞳孔散大。心肺复苏的五个关键环节，即立即识别心脏停搏并启动应急反应系统，尽早胸外按压，尽早除颤，尽早高级生命支持及积极的心脏骤

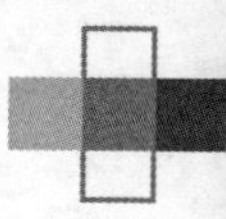

停后综合征的综合治疗。复苏的处理程序分为三个阶段：基础生命支持、高级生命支持和复苏后处理。

（一）基础生命支持

心脏骤停后应立即就地抢救。判断心脏骤停的主要依据是临床体征，一旦发现患者意识丧失，且呼吸消失（或呈叹息样呼吸），即应考虑发生心脏骤停，应立即启动急救系统。基础生命支持（basic life support，BUS）包括胸外心脏按压、开放气道、人工呼吸三大措施。

1.**胸外心脏按压** 患者仰卧于平地上，急救者立即开始胸外心脏按压，按压部位为胸骨下部的中间双乳头连线水平，在30次高质量的按压后，手法开放患者气道给予2次人工呼吸。成年人按压和呼吸的比例为30：2，按压频率100～120次，按压深度5～6cm。对于婴儿和儿童，双人心肺复苏时可采用15：2的比例。为保证按压质量，如有多位施救者，应每2分钟轮换。

2.**开放气道** 昏迷和呼吸心脏骤停的患者，气道阻塞最常见的部位是咽下部，以舌根后坠为多见，松弛的舌和颈部肌肉难以将舌根抬举离开咽后壁而阻塞气道。采用开放气道的方法，口对口人工呼吸：头偏向一侧，清理呼吸道及口腔内分泌物，取下义齿，取仰卧位，一手置患者前额使其头部后仰，拇指与示指捏紧鼻腔，另一手置于下颏骨部，向上抬颏，使下颌角、耳垂连线与地面垂直。简易呼吸器呼吸：用“CE”手法将面罩置于患者口鼻部并用拇指与示指紧扣面罩，以保持密合，其他手指托下颌。

3.通气方式　复苏现场可口对口人工呼吸，院内可行简易呼吸器将面罩置于患者口鼻上，通过挤压球体将气体送至患者的肺部。其操作关键是面罩密闭和开放气道，可单人或双人操作，可作为气管插管前短时间加压通气和给氧。

4.电击除颤　是终止心室颤动的最有效方法，应早期除颤。除颤波形包括单相波和双相波两类。成年人发生心室颤动和无脉性室性心动过速，应给予单相波除颤器能量360J一次除颤，双相波除颤器120～200J；儿童第1次2J/kg，以后按4J/kg计算。电除颤后，一般需要20～30秒才能恢复正常窦性节律，因此电击后仍应立刻继续进行心肺复苏，直至能触及颈动脉搏动为止。

（二）高级生命支持

对于心脏骤停患者，在基础生命支持的基础上，要积极给予高级生命支持（advanced life support，AIS），主要是指在院内由专业人员应用辅助设备和技术，如心电监护、除颤仪、人工呼吸和药物等，建立与维持更有效的通气和血液循环，同时寻找引起心脏骤停的病因和高危因素，给予针对性处理。

建立人工气道的方法有手法开放气道、口咽通气导管、喉罩、气管插管、气管切开和造口术等。紧急情况下急诊最常用

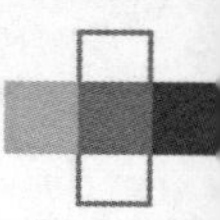

的人工气道为手法气道开放和气管插管。其中气管插管是建立人工气道的主要方法，对于急诊复苏患者，急诊气道最主要的特点是其紧急性和不可预见性，且患者往往病情危重，氧储备能力差，对人工气道建立时限要求高，这些增加了急诊人工气道建立的难度。

药物复苏使用的主要有肾上腺素、胺碘酮、利多卡因、硫酸镁等。给药途径首选静脉内给药，其次为骨髓内给药。院内心肺复苏开始后，应尽快建立静脉通道，以供静脉输液及用药之需。

1.肾上腺素　心肺复苏首选药物，可提高心肌收缩力增加心输出量，适用于各种类型的心脏骤停。用法为首剂1mg静脉推注，每3～5分钟一次。

2.胺碘酮　可用于胸外按压、电击除颤无效的心室颤动和无脉性心动过速。用法为首剂300mg，静脉快速推注，如无效随后可追加150mg。

3.利多卡因　可考虑作为胺碘酮的替代药物。首次剂量为1～1.5mg/kg，如果心室颤动和无脉性室性心动过速持续存在，间隔5～10分钟重复给予 0.5～0.75mg/kg静脉推注，总剂量3mg/kg。

4.硫酸镁　静脉推注可有效终止尖端扭转型室性心动过速。用法：1～2g硫酸镁，用5%葡萄糖溶液10ml稀释，5～20分钟内

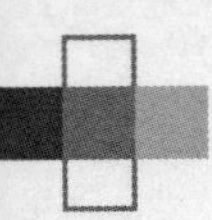

静脉推入。

5.碳酸氢钠　代谢性酸中毒（pH<7.1，碱剩余<10mmol/L）时，可考虑应用。

（三）复苏后处理

自主循环恢复后，患者仍有很高的病死率。应在ICU实施心脏骤停后综合征的综合治疗，识别并积极处理可逆的病因，如急性冠脉综合征、肺动脉栓塞的血管再通。综合治疗措施包括：复苏后血流动力学、电解质、凝血功能及各器官功能的动态监测和评估，目标体温管理、呼吸循环支持，血糖管理、多器官障碍综合征，以及血液净化的治疗等。

二、机械通气与呼吸支持

对于氧疗不能纠正的低氧血症，根据病情应积极进行机械通气来改善通气和换气功能。机械通气有利于维持必要的通气量，降低二氧化碳分压，改善肺换气，也有利于缓解呼吸肌疲劳。

机械通气是治疗呼吸衰竭和危重患者呼吸支持最为有效的手段，分为有创通气和无创通气。一旦确定需要机械通气支持，则需要考虑的是进行无创通气还是有创通气。机械通气适用于外伤、感染、脑血管意外及中毒等所致中枢性呼吸衰竭；支气管、肺部疾患所致周围性呼吸衰竭；呼吸肌无力或麻痹状

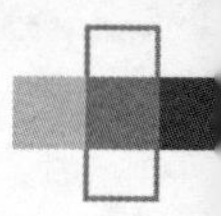

态；胸部外伤或肺部、心脏手术；心肺复苏等。

（一）无创正压通气

无创正压通气（noninvasive positive- pressure ventilation，NPPV）是指不经人工气道进行的机械通气，临床常用的方式是借助于口鼻面罩或鼻罩的正压通气，包括持续性气道正压通气（continuous positive airway pressure，CPAP）和双相气道正压通气（ biphasic positive airway pressure，BIPAP）。其适应证主要有：COPD急性加重、急性心源性肺水肿和有创通气病情改善后的序贯通气。对于行无创机械通气的患者需要具备一定的条件：患者神志清楚、能够主动配合，气道分泌物不多，无大咯血引起窒息的风险。其禁忌证包括严重意识障碍、气道不能被保护、分泌物较多、剧烈呕吐、上气道梗阻和面部创伤等。对于初始进行NPPV治疗的患者，临床医生必须不断评估其治疗效果，监测动脉血气氧合和二氧化碳状况，支持模式的耐受程度，如患者病情改善则继续进行无创通气，一旦无创通气效果不佳或难以实施时应积极行气管插管开展有创通气。

（二）有创通气

有创通气是指需要借助于气管插管或气管切开建立的人工气道，通气效果确定。其主要适应证有：呼吸心脏骤停行心肺复苏，各种原因导致的急性呼吸衰竭出现昏迷、呼吸不规则或

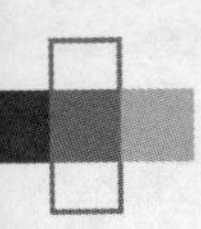

呼吸暂停、高浓度氧疗或无创通气无效，应尽早气管插管和机械通气，血气分析提示严重通气和（或）氧合障碍，充分氧疗后PaO_2<50mmHg，$PaCO_2$进行性升高，pH动态下降。机械通气无绝对禁忌证，下列情况时可能会导致病情加重，在行机械通气时应该慎重：如气胸或纵隔气肿未行引流、肺大疱和肺囊肿、活动性大咯血、低血容量性休克未补充血容量、急性心肌梗死合并严重心源性休克、食管-气管瘘等。

机械通气的模式主要有辅助控制通气（assist-control ventilation，ACV），这是辅助通气和控制通气模式的结合，当患者自主呼吸频率低于预先设置的频率或吸气力不足以触发呼吸机送气时，呼吸机即以预置的频率和潮气量进行控制通气。辅助控制通气又分为压力辅助控制通气（P-ACV）和容量辅助控制通气（V-ACV）。经过机械通气后患者对呼吸机需求会发生变化，此时应该根据血气分析及临床病情评估调整呼吸参数。

三、循环衰竭与循环支持

循环衰竭是指由于失血、严重感染、创伤及急性心脏泵障碍等多种原因引起的急性循环系统功能障碍，以致氧输送不能保证机体代谢需要，从而引起细胞缺氧的病理生理状况，常导致多器官功能衰竭，病死率较高。休克的类型主要为低血容

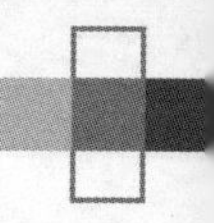

量性、心源性、梗阻性和分布性休克，前三种为低动力性休克，分布性休克为高动力性休克。休克的诊断主要有：收缩压<90mmHg，脉压<20mmHg，或原有高血压者收缩压自基线下降≥40mmHg；同时伴有组织灌注不足的表现，包括意识改变（烦躁、淡漠、谵妄、昏迷）；皮肤湿冷、发绀、花斑，毛细血管充盈时间>2秒。抢救应在保证有效通气下，进行液体复苏，应用血管活性药物和改善心泵功能。治疗措施包括病因治疗、重症监护、镇静镇痛、补充血容量、纠正酸碱失衡等内环境紊乱、抗凝治疗、血管活性药物使用、抗感染治疗及器官功能支持等。

（一）液体复苏

要迅速建立可靠有效的静脉通路，首选中心静脉，有利于快速液体复苏。输注品种和速度：结合原发病的情况，遵循先晶体后胶体，先快后慢的原则。推荐晶体为主，低蛋白血症患者推荐白蛋白，心血管顺应性差时输液速度不宜太快，避免过快而导致肺水肿。液体复苏过程中要不断评估复苏的效果和需要的液体品种与液体量，观察和评估指标包括心率、血压、尿量、血乳酸水平、碱剩余、床边超声监测下腔静脉内径变异度、左心舒张末期容积等综合判断。此外，还可行快速补液、被动直腿抬高等容量负荷试验、下腔静脉变异度检查、中心静脉压测量等来指导临床抢救。

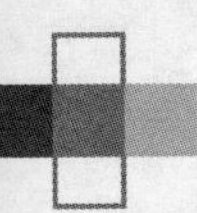

（二）改善心泵功能和血管活性药物

血管活性药物的应用一般应建立在充分液体复苏的基础上，首选去甲肾上腺素。因其导致心律失常及心脏的毒副作用非常明显，临床应用去甲肾上腺素时应尽可能通过中心静脉通路输注。正性肌力药物：前负荷良好而心输出量仍不足时，可考虑给予正性肌力药物。首选多巴酚丁胺，静脉滴注速度根据症状、尿量等调整。磷酸二酯酶抑制剂米力农、钙离子增敏剂左西孟旦等，具有强心和舒张血管的综合效应，可协同多巴酚丁胺的作用，根据病情可适当选择。

（三）常见急性循环衰竭的类型

1.分布性休克——脓毒性休克　需要在进行初始复苏的最初，脓毒性休克6小时内达到：①中心静脉压8～12cmH_2O；②平均动脉压（mean arterial pressure，MAP）≥65mmHg；③尿量≥0.5ml/（kg·h）；④上腔静脉血氧饱和度≥70%或混合静脉血氧饱和度≥65%。同时积极给予抗感染治疗，以及对感染病灶进行引流和清除。

2.低血容量性休克　对于失血性休克，有活动性出血，在未获得确定的止血措施时，采取允许性低血压策略，患者采用限制性液体复苏治疗，晶体液与胶体液按2∶1比例输注。对于严重大出血，失血性休克患者，建议输注红细胞、血浆、血小板的比例达到1∶1∶1，应尽早行床旁超声、CT检查明确出血部

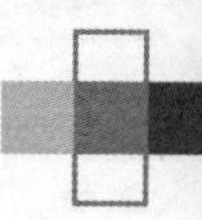

位，出血部位明确的患者及时行手术、介入治疗充分止血。此外，还应保持患者体温监测并预防凝血功能障碍。

3.梗阻性休克、肺动脉栓塞 可使用抗凝治疗、肺动脉血栓摘除术、腔静脉滤器置入术及溶栓治疗。

4.急性心包填塞 需要进行心包穿刺引流。

5.心源性休克 按基础疾病进行相应治疗。对于心肌梗死、冠心病患者应紧急进行血运重建治疗，如溶栓、经皮冠脉介入（percutaneous coronary intervention，PCI）或主动脉内球囊反搏（intra-aortic balloon pump，IABP），必要时有条件也可行体外膜肺氧合（ extracorporeal membrane oxygenation，ECMO ）。

四、休克的种类、分期及各期的临床表现

（一）休克的种类

休克分低血容量性休克、感染性休克、心源性休克、神经源性休克和过敏性休克。

（二）休克的分期及其临床表现

休克分早、中、晚3期。

1.早期 意识尚清，烦躁、焦虑，精神紧张；面色、皮肤苍白，口唇、甲床轻度发绀；心率加快，呼吸频率增加，出冷汗，脉搏细速；血压可骤降，也可略降，甚至正常或稍高，脉

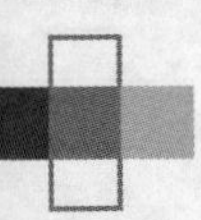

压缩小；尿量减少。

2.中期　患者烦躁，意识不清，呼吸表浅，四肢温度下降，心音低钝，脉细数而弱，血压进行性降低，可<50mmHg或测不到，脉压<20mmHg，皮肤湿冷，尿少或无尿。

3.晚期　表现为弥散性血管内凝血（disseminated intravascular coagulation，DIC）和多器官功能衰竭。

（1）DIC表现：顽固性低血压，皮肤发绀或广泛出血，甲床微循环淤血，血管活性药物疗效不佳，常与器官衰竭并存。

（2）急性呼吸衰竭表现：吸氧难以纠正的进行性呼吸困难，进行性低氧血症，呼吸急促，发绀，肺水肿和肺顺应性降低等表现。

（3）急性心力衰竭表现：呼吸急促，发绀，心率加快，心音低钝，可有奔马律，心律失常。中心静脉压及肺动脉楔压升高，严重者可有肺水肿表现。

（4）急性肾衰竭表现：少尿或无尿、氮质血症、高血钾等水、电解质及酸碱平衡紊乱。

（5）其他表现：意识障碍程度反映脑供血情况。肝衰竭可出现黄疸、血胆红素增加。胃肠道功能紊乱常表现为腹痛、消化不良、呕血和黑粪等。

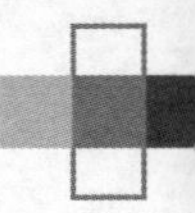

五、休克患者的护理措施

患者置于抢救室，设专人护理，注意保暖，予休克体位（头部抬高20°～30°，下肢抬高15°～30°）。

1.补液 迅速建立2条静脉通道，先快速输入晶体液，以增加回心血量及心输出量；后输入胶体液，以提高血浆胶体渗透压，减少晶体液外渗。

2.记录出入量 准确记录24小时出入液量。

3.严密观察病情变化 每15～30分钟测量体温、脉搏、呼吸、血压1次，注意意识、瞳孔、皮肤温度、面色、尿量的变化。

4.改善组织灌注 遵医嘱使用血管活性药物，根据血压调整药物速度、剂量。

5.增强心肌功能 对于心功能不全患者，遵医嘱使用增强心肌药物（如毛花苷），用药过程中密切观察心率、心律变化。

6.保持呼吸道通畅 给予氧气吸入6～8L/min，监测动脉血气；病情允许时可指导患者进行深呼吸及有效咳嗽锻炼，呼吸严重困难者进行气管切开或气管插管，配合使用呼吸机辅助呼吸。让昏迷患者头偏向一侧，舌根后坠者用口咽通气管，及时吸除口鼻腔分泌物，防止窒息。

7.预防感染 遵医嘱静脉使用有效抗生素，协助患者翻身、

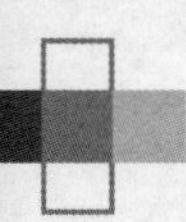

拍背、咳嗽、排痰。对痰液黏稠者，雾化吸入。

8.防止压力性损伤　保持床单清洁、平整、干燥，每2小时翻身1次，受压部位使用泡沫减压贴或涂抹赛肤润。

9.防止坠床　对于烦躁不安或者意识不清的患者，床旁设置护栏，输液肢体注意固定，必要时四肢约束带固定于床架。

六、急性左心衰竭的急救措施

（一）一般措施

1.立即让患者取坐位或半坐位。

2.迅速有效地纠正低氧血症。一般情况下可用鼻导管供氧，严重缺氧者也可采用面罩高浓度、大剂量吸氧。

3.迅速建立静脉通道，保证静脉给药和采集电解质、肾功能等血标本。

4.监测心电图、血压等，以随时处理可能存在的各种心律失常。

（二）药物治疗

1.硫酸吗啡　立即皮下或肌内注射。吗啡不仅有镇静、解除患者焦虑状态和减慢呼吸的作用，且能扩张静脉和动脉，从而减轻心脏前、后负荷，改善肺水肿。但是对高龄、哮喘、昏迷、严重肺部病变、呼吸抑制和心动过缓、房室传导阻滞者应慎用或禁用。

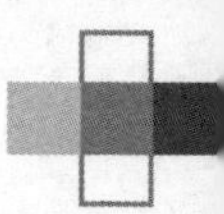

2.洋地黄制剂 首选去乙酰毛花苷（西地兰），近期无用药史者，0.2～0.4mg稀释后缓慢静脉推注。洋地黄对压力负荷过重的心源性肺水肿治疗效果好，如主动脉狭窄、高血压等。合并快速型心房颤动或室上性心动过速所致左心衰竭应首选西地兰。

3.利尿药 应立即选用作用强的利尿药，如静脉注射呋塞米20～40mg，以减少血容量和降低心脏前负荷。

4.血管扩张药 简便急救治疗可先舌下含服硝酸甘油0.5mg，每次5～10分钟，最多可用8次。

5.氨茶碱 250mg氨茶碱加于5%葡萄糖溶液20ml内缓慢静脉推注，或500mg氨茶碱加于5%葡萄糖溶液250ml内静脉滴注。

6.肾上腺皮质激素 具有抗过敏、抗休克、抗渗出、降低机体应激等作用。一般选用地塞米松10～20mg静脉注射或静脉滴注。

（三）治疗原发病、消除诱因

如对高血压者应采用降压措施；对快速异位心律失常者应纠正心律失常；对二尖瓣狭窄者应施行紧急二尖瓣球囊成形术。

（四）机械辅助呼吸

用面罩法连续正压吸氧治疗，可用于各种原因导致的严重急性左心衰竭。

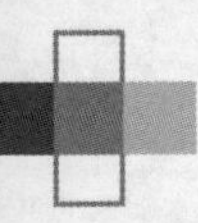

七、急症手术在转运过程中护士需要观察的重点

1.观察患者的意识和精神状态，做好与患者的沟通工作，避免因转运造成患者情绪紧张。

2.在转运过程中应做到轻、稳、慢。推动转运床应稳而缓，避免因颠簸或者外力撞击加重患者病情。

3.注意保暖，预防受凉。

4.转运途中应使用心电监护，密切观察患者的生命体征，尤其是血压情况。

5.病情交接：护士应该详细告知手术室护士患者的基本信息、现病史、过往史、药物过敏史及患者在住院期间的具体治疗和患者目前的生命体征。

6.患者交接：和手术室护士共同核查患者的生命体征、皮肤及留置管道情况。

八、破裂性腹主动脉瘤患者管理指南及患者初步处理流程

1.管理破裂性腹主动脉瘤病例，建议从发病到手术干预时间<90分钟（黄金救治时间），入院评估诊断和即时处理控制在30分钟内，如需要转院则控制在30分钟内，术前评估及准备也控制在30分钟内。

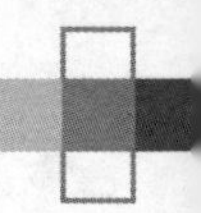

2.建立一套完善的破裂性腹主动脉瘤的处置流程对取得最佳疗效至关重要，可制定关于破裂性腹主动脉瘤的诊疗规程，以加速评估、缩短转运至手术室的时间。

3.对意识清楚患者，推荐限制液体复苏量，达到低容量稳态水平即可，允许性低血压指收缩压为70～90mmHg。

4.当缺乏足够救治条件时，建议把破裂性腹主动脉瘤患者转送至有丰富治疗经验并拥有完善腔内介入设施的医院。

5.治疗破裂性腹主动脉瘤，若解剖条件允许，推荐首选腔内修复术（endovascular aneurysm repair，EVAR），优于开放手术。

九、抗凝过度导致大出血的抢救

若发生大出血，需要配合医生积极进行抢救。

1.在无菌操作（紧急情况除外）要求下，对切口处进行加压止血。

2.密切观察病情变化，监测生命体征，注意呼吸、脉搏、血压、意识的变化。

3.迅速建立静脉通道，积极补充血容量，尽快配血，并及早遵医嘱输血。

4.保护肾功能，大量出血后处于低血压状态，使肾动脉收缩致肾缺血，可出现少尿或无尿，故应严格记录尿量及输入量，

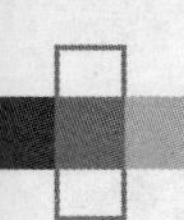

观察尿液的颜色。

5.遵医嘱给予止血药，用药过程中根据药物性质调节输液速度。

6.大出血的患者均应绝对卧床休息，出现休克时应取中凹卧位。

7.患者大出血时都会很紧张，护士应陪护在床旁，给予积极的心理护理。

8.最后应对抢救过程进行详细记录。

十、肺栓塞的急救措施

1.制动　立即卧床休息，患侧肢体禁止按摩，防止血栓再次脱落。

2.吸氧　给予高流量吸氧。如缺氧明显并伴有低碳酸血症者，则用面罩给氧，必要时用人工呼吸机。

3.建立静脉通道　立即建立2条静脉通道，保证急救药品的供给。

4.镇痛　剧烈胸痛的患者可肌内注射吗啡（昏迷、休克、呼吸衰竭者禁用），也可肌内注射哌替啶（杜冷丁）。

5.解痉　支气管平滑肌与肺血管痉挛的患者，可皮下或静脉注射阿托品，或肌内注射盐酸消旋山莨菪碱注射液（654-2）、罂粟碱等，以降低迷走神经张力，防止肺动脉反射性痉挛。

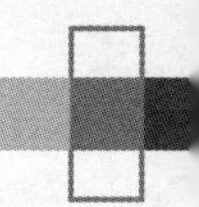

6.对症治疗　治疗低血压，抗休克，抗感染。

7.心脏复苏　对于呼吸、心脏骤停的患者，立即行心肺复苏、胸外心脏按压。按压时心脏区血液冲击到肺动脉可能使栓子破碎而被推入末梢位置，从而恢复部分肺动脉供血，挽救患者生命。

第五章

血管外科专科操作技术及指导

第一节　腿围测量方法

一、适应证

1.下肢深静脉血栓。

2.骨筋膜室综合征。

3.动静脉穿刺术后并发下肢肿胀。

4.骨科创伤及术后下肢肿胀。

5.下肢肌肉萎缩。

二、测量方法

1.标记髌骨位置。

2.测量大腿围。患者仰卧位，大腿肌肉放松，从髌骨上缘向大腿中段量一段距离，一般取髌骨上10cm或15cm处，测量大腿周径（图5-1-1）。

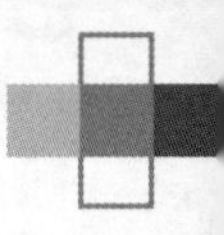

3.测量小腿围。患者仰卧位，屈膝，双足平放床上，用皮尺在髌骨下缘10cm处测量小腿周径。

4.测量踝上5cm处周径（图5-1-2）。

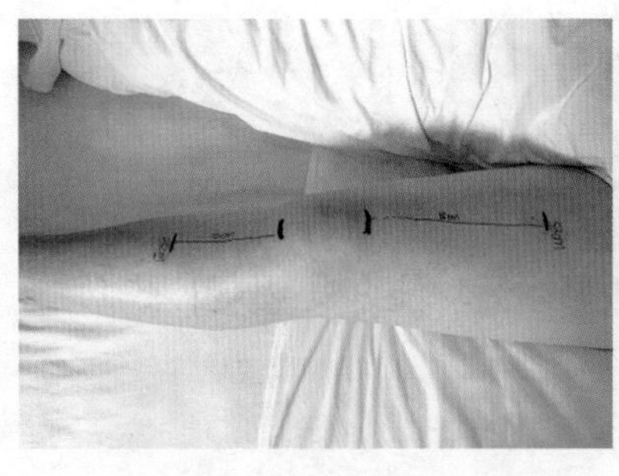

图5-1-1　大腿围测量方法

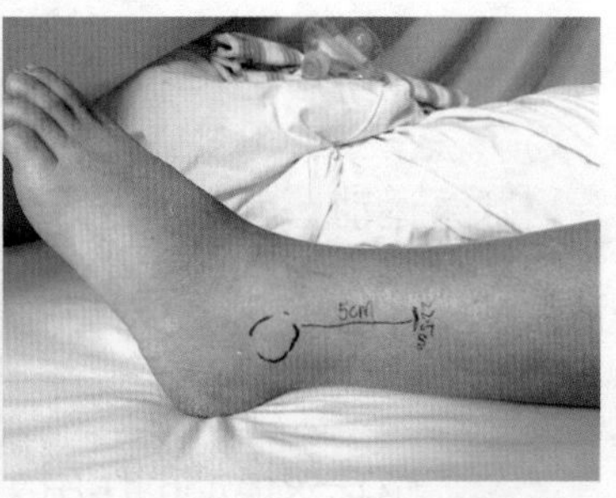

图5-1-2　踝上小腿围测量

5.一般入院当天、第3天、第7天测量进行对比，并观察足背动脉搏动情况、皮温、皮色及病情变化。

6.如有肌萎缩或肿胀选择表现最明显的平面测量周径。

三、注意事项

1.周径记录精确到毫米。

2.确定测量起点后客观测量肢体周径长度，测量时皮尺松紧度适宜，以对皮肤不产生夹挤为度，不要过松或过紧。

3.发现双下肢周径相差＞1cm或同侧同点周径增大1cm时考虑有临床意义。

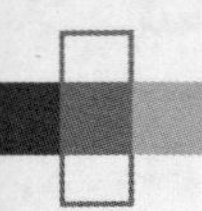

第二节　踝泵运动指导

一、踝泵运动定义

踝泵运动，就是通过踝关节的运动，像泵一样促进下肢血液循环和淋巴回流。其对患者下肢术后功能恢复至关重要。

二、做踝泵运动的作用

1.促进血液循环，消除肿胀，对防止出现下肢深静脉血栓有重要意义。

2.增强肌力，避免肌肉萎缩。

三、踝泵运动作用的原理

跖屈（足尖朝下）时，小腿三头肌收缩变短，胫骨前肌放松伸长；背伸（足尖朝上）时，胫骨前肌收缩变短，小腿三头肌放松伸长。肌肉收缩时，血液和淋巴液受挤压回流；肌肉放松时，新鲜血液补充。通过这样简单的屈伸足踝，可以有效促进整个下肢的血液循环。绕环动作原理类似。踝关节的跖屈、内翻、背伸、外翻组合在一起的“绕环运动”，对增加股静脉血流峰速度比单独进行踝泵练习效果更好。

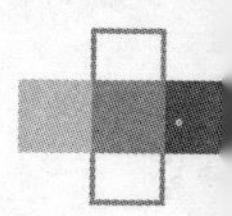

四、踝泵运动做法

踝泵运动分为屈伸和绕环两组动作。

1.屈伸动作　患者躺或坐在床上，下肢伸展，大腿放松，缓缓勾起足尖，尽力使足尖朝向自己，至最大限度时保持10秒（图5-2-1），然后足尖缓缓下压，至最大限度时保持10秒（图5-2-2），然后放松，这样一组动作完成。稍休息后可再次进行下一组动作。反复地屈伸踝关节，最好每小时练5分钟，每天5～8次。

2.绕环动作　患者躺或坐在床上，下肢伸展，大腿放松，以踝关节为中心，足趾360°绕环，尽力保持动作幅度最大（图5-2-3）。环绕，可以使更多的肌肉得到锻炼。

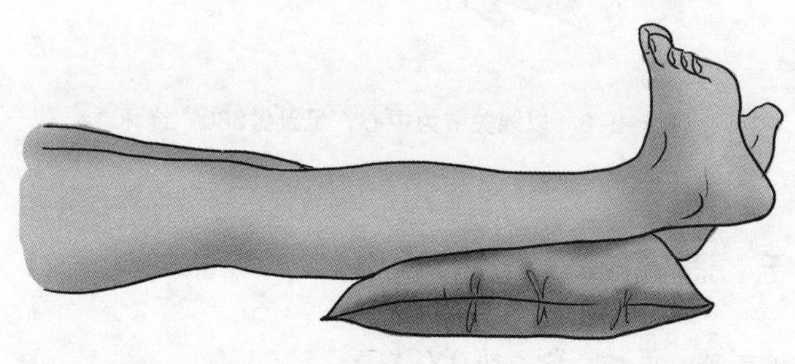

图5-2-1　足向上勾，使足尖尽量朝向自己

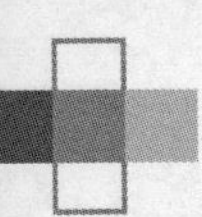

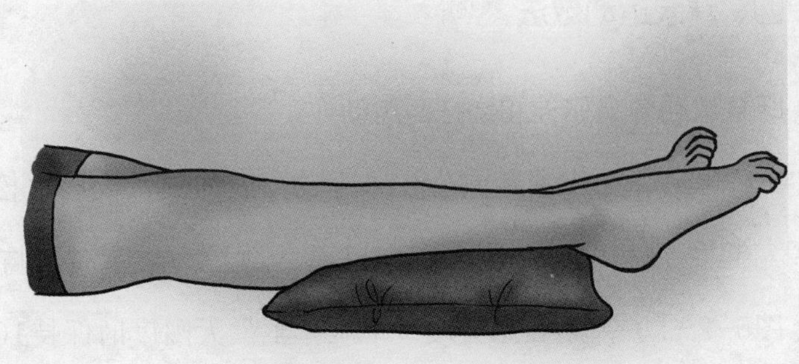

图5-2-2 使足尖尽量向下压

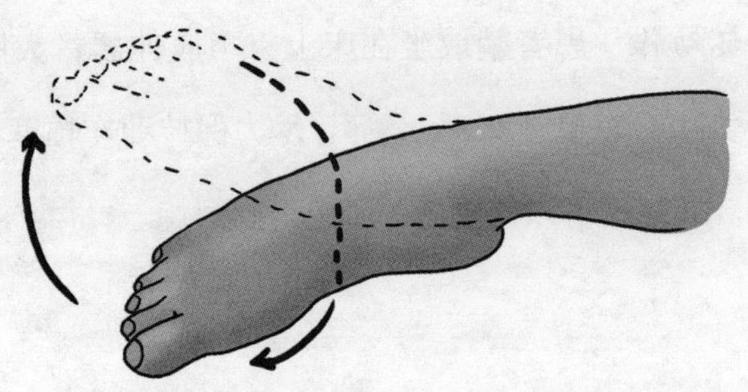

图5-2-3 以踝关节为中心，足趾做360° 绕环

五、适应证

1.昏迷、麻痹、完全卧床休息者。

2.身体某一部位处于制动状态，为保持上下部位关节功能，并为新的活动做准备，如股骨干骨折术后、膝关节术后、全膝关节置换术后等。

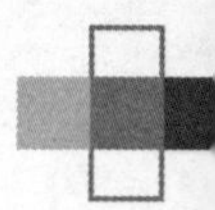

3.改善心血管功能和呼吸功能（多次重复踝泵运动）。

4.卧床患者避免关节挛缩、循环不良、骨质疏松和心功能降低等情况。

5.也适用于久坐和久站人群，如长时间乘坐飞机、火车或久坐办公室的人，可以预防下肢发生静脉血栓。

六、禁忌证

各种原因导致的踝关节不稳、踝部骨折未愈且未做内固定、骨关节肿瘤、全身情况极差、病情不稳定等。若运动导致新的损伤、导致疼痛、炎症加重时，也应停止训练。

七、注意事项

踝泵运动练习看似简单，但对预防、帮助消退下肢伤病、术后肿胀作用非常大。一般下肢手术麻醉消退之后就可以进行练习。刚开始练习时用较小的力量，逐渐适应后再增加强度。练习中如感觉疼痛明显，可减少练习的时间和次数。对于卧床或手术后患者，由于手术后的长时间静卧，血液循环不畅，肌腱会有不同程度的萎缩，环绕动作的幅度会受限，甚至出现疼痛感。如果体力不够，或疼痛剧烈，只做屈伸动作效果也不错。待疼痛减轻后，再加做绕环动作。另外踝部术后或石膏固定者不宜进行踝泵练习。

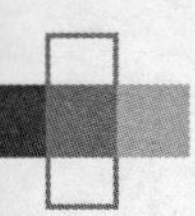

第三节 梯度压力袜的应用方法

梯度压力袜（graduated compression stocking，GCS）是目前预防静脉血栓栓塞（VTE）最常见的机械预防措施。

一、定义和作用机制

GCS也称为医用压力袜（medical compression stocking，MCS）或弹力袜，是一种具有梯度压力、可对腿部进行压迫的长袜，其设计按照严格的医学技术规范，采用的梯度压力原理是在足踝处建立最高压力，并沿腿部向心脏方向逐渐降低。

作用机制：GCS从足踝向腿部施加梯度压力，促进血液从浅静脉通过穿支静脉流向深静脉，使深静脉内血流速度和血流量增加。适当的分级加压还可缩减静脉横截面积，改善静脉瓣膜功能，增强骨骼肌静脉泵作用，调节部分凝血因子水平，增强下肢深部组织氧合作用，从而有效预防DVT，改善慢性静脉功能不全，减少静脉性溃疡发生。

二、分型

1. 根据长度分　GCS可分为膝下型（短筒）、大腿型（长筒）和连裤型，这是GCS最常见的分型方式。连裤型GCS与膝下型、大腿型相比穿着不舒适，临床应用并不广泛。

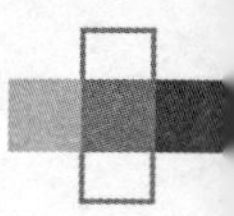

2. 根据趾端封口设计有无分　可分为封口型和开口型（露趾型）。

3. 根据临床作用不同分　可分为预防型和治疗型。

三、适应证

见表5-3-1。

表5-3-1　不同压力级别GCS适应证

压力分级	适应证
Ⅰ级	预防VTE和下肢浅静脉曲张，如长期卧床者、长时间站立或静坐者、重体力劳动者、孕妇、术后下肢制动者等
Ⅱ级	下肢浅静脉曲张保守及术后治疗；下肢慢性静脉功能不全；血栓后综合征；下肢脉管畸形等
Ⅲ级	淋巴水肿；静脉性溃疡等
Ⅳ级	不可逆性淋巴水肿，一般极少应用

四、禁忌证

1.严重下肢动脉疾病（如下肢动脉缺血性疾病、下肢坏疽）。

2.严重周围神经病变或其他感觉障碍；肺水肿（如充血性心力衰竭）。

3.下肢皮肤/软组织疾病（如近期植皮或存在皮炎）。

4.下肢畸形导致无法穿着；下肢存在大的开放或引流伤口；

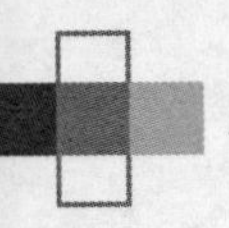

严重下肢蜂窝织炎；下肢血栓性静脉炎；已知对GCS材质过敏等。

五、GCS在VTE防治中的应用规范

1.压力选择

（1）用于VTE预防：采用压力Ⅰ级GCS。

（2）用于VTE治疗：《中国血栓性疾病防治指南》推荐采用30～40mmHg（足踝部压力）的Ⅱ级GCS。所选压力应与疾病严重程度相符，并尽可能选择可缓解下肢肿胀等症状的最低压力，以提高患者使用依从性。

2.长度选择　用于VTE预防，大腿型GCS比膝下型更有效，如果大腿型GCS因某些原因不合适，可用膝下型替代。实际应用中膝下型GCS比大腿型更舒适，无论对患者还是医护人员均更容易穿着，患者出现问题较少，满意度较高，具有更好的耐受性和依从性。因此，选择膝下型还是大腿型GCS预防VTE，医护人员应结合患者喜好、生活习惯，需要穿着时长，医生专业判断，腿部周长和腿形等因素进行综合判断。

六、尺寸测量

1.测量者　经过专业培训的人员。

2.测量工具　软尺（测量单位为cm）。

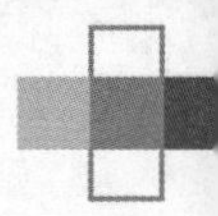

3.测量时患者体位　宜在患者处于直立位的腿上进行测量。但对于一些不能站立，仅能处于坐位或平卧位患者，不要勉强其站立，可在坐位或平卧位测量。

4.测量部位

（1）膝下型（短筒）——在踝部最小周长处、小腿最大周长处。

（2）大腿型（长筒）——在踝部最小周长处、小腿最大周长处、腹股沟中央部位向下5cm部位周长处。

（3）连裤型——可参照大腿型测量部位。

5.测量要求　按照要求测量双下肢相应部位周长，根据测量尺寸并对照GCS说明书中尺寸范围进行选择。同时，测量后应记录GCS最初穿着时所测量的腿部周长，以便与下一次测量值进行对比，评估患者有无肢体肿胀发生和发展。

七、使用指导

（一）穿着时长

1.用于VTE预防　国外多篇高质量指南推荐，有血栓风险患者在无使用禁忌情况下，白天和夜间均穿着GCS，直至活动量不再减少或恢复至疾病前活动水平。

2.用于VTE治疗　ACCP不推荐急性DVT患者常规穿着GCS，慢性DVT和DVT术后患者穿着GCS 2年，可预防复发及

VTE相关并发症发生，建议白天穿着GCS，晚上可脱下。

（二）穿脱步骤

1.穿前准备　穿着前首先评估患者是否存在应用禁忌，检查GCS尺寸是否符合患者病情和GCS完整性。评估患者腿部皮肤有无破损，指导做好足部和腿部皮肤护理，及时修剪趾甲，清除足部皮屑，保持足部和腿部清洁干燥。建议患者不要在足部和腿部使用油性物质，以免对GCS弹性产生不利影响。嘱患者摘除饰物，以防损伤皮肤及GCS。

2.穿脱方法　见图5-3-1。

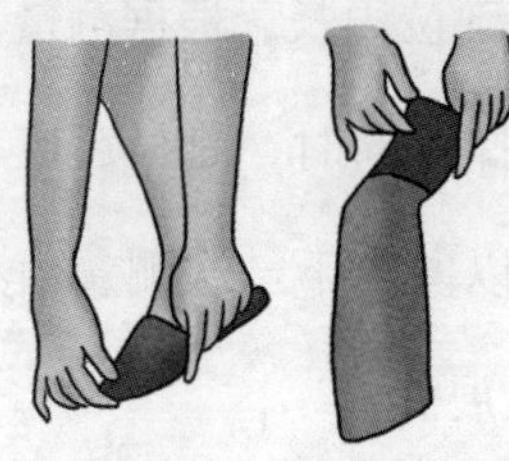
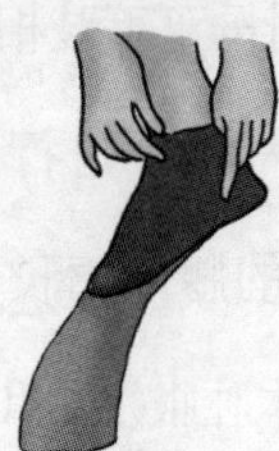
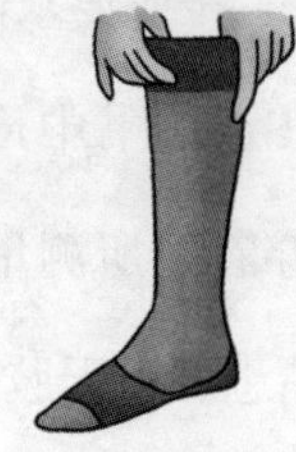
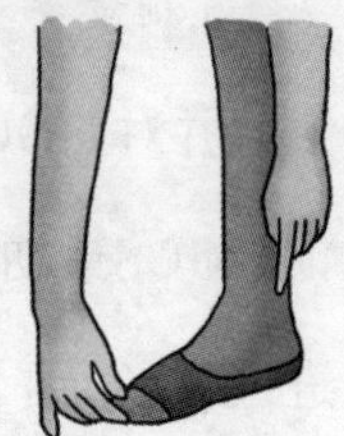

1.在脚上套好专用袜套　2.将袜子外翻至脚后跟部　3.两手拇指撑开袜子，拉至脚背并调整好脚后跟部位　4.把袜筒往上翻，拇指在内四指在外，逐步向上以“Z”字形上提　5.从袜子开口处，轻轻拉出专用袜套，穿着完毕

图5-3-1　GCS穿着方法

（1）压力Ⅰ级GCS穿着时，应先确认GCS对应足跟位置；压力Ⅱ级或Ⅱ级以上GCS穿着时，由于压力较压力Ⅰ级GCS大，操作者可先佩戴专用手套，露趾型GCS可借助助穿袜套，将其套于足部，再确认GCS对应足跟位置。

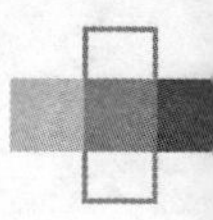

（2）一手伸进袜筒直到GCS对应足跟处（袜跟），用大拇指和其他手指捏住袜跟部中间，将GCS由里向外翻出至袜跟，舒展袜身。

（3）足部伸进袜口前，用两手拇指沿袜筒内侧将袜口撑开，四指握住袜身，两手拇指向外撑紧GCS套于足部。

（4）示指和拇指合力将GCS缓慢拉向足跟，直至GCS对应足跟位置与患者足跟吻合。

（5）将整个袜筒往回翻，并向上拉至腿部。

（6）穿着后用手抚平并检查袜身，保持其平整。采用助穿袜套者穿着完毕后，从袜口将助穿袜套缓慢取下。

（7）若需要脱下GCS，用拇指沿GCS内侧向外翻，自上而下顺腿轻柔脱下。

3.穿着期间评估与观察

（1）皮肤清洁护理：每天至少一次脱下GCS，进行下肢皮肤清洁护理。

（2）肢体评估：评估内容包括下肢皮温、皮肤颜色、足背动脉搏动情况，肢体有无疼痛、麻木，询问患者有无瘙痒等不适感，必要时增加评估频率。对于自主活动能力较差、皮肤完整性受损和感觉不灵敏患者，每天进行下肢评估2～3次。

（3）GCS平整性评估：GCS穿着后应保持表面平整，踝部、膝部和大腿根部等易出现褶皱，注意定期检查。

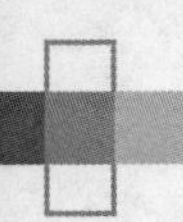

（4）GCS完整性评估：经常检查GCS是否有磨损或破损现象，以保证GCS压力的有效性。

4.清洗方法　由于不同厂家GCS材质和生产工艺不同，清洗方法也可能不同。因此，清洗要求建议查看GCS配套包装盒中厂家说明书。

（1）清洗时间：GCS无须每日清洗或频繁清洗，建议表面有明显污渍时或出现异味时清洗，或根据患者需求定期清洗。

（2）清洗要求：采用中性洗涤剂于温水中清洗，手洗时不要用力揉搓。

（3）晾晒要求：清洗完毕，用手挤去或用干毛巾蘸吸多余水分，不要拧绞，于阴凉处晾干，切勿放置在阳光下暴晒或用吹风机等进行局部加热。晾干后不要熨烫。

八、并发症预防与护理

（一）下肢血液循环障碍

1.原因　GCS尺寸过小、患者长时间处于坐位、穿着位置不佳、大腿型GCS频繁下滑至膝关节或膝下型GCS过度拉伸至膝盖上等情况，均可使腿部局部压力增大，可能导致下肢血液循环障碍，引起下肢肿胀，严重时可出现下肢缺血。GCS在腘窝处产生皱褶，或下卷、翻折，会产生类似“止血带”效果，因此需要高度重视。

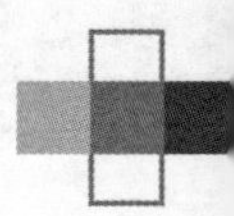

2.临床表现　可出现下肢静脉回流受阻或动脉缺血表现。下肢静脉回流受阻主要表现为下肢肿胀、疼痛等，伴发下肢动脉缺血可出现下肢疼痛、皮肤颜色变化、皮温凉、足背动脉搏动减弱或消失等。

3.预防与护理

（1）为患者配置压力等级和尺寸合适的GCS，定期测量腿部周长，穿着后评估发现腿部肿胀应及时分析肿胀原因，排除应用禁忌后及时更换相应尺寸GCS，以免影响静脉回流和动脉供血。

（2）穿着GCS时保持平整，不要下卷或翻折，长期穿着时注意评估末梢血运情况。

（3）膝下型GCS穿着期间不能过度上拉至膝盖上，应保持其上端处于膝盖下水平。

（4）一旦出现下肢血液循环障碍，应立即脱去GCS，评估下肢肿胀或缺血程度，根据病情再次判断是否适合当前GCS治疗。

（二）皮肤过敏

1.原因　主要包括患者GCS使用不恰当、对GCS材质过敏等。

2.临床表现　往往表现为皮肤发红、瘙痒、皮疹、水疱，严重者可出现皮肤溃烂等情况。最常出现的皮肤过敏部位为大腿

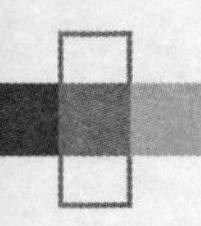

型GCS防滑硅胶区域接触到的腿部皮肤。与大腿型GCS相比，膝下型引起过敏反应较轻。

3.预防与护理

（1）穿着前及时询问有无GCS材质过敏史，穿着后24～48小时内评估有无皮肤过敏反应发生。

（2）穿着期间需要定期检查患者皮肤情况，做好皮肤清洁护理，每天2～3次。

（3）出现过敏反应，须及时查看过敏部位及严重程度。如果过敏反应仅发生于大腿型GCS防滑硅胶区域接触的皮肤，可将该防滑硅胶区域翻折或直接反穿GCS，使之不直接与皮肤接触。对GCS材质严重过敏患者应立即脱去GCS，及时告知医护人员。GCS用于VTE预防时，在病情允许情况下，可遵医嘱予以其他机械预防方式如IPC装置替代治疗；GCS用于DVT辅助治疗时，可遵医嘱予以弹力绷带加压替代治疗。

（三）压力性损伤

1.原因　压力性损伤是位于骨隆突处、医疗或其他器械下的皮肤和（或）软组织局部损伤，其病灶可能是完整皮肤或开放性伤口。GCS引起的压力性损伤多见于长期卧床、自主活动受限、身材消瘦、周围组织灌注不良等状态及穿着大腿型GCS患者，也可由GCS尺寸过小、压力过高引起。有学者研究表明，损伤通常是内部因素和外部因素共同作用的结果，具体影响因

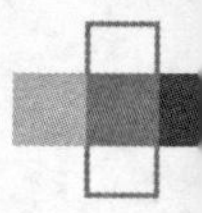

素尚未明确。

2.临床表现　GCS引起的压力性损伤常发生在足跟和踝部骨隆突处，主要表现为受压处皮肤红、肿、热、痛、麻木，若压力未及时解除，常有水疱形成，严重时可形成溃疡、坏死。

3.预防与护理

（1）选择合适尺寸和压力等级的GCS。

（2）每日脱下GCS检查皮肤情况。

（3）注意穿着期间有无下肢疼痛等不适主诉。

（4）遵医嘱做好营养不良患者饮食指导和营养供给。

（5）出现压力性损伤时，应及时脱去GCS。若实施机械预防措施弊大于利，可寻找其他替代治疗方法，必要时损伤处予敷料保护，视损伤程度邀请伤口专业护士会诊。

九、健康教育

1.教育对象和方式　需要对使用GCS患者或家属（长期主要照顾者）进行相关知识的口头与书面教育，以确保规范应用。

2.教育时机　患者穿着前予以正确指导，穿着期间进行有效监督，出院前告知患者及家属参与必要的随访。出院前确保患者或家属已掌握GCS所有宣教内容：①穿着必要性及重要性；②使用需要医生开具处方；③适应证和禁忌证；④正确穿脱方法；⑤穿着期间皮肤护理方法；⑥并发症观察与处理方法，穿

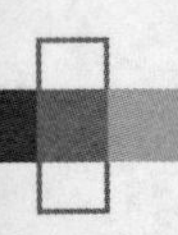

着期间出现不适情况（如肢体疼痛或肿胀加剧、呼吸急促、胸痛或背痛、咳嗽或咯血等）及时就诊；⑦可以停止穿着的时间并记录时间；⑧清洗和保养方法。

第四节　低分子肝素皮下注射操作方法

一、目的

低分子肝素是一种抗凝药物，临床上主要用于血栓性疾病的预防和治疗。

腹部注射：有研究提出，腹部由于皮下脂肪多，毛细血管相对较少，皮下注射面积相对较大，温度恒定，药物吸收快，是皮下注射低分子肝素的首选部位。

二、评估

1.了解药物的浓度、剂量、目的。

2.患者身体状况、意识、配合情况。

3.详细询问患者的用药史、过敏史及全身各系统有无出血倾向（牙龈、鼻腔黏膜、咳血、痔疮、有无来月经）。

4.每次用药前检查患者注射部位有无淤斑、硬结、疼痛及其他不良反应。警惕有出血的可能。

5.环境：清洁、安全、光线适宜。

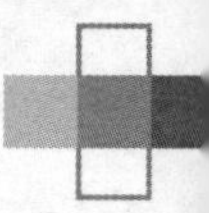

三、准备

1.素质要求　服装整洁，仪表端庄，洗手，戴口罩。

2.备物　治疗车、治疗盘、安尔碘、棉签、按医嘱备药低分子肝素、手消液、腹部定位卡、污物缸、锐器盒、护理记录单。

3.核对医嘱　床号、姓名、住院号、药名、剂量、浓度、用法、时间（注射卡和治疗本）。

四、方法

处理查对医嘱→评估告知患者→根据医嘱备药→检查药品→放置于无菌治疗盘内→再次核对→拉隔帘，保护患者隐私→协助患者取平卧位、屈膝、暴露腹部，检查注射部位有无硬结，注意保暖、手消→注射部位：腹部注射部位以脐部为中心，上下5cm，左右10cm长方形区域，避开脐周2cm范围。使用腹部注射定位卡确认注射部位（若无定位卡，应避开上次注射部位）→消毒：注射部位安尔碘螺旋消毒2遍，范围直径>5cm，待干→撕开药品包装，查看针尖无钩无锈无弯曲。轻弹针管内气泡至针栓端，注射前无须排气→再次核对姓名→左手拇、示指捏起腹壁5～6cm皮肤使之成一凸起皱褶垂直进针，无须回抽回血，缓慢推注10秒停留10秒拔针。注射后无须棉签

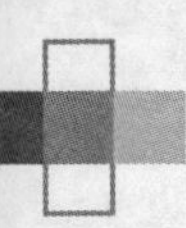

按压，患者腹部系皮带、裤带处不予注射（如有出血和水肿建议按压3～5分钟，按压力度以皮肤下陷1cm为准，不可按压过重，注射后禁止热敷、按摩）→再次核对→针头放入锐器盒内→整理衣物、床单元→协助患者取舒适体位→告知患者注意事项→整理用物→消毒双手→执行单签名→记录→回治疗室按规定处理各种物品→洗手。

五、注意事项

1.注射前无须排尽空气　由于低分子肝素注射剂量很小，如果按常规排气，会有药液残留在注射器中，导致药液剂量不足。同时由于排气不当药液往往从针头溢出，附于针头表面，在注射中误伤表皮毛细血管，导致局部皮肤淤斑形成。因此注射前，针头应朝下，空气弹至药液上方，垂直拔出针帽。注射结束后，空气正好填充于针乳头内，注射器中无药液残留。

2.按压力度　以皮肤下陷1cm为宜，不可揉擦，禁忌热敷，以防血管扩张，引起大面积的皮下淤血。

3.低分子肝素使用禁忌证

（1）对低分子肝素过敏者。

（2）凝血功能障碍者。

（3）血小板减少症患者。

（4）脑血管出血或其他活动性出血者（除外弥散性血管内

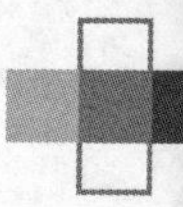

凝血）。

（5）重度或难以控制的高血压者。

（6）肝肾功能损伤者。

（7）严重的胃或十二指肠溃疡患者。

（8）急性、亚急性心内膜炎患者。

（9）糖尿病视网膜病变者。

（10）大脑颈内动脉-后交通动脉动脉瘤患者。

（11）孕妇。

4.不良反应的处理

（1）皮肤瘙痒、发红：用碘伏擦拭缓解症状。

（2）局部小血肿：自行吸收，冷敷。

（3）硬结：喜疗妥软膏涂抹。

（4）大面积血肿：立即报告医生停药，必要时进行穿刺抽吸或手术。

5.加强健康宣教　应用低分子肝素时，护士除了严密观察病情外，还应教会患者重视，并进行自我检测，包括注意大便、尿液颜色，皮肤黏膜、牙龈有无出血倾向，用药期间嘱患者不要热敷腹部以免增加出血危险性，勿抠鼻，用软毛牙刷，注意安全，尽量避免发生碰撞和跌倒，如有异常及时汇报。皮下出血分类见表5-4-1。

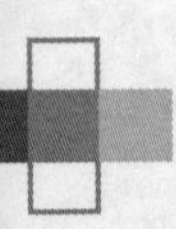

表5-4-1　皮下出血分类

分类	皮下出血范围
淤点	<2mm
紫癜	3～5mm
淤斑	>5mm
血肿	片状出血伴有皮肤显著隆起

注：出血与充血疹的重要鉴别点在于前者局部压迫不褪色

第五节　间歇充气加压装置

机械预防是采用各种辅助装置和器械促进下肢的静脉回流，以减少静脉血栓发生的方法。

机械预防常用方法包括逐级加压袜（GCS）、间歇充气加压装置（intermittent pneumatic compression，IPC）及足底加压泵（venous foot pumps，VFPS）。机械预防出血风险小，操作简便，容易被患者接受。对于VTE中、高危的患者，如果存在药物预防的禁忌证，则机械预防是其重要选择；对于低危患者，机械预防也能有效降低VTE的发生。

一、间歇充气加压装置原理

间歇充气加压装置治疗仪是利用多腔体充气囊依次进行波浪式充气、膨胀、放气，具有方向性、渐进性，促进淤积的静

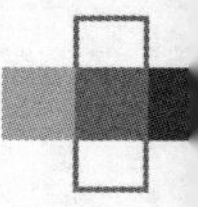

脉血及淋巴液回流，加强动脉灌注，改善病变部位血液循环，达到消除肿胀，促进愈合，预防血栓形成，改善周围血管功能的疗效。

二、机械预防适应证

1. VTE风险为低危的患者，其预防措施以健康教育、鼓励活动为主，也可以选择机械预防。

2. VTE风险为中危或高危的患者，如有抗凝禁忌证，建议使用机械预防+基本预防。

3. VTE风险为高危的患者，如无抗凝药物禁忌，建议机械预防与药物预防联合应用。

三、禁忌证

1.充血性心力衰竭、肺水肿。

2. IPC和GCS不适用于下肢局部情况异常，如皮炎、感染、坏疽、近期接受皮肤移植手术等。

3.新发的DVT、血栓性静脉炎。

4.下肢血管严重动脉硬化或其他缺血性血管病、下肢严重畸形等。

5.严重的下肢水肿慎用，应查明病因后权衡利弊应用。

四、应用时机

在没有使用禁忌的情况下，建议术后即刻使用IPC，以预防VTE的发生。

五、应用时长

ACCP和《中国普通外科围手术期血栓预防与管理指南》均建议每天使用IPC时间至少保证18小时，并尽可能在双下肢应用。NICE推荐患者从入院即开始使用，直到术后有完全活动能力时停止。

六、应用压力

根据患者下肢直径和耐受程度，一般调整压力为35~40mmHg。压力过小起不到作用，压力过大可引起肢体疼痛或造成损伤。

七、长度选择

应用IPC装置时，对于腿套长度的选择，NICE制定的指南建议大腿型或膝下型均可，都能有效地加快下肢血液的回流速度，增加血流量。

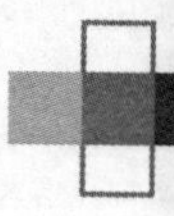

八、操作步骤

将主机悬挂于床尾，接通电源，打开主机侧面电源按钮，将腿套连接管连接主机。保持患者病员裤平整，穿腿套时首先核对左、右腿标识，注意患者足跟对准足部气囊相应位置。粘贴腿套上的魔术贴，注意腿套的松紧度。腿套上缘开口处以可伸入四横指为宜，足踝部及趾端开口处以可伸入两横指为宜。连接管应放置在两腿内侧，不要受压、弯折。如患者仅一侧肢体采用间歇充气加压，应用闭气塞封闭一侧充气口，防止空气逸出。按“开始”键进行气压治疗。间歇充气加压治疗结束后，先按“停止”键，再关闭主机电源，松解腿套。

九、注意事项

使用前必须评估患者有无血栓病史。应用IPC期间，做好患者保暖，防止体温过低；若患者需要下床活动，应及时移除装置，以防绊倒或跌倒。注意评估患者下肢有无缺血情况发生，若患者在使用过程中出现下肢疼痛、麻痹，胸闷，呼吸困难或头晕等不适，应立即暂停使用，并进行相应处理。

拆下腿套后如气囊内气体未全部去除，不要按压气囊，由其自然泄压，避免损坏气囊。仪器应避免空载运转，以免影响使用寿命；注意防水、防火，不要把任何液体瓶放在仪器的机壳上，不要使用剪刀、针头等尖锐物品划伤腿套，防止腿套漏气，影响治疗效果；最好使用一次性的腿套，非一次性使用的腿套，可以用75%乙醇或含氯消毒液擦拭消毒，预防交叉感染；腿套应放置于阴凉、通风干燥处保管；若仪器出现故障报警应及时查明原因并采取对应措施。

第六章

血管外科患者的健康教育

在血管外科，有部分慢性疾病与不良的生活方式密切相关，如血栓闭塞性脉管炎患者的吸烟习惯、动脉硬化闭塞症患者的高脂饮食等；另外有部分急重症疾病如腹主动脉瘤、主动脉夹层、深静脉血栓形成等，如果对疾病没有良好的认知或没有良好的遵医行为，后果可能十分严重。因此，健康教育旨在教给患者及家属有关的护理知识和技能，改变患者不良的生活方式或对疾病认知上的误区，从而达到消除或减少健康危害因素、预防疾病或并发症、促进健康、提高生活质量的目的。护士只有熟练掌握健康教育的有关知识、方法及技巧，才能在工作中有效地发挥健康教育的积极作用。

第一节　概　述

一、健康教育的定义

健康教育是通过有目的、有计划、有组织、有系统的社会

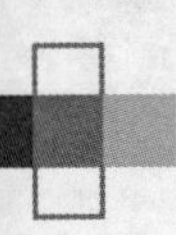

和教育活动，对人们进行生理的、心理的、社会的及其他与健康密切相关的知识和技能的教育，引导和促使人们自觉养成有益于健康的行为和生活方式，消除或减轻健康危害因素的作用，以达到预防疾病、促进健康、提高生活质量，使整个个人和社会人群处于最佳的健康状况这一目的。

二、健康教育的基本原则

1.科学性原则　健康教育是一项科学性很强的工作，护士应科学地将专业知识和保健知识变为人们易于接受和理解的知识，并正确进行传授，同时注意激发受教育者的兴趣，才能保证教育效果。尤其应注意观点的正确性，以便实事求是地真实反映事物的原貌，不能随意地夸张或有丝毫的含糊，同时也应注意保持观点的一致性，以免因导向不一致使人们无所适从。

2.系统性原则　健康教育是一项有计划、有措施、有评价的工作，应循序渐进，有系统地进行，强调计划性和整体性。健康教育的方式也是护理程序的实际应用，即通过评估、诊断、计划、实施、评价的过程，保证健康教育的及时有效及连续性，避免随意性。

3.整体性原则　护士进行健康教育时，应注意教育的整体性。即在教育内容上注意将疾病防治、心理卫生教育和行为干预相结合；在教育对象上注意将患者教育和家庭教育相结合。

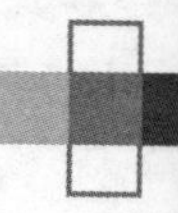

随着老年人和慢性非传染性疾病日益增加，自我护理正在成为一个发展趋势。因此，护士不仅要教会患者而且要教会其家属掌握必要的自我护理及家庭护理的知识和技能。

4.分期教育原则 患者入院要经历不同的治疗阶段，每个阶段治疗、护理的项目不同，应根据住院的不同阶段对患者及其家属进行相应的健康教育。

5.实用性原则 由于受年龄、职业、文化特征等因素影响，患者对教育内容的接受能力不尽相同，教育要针对患者的实际需求和具体情况来进行。患者不仅需要了解一般的健康知识，更需要从健康教育中得到或掌握自我保健技能。健康教育应按不同层次、不同年龄、不同身体情况等采用不同的教育内容、教育形式和方法进行。

6.保护性原则 护士对患者及其家属进行健康教育时，应注意对他们的身心保护，避免不适当的打击加重病情。如对恶性肿瘤患者，当其还处于难以适应心理打击的情况下，护士可与家属共同采取必要的保护性措施，通过逐步的健康教育措施，增加患者的适应性，使患者度过心理危险期。

三、健康教育常用的人际沟通技巧

（一）语言沟通技巧

健康教育依靠语言作为媒介来传递信息、交流思想、表达

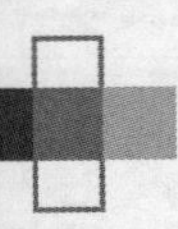

感情。血管外科护士在与患者的沟通与交往中，应适当运用语言的技巧。

1.基本口语的要求　称呼语要得体、恰当，运用避讳语，适当使用专门术语等。

2.谈话技巧　谈话是进行说服教育的最佳形式，是通过交流来影响或改变受教育者的态度和行为的过程。掌握谈话的技巧，关键是在尊重他人的基础上，运用听者能够理解的语言和易于接受的方式向听者提供适于个人需要的信息，达到表达思想和达成共识的目的。

3.提问技巧　提问是交流中获取信息和加深了解的重要手段，是交流的基本工具。有技巧地发问，可以使回答者做出清楚、完整而真实的回答，从而获取所期望的信息。提问的方式一般可分为封闭式提问、开放式提问、探索式提问、偏向式提问和复合式提问五种类型，不同的提问方式可产生不同的谈话效果。

（二）非语言沟通技巧

非语言沟通在人际沟通中发挥着重要作用，恰当运用，可成为人际沟通的润滑剂，利于增强相互理解，融洽相互关系，否则有害于双方的交流关系。

1.动态体语　又称为无声的动作，即通过无声的动作来传情达意，如手势、触摸、眼神、注视方向、面部表情等。恰当

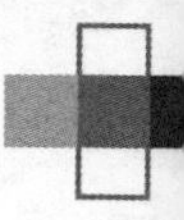

运用手势，可增强语言表达的清晰性及感染力；适当的触摸如握手、抚摸额头、拍肩等，可增进护患双方的感情；在一定的谈话过程中，通过观察谈话对象的眼神及注视方向，可以了解对方是否在听或想讲话，了解其心理活动和情绪，把握讲话分寸；以微笑待人，是人际沟通中解除生疏紧张的第一要诀，和蔼可亲，平易近人，是护患沟通的一座桥梁。

2.静态体语　主要通过姿势、体态、服饰仪表等非语言形式传递信息，它能反映人的心理状态，以及显示人的身份、气质和文化修养等。

3.倾听技巧　倾听即听他人讲话，它是对接收到的信息所做的积极能动的心理反应。有效地听取对方讲话是人际沟通的基本技能之一，它是交流的基础。通过倾听，才能了解受教育者的基本情况、存在的问题，才能有针对性地进行教育工作。倾听过程包括接受口语和体语两种信息。

四、健康教育的步骤

健康教育是一种有计划、有目标、有评价的系统教育活动。通过教育活动，帮助人们形成正确的行为和观念，以促进人们的身心健康。健康教育包括五个步骤，即评估、诊断、计划、实施和评价。只有严格按照健康教育的程序，才能有效地达到向血管外科患者传播健康知识、帮其建立健康行为

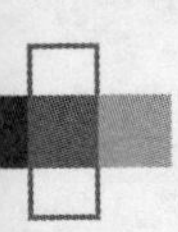

的目标。

第二节 血管外科患者健康教育的评估技术

一、健康教育的评估内容

（一）学习能力评估

学习能力评估包括血管外科患者的年龄、视力、听力、反应速度、疾病状态等。

（二）心理状况评估

重点评估血管外科患者对于疾病的心理适应模式和对学习的认知能力。应注意评估患者的心理因素，如患者的个性特征、对疾病的适应模式、对健康和疾病的价值观、对学习的态度和学习动机等。

（三）社会文化背景评估

评估内容包括血管外科患者的职业、文化程度、经济收入、住房条件、居住地区（城市、农村）、饮食习惯、睡眠习惯、烟酒嗜好、运动情况等。此外，患者的价值观和信仰模式也会影响其对疾病的看法和对健康教育的态度。

（四）健康相关行为评估

1.健康行为　包括基本健康行为，如平衡膳食、合理营养、积极锻炼与充足睡眠等；预警行为，如使用安全带，溺水、车

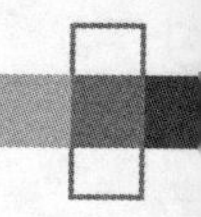

祸、火灾等意外事故发生后的自救和他救属此类健康行为；保健行为，如定期体检，预防接种，发现患病后及时就诊、咨询、遵从医嘱、配合治疗、积极康复等；避开环境危害，包括人们生活和工作的自然环境与心理社会环境中对健康有害的各种因素，戒除不良嗜好，如戒烟、戒酒与不滥用药品等。

2.危险行为　包括不良生活方式与习惯、致病行为模式、不良疾病行为（如恐惧、疑病、讳疾忌医、不及时就诊、迷信乃至自暴自弃等），以及违反社会法律、道德的危害健康行为。

（五）学习态度评估

学习态度评估主要是对血管外科患者学习态度的方向和强度的评估，即患者有无学习愿望，对健康教育是接受还是反对；是否做好了学习的准备；通过健康教育是否能产生行为转变的效果等。护士可通过对患者的直接提问和行为观察来判断患者的学习态度，及时发现和纠正患者对学习的消极态度。

（六）以往学习经历评估

重点询问患者有无住院史，以往住院时是否接受过健康教育；教育的效果如何；对个体健康行为的影响是积极的还是消极的。护士应特别注意对患者采取热情接纳的态度和灵活的教学技巧，帮助患者转变观念，消除影响，建立学习信心。

（七）学习准备评估

健康教育不仅需要患者及其家属的积极参与，而且还应在教育前做好准备。重点评估血管外科患者及其家属参与学习的情况。

（八）学习需求评估

血管外科患者由于受个人经历、疾病特征、学习能力和治疗因素等影响，对需求的应答是动态多变的。相同疾病的患者可能有不同的学习需求，不同疾病的患者也可能有相同的学习需求，在疾病发展的不同阶段也会产生新的学习需求。因此，血管外科护士应根据患者对住院不同阶段治疗、护理的特点，适时评估患者的学习需求。

二、健康教育的评估方法

1.收集与患者需求有关的资料　患者资料可分为主观资料和客观资料两种。获取资料的途径主要是患者、家属或关系亲密的人、医疗记录、护理记录和其他医务工作者。获取资料的方法包括直接接触法和观察法。直接接触法是指通过直接询问获得资料的方法。观察法是指护士应用自己的感觉进行观察的方法。两种方法相辅相成，重要的是在接触患者时，应仔细倾听，同时也可以通过观察对方的态度反应和表情来收集所需的资料，并经过综合分析、思考，最后确定患者的需求是什么。

2.问卷调查　针对患者在不同治疗阶段可能出现的需求，设计开放式或封闭式问卷列出患者学习项目，让患者按指导语要

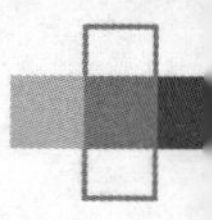

求选择。护士收集问卷后，对患者选择的需求项目进行归纳、整理，最后确定患者的优势需求，为制订学习计划提供依据。此法适用于有一定文化水平的成年患者。其优点是需求项目系统，便于患者选择，且节约护士的评估时间。

3.心理测量　主要用于患者焦虑程度和态度的测量。焦虑程度可采用Zung焦虑自评量表（SAS）。态度测量目前尚没有适用于患者学习的测量工具，但可根据美国社会心理学家R.A.李克特创用的“总加量表法”自行设计态度量表。

三、健康教育效果的评估

健康教育效果的评估是指患者接受健康教育后，在情感、思想、态度和行为等方面发生的反应。具体内容包括：评估患者的学习需要是否得到满足；教学方法是否得当、教学的时机与场合是否恰当；患者每阶段的计划目标是否实现；患者的知识掌握程度、态度改变与否和行为取向如何。

健康教育的评估不是一次性的，它贯穿于患者住院的全过程，不仅限于入院时，收集资料也不仅限于入院资料，而应在患者住院的不同阶段，根据患者的疾病特点和个体特征适时进行评估，及时满足患者的需求。评估方法力求科学、可靠，不能仅凭护士的主观判断来确定患者的需求。评估的内容亦应全面、系统，不能以偏概全。在评估中，护士必须具备正确运用

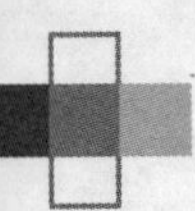

评估知识的能力、发现问题和解决问题的能力及良好的沟通能力，才能更好地对患者进行评估。

第三节　血管外科患者健康教育的实施方法与途径

一、健康教育的实施方法

1.*语言教育方法*　主要通过口头语言进行，是最基本、最主要的教育方法；是通过语言的交流和沟通，讲解及宣传血管外科健康教育知识，增加受教育者对健康知识的理性认识。常采用个别指导、健康咨询（包括电话咨询、门诊咨询、网上咨询等）、专题讲座、讨论、座谈会等。

2.*文字教育方法*　是通过一定的文字传播媒介和受教育者的阅读来进行健康教育。常采用宣传栏、健康教育手册、传单、科普读物、报纸等，将教育内容交给血管外科患者或家属自己阅读。其特点是教育范围广、内容较全面系统、方便实用。但要求受教育者具有一定的文化水平和阅读能力，为了使受教育者正确理解教育的内容，护士应给予必要的解释。

3.*形象化教育方法*　是通过实物、标语、图画、模型、照片等形式传递健康信息。其特点是生动、形象、直观，可与文字材料配合使用，可增强理解和加深印象。

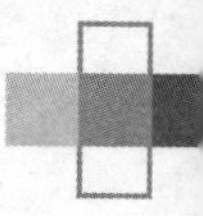

4.视听教育方法　是利用现代化的声、光、电设备，对受教育者进行健康教育，常采用电视、录像、幻灯及广播等形式进行宣教。其特点是发挥视听并存的优势，形式新颖，形象逼真，教育效果良好。

5.实践教育方法　也称为示范培训，通过指导血管外科患者的实践操作，达到掌握一定的健康护理技能，并用于自我或家庭护理的一种教育方法。患者现身说法也是一种实践模式，它是通过护士的举例，或安排相同情况患者之间相互交流的一种实例教学方法，深受患者的欢迎，可以起到护士能力所不及的作用。运用患者现身说法，常可收到事半功倍的效果。

6.综合性教育方法　是指综合使用上述多种健康教育方法，使各种教育方法充分发挥作用，使健康教育工作形式多样，生动活泼，艺术性强，宣传面大，收到良好效果。

二、医院健康教育的途径

1.门诊教育　是指对血管外科患者及其家属在门诊治疗过程中所进行的健康教育。

（1）候诊教育：是指患者在候诊期间，针对血管外科常见病所进行的教育。一般是通过口头讲解、卫生知识的宣传指导等形式进行，其作用在于安定患者的情绪，维持候诊秩序，让患者了解就诊常识和卫生知识。

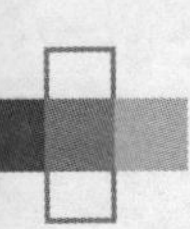

（2）随诊教育：是指当护士接待患者后，针对患者所患血管疾病的有关问题或患者关心的问题进行的口头教育。随诊教育具有针对性和灵活性，但不适宜使用过多的时间，也不宜过于详细。

（3）咨询教育：是指在门诊对血管患者及其家属提出的有关健康与疾病问题的解答和指导。

（4）健康教育处方：是指在治疗过程中，以医嘱形式对血管外科患者的行为和生活方式给予指导。健康教育处方是一种新型的治疗方法。在血管外科门诊患者中，一般慢性病约占60%以上，门诊护士对患者进行药物治疗的同时，可配合健康教育处方提高患者的自我保健能力。

2.住院教育　是指血管外科患者在住院期间接受的健康教育。

（1）入院教育：是指向患者说明病情、治疗方案及可能的预后，在治疗过程中应注意的事项等方面的教育。

（2）术前教育：是指对择期手术患者进行的教育。减轻术前焦虑，提高手术适应能力为术前教育的主要目标。教育以个别指导为主。

（3）术后教育：是指对已完成手术的患者进行的教育。术后教育是术前教育的继续，教育的目的是提高患者术后配合能力，减少术后并发症。教育方法以床边指导为主。

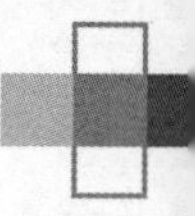

（4）出院教育：是指患者在出院时，通过个别谈话或集体教育的形式，向患者及其家属所进行的健康教育。

3.出院后教育　是针对慢性病患者，有疾病复发情况或倾向者所进行的健康教育。这部分患者需要长期的健康教育，成为一个连线追踪的教育对象。护士主要通过定期或不定期的家访进行，也可进行书信指导、电话咨询等。

三、医院外社区健康教育的途径

教育对象一般是以医院所负责的社区或地段的群众为主，也包括部分居住在该社区的患者，教育内容则更侧重于心理卫生和行为卫生的教育。实施社区健康教育的主要形式有以下两种。

1.家庭病床中的健康教育　家庭病床的主要对象是老年人、慢性病患者和住院有困难的患者，需要有针对性地根据患者的病情变化和需要，侧重进行自我护理和家庭护理的知识与技能学习的指导，包括家庭的心理卫生、自我治疗、用药知识和心理保健，以及饮食、起居和运动等保健知识，以提高家庭的护理能力和自我保健能力。护士在家庭病床中的主要职责是开展健康教育。

2.疾病普查普治中的健康教育　健康教育的内容主要是疾病的病因、传播途径、典型症状、预防方法，以及家庭内的隔

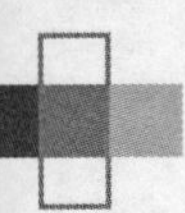

离、消毒、护理方法和疾病的治疗等。

第四节　血管外科常见疾病患者的全程健康教育

血管外科的全程健康教育包括疾病防治及一般卫生知识的宣传教育、心理卫生教育和健康相关行为干预三方面内容的教育活动。由于疾病的种类繁多，患者的个体差异明显，健康教育内容具有多样性和针对性的特点。其具体内容包括血管外科患者的入院教育、术前教育、术后教育和出院教育，以及各种常见疾病的健康教育。

一、血管外科患者的入院教育

1.环境指导　进行血管外科常规入院教育，热情接待患者，介绍病房环境和医院的各项规章制度如血管外科的饮食制度、探视制度、作息制度、安全制度等，以及管床医生、护士及护士长的介绍，使患者尽快消除环境陌生感。

2.行为指导

（1）指导患者绝对戒烟，避免烟碱对血管的刺激，加重病情。

（2）动脉栓塞、动脉硬化性闭塞症、血栓闭塞性脉管炎等患者患肢适当保暖，禁热敷以免增加耗氧量；同时禁冷敷，以免引起血管收缩，不利于痉挛的解除和侧支循环的建立。

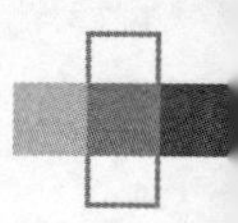

（3）深静脉血栓形成患者急性期应绝对卧床休息，禁止按摩、挤压、热敷患肢，以防止血栓脱落进入肺动脉导致肺动脉栓塞。

（4）腹主动脉瘤及主动脉夹层患者应绝对卧床休息，限制活动，保持大便通畅，预防上呼吸道感染，避免碰撞、挤压腹部，防止腹主动脉瘤和夹层破裂而危及生命。

3.用药指导　使用抗凝药物的患者治疗拔针后，适当延长按压针眼时间，为15分钟左右。告知患者自我观察有无出血倾向的方法。

4.饮食指导　讲解营养、饮食与血管疾病的关系，指导具体膳食。如动脉硬化闭塞症患者应给予低脂饮食；糖尿病足患者给予糖尿病饮食；营养不良患者常伴有低蛋白血症，应给予高蛋白、高热量、高维生素、易消化的饮食。通过改善营养状况，提高患者的机体抵抗力。

二、血管外科患者的术前教育

血管外科的手术根据急缓程度不同大致可分为三类：择期手术、限期手术和急诊手术。择期手术，如一般的动静脉瘘、血管瘤、下肢静脉曲张等，施行手术的迟早不致影响治疗效果，可进行充分的术前准备；限期手术，如各种恶性肿瘤根治术，手术时间的选择有一定限度，不宜延迟过久，可以在这一

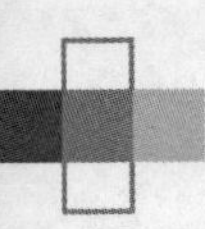

段时间内尽可能做到充分准备；而急诊手术如腹主动脉瘤破裂、血管损伤、急性动脉栓塞等则需要在最短时间内进行必要的准备，必须争分夺秒地进行手术，以抢救生命。因此，不同类别的手术，术前准备的时间、内容和要求均不相同。手术前对患者做好健康教育，可提高患者的手术适应能力，使其在身心最佳状态下接受手术治疗。术前教育的具体内容如下。

1.心理指导　术前焦虑是手术患者共同面对的心理问题，护士应以镇静和关切的态度使患者产生安全感，介绍疾病治疗、护理的相关知识和手术目的。对情绪紧张者，指导其听音乐、与手术成功者交谈、深呼吸等放松技巧，注意保护性医疗，应恰如其分地解释病情，护士说话要一致，以免增加患者的疑虑。

2.行为指导　术前晚保证足够睡眠，若入睡困难可适当遵医嘱给予地西泮等镇静药物。指导患者术前戒烟、呼吸功能锻炼、肠道及皮肤准备、体位练习。

3.用药指导　指导患者遵医嘱正确服用降压药、降糖药、激素类及利尿类等药物，观察用药后反应。特别注意指导患者术前停用抗凝药物的时间。

4.饮食指导　根据手术部位及麻醉方式告知患者禁食的时间。非肠道手术患者的饮食可不受限制，但忌吃煎炸、酸辣等刺激性食物，术前晚餐应清淡、易消化，且不宜过饱。

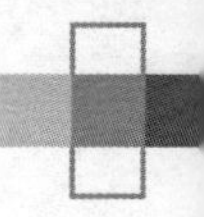

5.手术日晨指导 指导患者排空大小便，更换清洁病服，取下义齿、眼镜、首饰、手表等交家属保管。如有感冒、体温升高或女性月经来潮，应及时与护士联系，考虑延期手术。根据手术需要，配合灌肠、下胃管及尿管，并妥善固定。手术前30分钟遵医嘱给予手术前用药，使患者镇静、肌肉放松及减少呼吸道分泌物，增加麻醉效果，减少副作用。注意在使用术前药物后不要让患者单独走动或上厕所，以防晕倒。

三、血管外科患者的术后教育

术后教育的目的是为了使血管外科患者了解术后恢复期的相关知识，提高配合治疗的能力，减少术后并发症，帮助患者顺利度过围术期。

1.心理指导 护士要以亲切的语言告知患者术后不适会逐渐减退，形体上的缺陷以后可适当弥补，术后的并发症是可以预防和治愈的，以取得患者的信任和积极配合。

2.体位指导 根据患者的手术及麻醉方式，指导患者选择合适的体位。

3.病情观察指导 术后如出现寒战、排尿困难、低热、伤口疼痛、伤口出血、伤口感染、腹胀等不适情况时，及时告知护士，以便得到及时的处理。

4.用药指导 术后使用抗凝药物治疗期间，注意观察有无牙

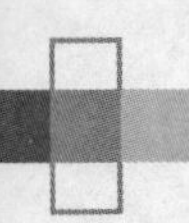

龈出血，皮肤黏膜、眼结膜出血，肉眼血尿和血便等情况，发现异常及时通知护士处理。

5.饮食指导　根据麻醉方式及患者的病情，指导患者进食时间及进食内容。

6.行为指导　手术后若无禁忌，患者均应早期活动。早期活动可分为早期卧床活动和早期离床活动。卧床活动包括深呼吸、咳痰、翻身、拍背和活动非手术部位的肢体。对于休克、极度衰弱或手术本身需要限制活动者（如植皮、血管吻合），则不宜早期活动。移植人工血管跨过肢体的关节时，术后关节需要制动2周左右。指导患者术后坚持漱口或配合口腔护理、预防压力性损伤、正确进行有效咳嗽、行足背伸屈运动，防止术后并发症的发生。术后心电监护可随时监测患者生命体征变化，便于护士及时发现病情变化。监测时指导患者平卧，全身放松，不能随意乱动及用力呼吸，以免产生干扰。不能随意牵拉导线和按压监护仪上的键钮，避免损坏仪器及影响监测效果。注意保证电极片粘紧皮肤，发现松脱应及时更换。监测血氧饱和度的指套每2小时更换手指1次，以免影响局部血供。

7.专科指导

（1）引流管指导：指导患者注意保持引流管通畅，勿使引流管受压、扭曲；妥善固定，翻身时预留足够的长度，以防脱出；离床活动时可将引流袋扣在衣裤上，但要注意勿高于引

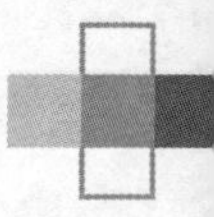

流口位置，以防引流液倒流引起逆行感染；引流管不能随意拔除，若不慎脱出需要马上通知护士；注意观察引流液性状、颜色和量，若引流液突然增多或减少，或引流出血性液、脓性液，或混有固体物质（如絮状物），或颜色突然改变，需要及时通知护士。

（2）伤口换药指导：伤口换药的时间应根据具体情况而定，非感染伤口如无渗液，一般2～3天换药1次，如有渗液则随时更换；感染伤口则需要每天换药1～2次。注意保持伤口干燥。

（3）伤口拆线指导：需要根据切口的部位、切口愈合情况、患者年龄及营养状况而定。一般头、面、颈部切口手术后5天左右拆线，腹部、会阴部需要6～7天，胸部、背部、臀部需要7～9天，四肢需要10～12天，老年人、营养不良者则需要推迟拆线时间。拆线后1～2天即可洗澡，但要注意切口处暂勿用碱性肥皂、浴液等刺激性较强的清洁剂涂擦。

四、血管外科患者的出院教育

血管外科患者住院基本恢复健康后，在出院前护士应给予出院指导。其目的是为了帮助患者了解康复知识，增强自我保健意识，掌握家庭自我护理能力，提高适应工作和生活的能力，尤其注意预防疾病再次发生的指导。

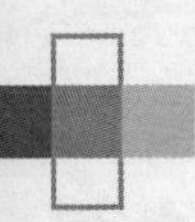

1.行为指导　出院后活动、休息与睡眠要求。康复应注意的问题及功能锻炼方法。应改变不良健康行为，如吸烟、酗酒等。

2.饮食指导　出院后的饮食要求。

3.用药指导　正确用药知识，包括出院带药的剂量、用法及用药注意事项。

4.复查指导　出院后随诊与定期复查的要求。

五、血管外科常见疾病的健康教育

（一）腹主动脉瘤

1.术前教育

（1）心理指导：指导患者减轻焦虑、紧张情绪，使之有安全感，积极配合手术。

（2）行为指导：绝对卧床休息，避免情绪激动，保持大便通畅，有利于血压稳定，避免因血压波动过大造成的不良后果。术前戒烟忌酒2周以上，以减少呼吸道分泌物。禁止热敷腹部包块，避免碰撞腹部。

（3）饮食指导：进食高蛋白饮食，并注意食物搭配，多食蔬菜、水果、杂粮，少食动物脂肪及胆固醇含量多的食物。

2.术后教育

（1）体位指导：采用半卧位，有利于腹腔渗出物流向

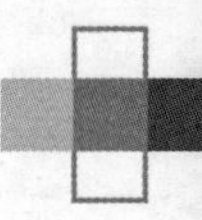

盆腔。

（2）病情观察指导：告知患者术后护士会定时监测体温、脉搏、呼吸、血压；观察意识、有无贫血貌、尿量、皮下淤斑，有无腹部切口内血肿及下肢血供情况。术后必须给予胃肠减压，医务人员注意观察引流物的量、颜色及性状。如患者出现伤口疼痛、呼吸困难、端坐呼吸或咳泡沫样痰等情况，请呼叫护士。

（3）行为指导：术后生命体征平稳后，可床上适当活动。术后7～10天后下地活动，术后3周内避免剧烈活动，有利于血管内膜生长。由于全身麻醉气管插管后，呼吸道分泌物增多、长期卧床、分泌物坠积、腹部切口疼痛、胃管刺激、咳嗽无力等，极易引起肺内感染及肺不张，指导患者有效咳嗽，必要时行雾化吸入。

（4）饮食指导：术后暂禁食，待肛门排气、肠蠕动恢复后逐渐由流食过渡到普食。

3.出院教育

（1）心理指导：避免情绪波动。

（2）饮食指导：食用高蛋白营养食品，多食新鲜蔬菜、水果，少食动物脂肪及胆固醇含量多的食物，保持大便通畅。

（3）复查指导：出院后1～3个月到门诊复查，以了解机体的康复程度及切口愈合情况；如有不适，请随时就诊。

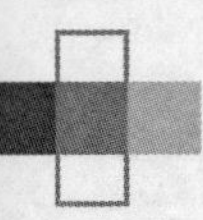

（二）主动脉夹层

1.术前教育

（1）心理指导：指导患者减轻焦虑、恐惧情绪，使之有安全感，积极配合手术。

（2）行为指导：患者绝对卧床休息，避免情绪激动，防止夹层破裂。保证充足的睡眠，有助于控制血压。术前戒烟2周以上，忌酒，以减少呼吸道分泌物。

（3）饮食指导：多食蔬菜、水果、杂粮，少食动物脂肪及胆固醇含量多的食物，保持大便通畅。

（4）用药指导：遵医嘱定时服用降压药，有利于血压稳定，避免因血压波动过大造成的不良后果。

2.术后教育

（1）体位指导：术后取平卧位，待生命体征平稳后采用半卧位，避免人工血管受压，术后卧床2～3周。

（2）病情观察指导：告知患者术后护士会定时监测体温、脉搏、呼吸、血压；观察意识、尿量、有无伤口出血、皮下淤斑及下肢血供情况。如出现头痛、眩晕、恶心、呕吐、心悸、呼吸困难、视物模糊等情况，请及时告知护士。

（3）行为指导：术后生命体征平稳后，可床上适当活动，术后7～10天后下地活动，术后3周内避免剧烈活动，有利于血管内膜生长。由于全身麻醉气管插管后，呼吸道分泌物增多、

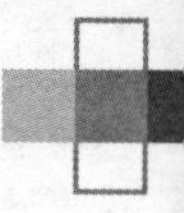

长期卧床，易引起肺内感染及肺不张，指导患者有效咳嗽，必要时行雾化吸入。

（4）用药指导：遵医嘱正确服用降压药和抗凝血药。

（5）饮食指导：术后暂禁食，待肛门排气、肠蠕动恢复后逐渐由流食过渡到普食。

3.出院教育

（1）行为指导：教会患者家属测量血压、监测血压变化的正确方法。

（2）饮食指导：食用高蛋白营养食品，对伴有糖尿病或高脂血症的患者，宜给予低胆固醇、低脂肪及低糖饮食，保持大便通畅。

（3）用药指导：遵医嘱正确服用抗高血压、降血糖和抗凝血药。

（4）复查指导：服用抗凝血药者应定期复查凝血酶原时间，调整药物用量。出院后的第1年内每3个月、第2年内每6个月、第3年后每1年都要行CT检查。

（三）下肢动脉硬化性闭塞症

1.术前教育

（1）心理指导：指导患者减轻焦虑、抑郁情绪，配合手术。

（2）行为指导：严格戒烟，消除烟碱对血管的收缩作用。

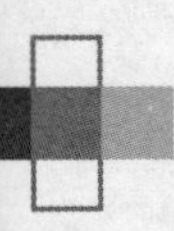

患肢适当保暖，禁止冷热敷。肥胖者应减轻体重。采用Buerger法功能锻炼，促进侧支循环的建立。

（3）用药指导：定时服用降低血脂和血压的药物。

2.术后教育

（1）体位指导：术后平置患肢，动脉血管重建术后应卧床制动2周。

（2）病情观察指导：告知患者术后护士会定时监测体温、脉搏、呼吸、血压；观察患肢皮温、皮色、感觉变化及足背动脉搏动情况。如患者出现伤口疼痛时，请呼叫护士。

（3）行为指导：术后应鼓励患者在床上行足背伸屈运动，以利小腿深静脉回流。

3.出院教育

（1）行为指导：肥胖者注意减肥，因为肥胖会减少肌肉活动而降低静脉血回流。告诫患者严格禁烟。注意保护患肢，切勿赤足行走，避免外伤，鞋子必须合适，穿棉质或羊毛质的袜子，每日勤换袜子。旁路术后患者出院6个月内避免吻合口附近关节的过屈、过伸或扭伤，以防止移植物再闭塞或吻合口撕裂。

（2）用药指导：旁路术后患者遵医嘱服用抗血小板或抗凝药，继续服用降血脂和血压药物，每1～2周定期复查凝血功能。

（3）饮食指导：进低热量、低糖及低脂食物，可预防动脉

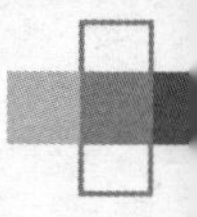

粥样硬化，多摄取维生素以维持血管平滑肌的弹性。

①低脂肪饮食：每日脂肪量限于40g以下，禁食用油炸物、肥肉、猪油及含脂肪多的点心。食物烹调可采用蒸、卤、煮、烩等，少用油或不用油的方法来改善食物的色、香、味；可选用脱脂奶，或肉汤去油，忌食用油脂糕饼、奶油糖果、果仁等。

②低胆固醇饮食：胆固醇每日限制在300mg内，以大米、小麦、蔬菜、水果为主，可适当选用牛奶、鸡蛋、瘦肉、鸭肉、草鱼、鲫鱼、大黄鱼、海蜇头、豆制品等含胆固醇低的食物。尽量少食用含胆固醇高的食物，如动物内脏、蛋黄、脑、鱼子、凤尾鱼、蟹黄等；不宜食用动物油，宜用植物油。

（4）复查指导：旁路术后患者出院后3～6个月到门诊复查彩超，以了解血管通畅情况，必要时复查CTA或MRA，不适随诊。

（四）急性动脉栓塞

1.术前教育

（1）心理指导：指导患者消除恐惧、紧张心理，配合手术。

（2）行为指导：禁饮食，患肢禁止冷、热敷。

（3）病情观察指导：护士会定时监测生命体征变化，观察患肢有无“6P”征，即疼痛、苍白、无脉、冰冷、感觉异常、麻

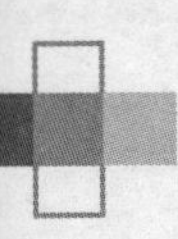

痹，疼痛剧烈时会适当给予镇痛药。如患者出现患肢肿胀、已减轻或消失的疼痛加剧等情况时，请告知护士。

2.术后教育

（1）体位指导：术后平置患肢，注意保暖。

（2）病情观察指导：术后护士会定时监测体温、脉搏、呼吸、血压；观察意识、尿量、皮下淤斑，肢体温度、色泽、感觉和脉搏强度，伤口渗血及引流管引流情况。

（3）行为指导：避免屈髋或屈膝及膝下垫枕。

3.出院教育

（1）行为指导：避免久站或久坐，坚持戒烟，穿宽松的衣裤和鞋袜。

（2）饮食指导：进低脂、低胆固醇、清淡饮食，避免辛辣刺激性食物。

（3）用药指导：严格遵医嘱口服抗凝药物和治疗心脏疾病的药物。用抗凝药期间观察大小便颜色、皮肤黏膜情况，每1～2周定期复查凝血功能。

（4）复查指导：出院后3～6个月到门诊复查彩超，以了解血管通畅情况。

（五）多发性大动脉炎

1.术前教育

（1）心理指导：指导患者减轻焦虑、恐惧情绪，配合

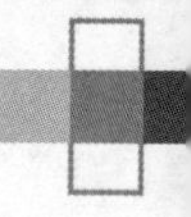

手术。

（2）行为指导：卧床休息，避免走动太多，保证充足的睡眠，有助于控制血压。如出现头晕、头痛、黑朦及晕厥等情况，请呼叫护士。

（3）用药指导：遵医嘱服用降压药、激素类药、免疫抑制剂。

2.术后教育

（1）体位指导：术后取平卧位，待生命体征平稳后采用半卧位，避免头部剧烈活动，防止人工血管受压。

（2）病情观察指导：告知患者术后护士会定时监测体温、脉搏、呼吸、血压；观察意识、尿量、有无伤口出血、皮下淤斑及肢体血供情况。术后伤口疼痛是术后正常反应，医务人员会酌情提供镇痛药和镇静药。如患者出现头痛、眩晕、恶心、呕吐、心悸、呼吸困难、视物模糊等情况，请呼叫护士。

（3）行为指导：术后生命体征平稳后，可床上适当活动，避免关节过度屈曲，以免挤压、扭曲人工血管。术后7～10天后下地活动，术后3周内避免剧烈活动，有利于血管内膜生长。全身麻醉气管插管后，呼吸道分泌物增多、长期卧床，易引起肺内感染及肺不张，指导患者有效咳嗽，必要时行雾化吸入。

（4）用药指导：遵医嘱正确服用抗凝药及皮质激素类药物，自我观察药物不良反应。每1～2周定期复查凝血功能。

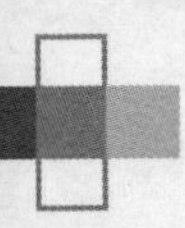

（5）饮食指导：术后暂禁食，待肛门排气、肠蠕动恢复后逐渐由流食过渡到普食。

3.出院教育

（1）行为指导：戒烟，适当患肢活动，逐渐增加活动量保证充足的睡眠，保持心情舒畅。

（2）饮食指导：食用高蛋白营养食品，合理营养。

（3）用药指导：遵医嘱正确服用抗凝血药，用抗凝药期间观察大小便颜色、皮肤黏膜情况，每1～2周重复检查一次出凝血时间。

（4）复查指导：出院后1～3个月到门诊复查，了解血管通畅情况及原发疾病发展情况。

（六）血栓闭塞性脉管炎

1.术前教育

（1）心理指导：指导患者减轻焦虑、抑郁情绪，配合手术。

（2）体位指导：休息时取头高足低位，使血液容易灌注至下肢；避免长时间同一姿势不变及双膝交叉，以免影响血液循环。

（3）行为指导：严禁吸烟，注意肢体保暖，禁热敷，因热疗使组织需氧量增加，将加重肢体病变程度。保护足部，保持足部清洁、干燥，皮肤瘙痒时避免用手抓，可涂拭止痒药膏。采用Buerger法行功能锻炼，促进侧支循环的建立。

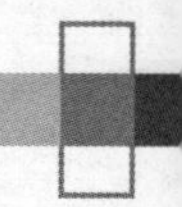

2.术后教育

（1）体位指导：术后抬高患肢高于心脏水平20～30cm，以利血液回流。静脉血管重建术后卧床制动1周，动脉血管重建术后应卧床制动2周。

（2）病情观察指导：术后护士会定时监测体温、脉搏、呼吸、血压；观察肢体温度、色泽、感觉和脉搏强度及伤口渗血情况。

（3）行为指导：卧床制动期间鼓励患者在床上做足背伸屈运动，以利小腿深静脉血液回流。

3.出院教育

（1）行为指导：绝对禁烟。保护患肢，切勿赤足行走，避免外伤，鞋子必须合适，穿棉质或羊毛质的袜子，每日勤换袜子。改善居家环境，创造干净、舒适的居家场所，避免寒冷、潮湿的刺激。勤晒被褥，冬天注意保暖。

（2）用药指导：遵医嘱继续服用抗血小板药物及扩血管药物。

（3）复查指导：出院后3~6个月到门诊复查，了解患者血供及伤口愈合情况。

（七）单纯性下肢静脉曲张

1.术前教育

（1）心理指导：指导患者消除紧张、焦虑心理，配合

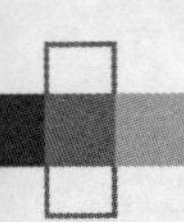

手术。

（2）饮食指导：进食易消化饮食，保持大便通畅，防止便秘。

（3）行为指导：行走时使用弹力绷带或穿弹力袜，避免久站久坐。卧床时抬高患肢高于心脏水平20～30cm，促进静脉回流。坐时双膝勿交叉过久，以免压迫、影响腘窝静脉回流。

2.术后教育

（1）体位指导：术后平卧6小时，抬高患肢高于心脏水平20～30cm，促进静脉回流。

（2）病情观察指导：术后护士会定时监测体温、脉搏、呼吸、血压；观察伤口及弹力绷带包扎松紧情况，足背动脉搏动及皮温情况。术后伤口疼痛是术后正常反应，医务人员会酌情提供镇痛药和镇静药。

（3）饮食指导：术后6小时后可饮水，进食易消化、少刺激性饮食。

（4）行为指导：术后即可行足背伸屈运动，12～24小时可下床活动，防止深静脉血栓形成。

3.出院教育

（1）行为指导：避免久站久坐，休息时抬高患肢，坐时双膝勿交叉过久，坐椅的高度以不使膝盖屈曲超过90°为原则，椅子的深度应使腘窝与座位之间能伸入2个手指为宜，以免

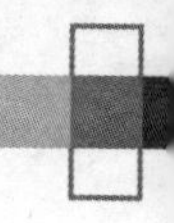

压迫腘窝的血管，而阻碍动脉血流到下肢与静脉血的回流。继续应用弹力绷带或穿弹力袜至少1～3个月，避免用过紧的腰带和穿紧身衣物。防止感冒，积极治疗慢性咳嗽。

（2）饮食指导：合理膳食，避免肥胖，多进食新鲜水果蔬菜，防止便秘，减少腹压增高因素。

（3）复查指导：出院后3～6个月到门诊复查，了解患肢静脉回流情况及皮肤营养障碍性改变情况。

（八）下肢深静脉血栓形成

1. 术前教育

（1）心理指导：指导患者消除紧张、焦虑心理，配合手术。

（2）行为指导：急性期患者绝对卧床休息10～14天，床上活动时避免动作幅度过大，禁止按摩、热敷患肢，防止血栓脱落。避免膝下垫硬枕、过度屈髋，以免影响静脉回流，避免用过紧的腰带、吊袜带和穿紧身衣物。皮下注射、输液治疗后，适当延长穿刺点按压时间，防止皮下出血。禁烟。

（3）体位指导：抬高患肢高于心脏水平20～30cm，促进静脉回流，并可降低下肢静脉压，减轻患肢水肿与疼痛。

（4）饮食指导：进低脂、含丰富维生素的食物，保持大便通畅，术前2～3天进少渣饮食。

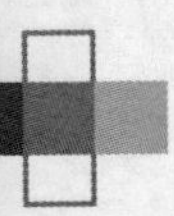

2.术后教育

（1）体位指导：抬高患肢高于心脏水平20～30cm，膝关节微屈。

（2）病情观察指导：告知患者术后医务人员会定时监测体温、脉搏、呼吸、血压；观察患肢皮温、皮色及肿胀消退情况。如患者感胸痛、呼吸困难、咯血，发现大小便颜色异常或皮肤出现淤斑情况时，请呼叫医务人员。

（3）行为指导：术后每日数次行足背伸屈运动，恢复期患者逐渐增加活动量，如增加行走距离和锻炼下肢肌肉，以促进下肢深静脉再通和侧支循环建立。抗凝治疗期间用软毛刷刷牙，避免碰撞及摔跌。

（4）饮食指导：术后6小时进易消化、低脂、富含纤维素的饮食。

3.出院教育

（1）行为指导：告诫患者要绝对禁烟，指导患者正确使用弹力袜以减轻症状。根据患肢情况，逐步恢复正常工作及生活，避免长距离行走及久站，当患肢肿胀不适时及时卧床休息，并抬高患肢高于心脏水平20～30cm。

（2）饮食指导：进低脂、富含纤维素的饮食，保持大便通畅，多饮水，可促进循环，促进废物排泄，降低血液黏滞度，防止血栓形成。

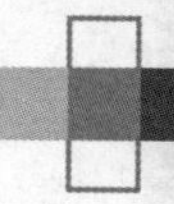

（3）用药指导：严格遵医嘱口服抗凝药物，用药期间观察大小便颜色、皮肤黏膜情况，每周重复检查1次血常规及出凝血时间。

（4）复查指导：出院后3～6个月到门诊复查，告知患者本病有后遗静脉瓣膜功能不全的可能，若出现下肢肿胀，平卧或抬高患肢仍无明显消退时应及时就诊。

第七章 血管外科疾病的常用评估量表

第一节　入院评估单

入院评估单见表7-1-1。

表7-1-1　××××医院入院评估单

自理能力评估														
等级	进食	洗澡	修饰	穿衣	控制大便	控制小便	如厕	床椅转移	平地行走	上下楼梯	总分	自理能力分级		护理措施
完全独立	10	5	5	10	10	10	10	15	15	10		H	重度依赖≤40分	
需部分帮助	5	0	5	5	5	5	5	10	10	5		M	中度依赖：41～60分	
需极大帮助	0	–	–	0	0	0	0	5	5	0		L	轻度依赖：61～99分	
完全依赖	–	–	–	–	–	–	–	0	0	–		N	无须依赖：100分	
分值														
备注：1.对照“评分标准”填写相应分值；“自理能力分级、护理措施”使用相应字母或符号表示。 2.轻度依赖每周评估一次，中度依赖3天评估一次，重度依赖需要每天评估。 3.护理措施：①晨/晚间护理；②对非禁食患者协助进食/水；③卧位护理；④排泄护理；⑤床上温水擦浴；⑥其他_____														

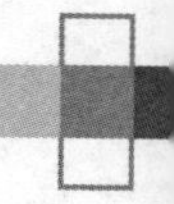

续表

压力性损伤评估										
分值	意识状态	活动能力	肢体可动度	进食状况	失禁/皮肤受潮	皮肤状况	总分	危险等级		护理措施
4	清醒/嗜睡	行动自如	完全能动	进食足够	皮肤干爽	正常状况		H	高危险：≤12分	
3	意识模糊	步行需扶助	有些限制	进食不足	偶有受潮	颜色异常		M	中危险：13～18分	
2	昏睡	能够起床	极度限制	进食量少	常有受潮	温度异常		L	低危险：19～23分	
1	昏迷	长期卧床	不能活动	不能进食	一直受潮	缺水/水肿		N	无危险：24分	
分值										

备注：1.对照“评估标准”填写相应分值，“危险等级、护理措施”使用相应字母或符号表示。

2.无危险、低危险每周评估一次，中危险及以上需要每天评估直到患者出院。

3.护理措施：①床单元整洁干燥；②每2小时翻身一次；③使用气垫床、海绵垫；④营养支持治疗；⑤尿失禁护理；⑥大便失禁护理；⑦局部减压；⑧其他______

导管评估																				
Ⅰ类导管						Ⅱ类导管					Ⅲ类导管				意识		其他		总分	护理措施
胸管	T管	口鼻插管	气管插管	动静脉插管	脑室引流管	引流管	负压球	深静脉导管	三腔管	造瘘管	导尿管	输液管	胃管	氧气管	烦躁	意识不清	幼儿	不配合		
3	3	3	3	3	3	2	2	2	2	2	1	1	1	1	4	3	2	2		

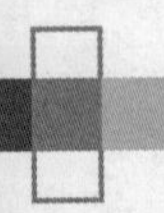

续表

备注：1.低危险：<5分；中危险：5～10分；高危险：>10分；低危险每周评估一次，中危险及以上根据患者实际情况动态评估。

2.评估项目空白栏内填写分值，“护理措施”使用相应字母或符号表示。

3.护理措施：①加强固定；②使用约束带；③安全教育；④其他_____

<table>
<tr><th colspan="24">跌倒/坠床评估</th></tr>
<tr><th colspan="4">意识状态</th><th colspan="5">使用药物</th><th colspan="2">排泄异常</th><th rowspan="2">跌倒病史</th><th rowspan="2">坠床病史</th><th rowspan="2">视觉退化</th><th rowspan="2">听觉退化</th><th rowspan="2">体位性低血压</th><th rowspan="2">眩晕或虚弱</th><th rowspan="2">行动障碍</th><th rowspan="2">年龄≥65岁</th><th rowspan="2">年龄≤6岁</th><th rowspan="2">吸毒或酗酒</th><th rowspan="2">总分</th><th rowspan="2">护理措施</th></tr>
<tr><th>意识丧失</th><th>癫痫史</th><th>意识混乱</th><th>无方向感</th><th>镇静药</th><th>降压药</th><th>降血糖药</th><th>利尿药</th><th>泄药</th><th>尿频</th><th>腹泻</th></tr>
<tr><td colspan="4">3</td><td colspan="5">1</td><td colspan="2">1</td><td colspan="2">3</td><td colspan="2">1</td><td>2</td><td>1</td><td>1</td><td>1</td><td>2</td><td>1</td><td></td><td></td></tr>
<tr><td></td><td></td><td></td><td></td><td></td><td></td><td></td><td></td><td></td><td></td><td></td><td></td><td></td><td></td><td></td><td></td><td></td><td></td><td></td><td></td><td></td><td></td><td></td></tr>
</table>

备注：1.低危险：1分；中危险：2分；高危险：≥3分；中危险每周评估一次，高危险每天评估一次。

2.评估项目空白栏内填写分值，“护理措施”使用相应字母或符号表示。

3.护理措施：①使用床栏；②使用约束带；③安全教育；④使用安全警示标识；⑤家属陪伴；⑥巡视；⑦其他_____

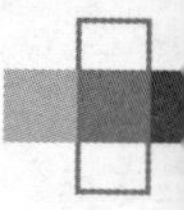

第二节 VTE风险与预防评估表（Caprini量表）

VTE风险与预防评估表（Caprini量表）见表7-2-1。

表7-2-1 VTE风险与预防评估表（Caprini量表）

1.VTE风险评估		
1分项 □年龄41～60岁 □肥胖（体质指数≥25 kg/m^2） □不明原因反复流产史 □妊娠或产褥期 □服用避孕药或雌激素替代治疗 □因内科疾病卧床（<3天） □下肢水肿 □下肢静脉曲张 □炎性肠病史（溃疡性结肠炎、克罗恩病） □严重的肺部疾病（1个月内） □肺功能异常（FEV$_1$%<50%） □心力衰竭（1个月内） □脓毒血症（1个月内） □小手术（<45分钟）	2分项 □年龄61～74岁 □卧床>3天 □恶性肿瘤 □腹腔镜手术（>45分钟） □关节镜手术 □其他大手术（>45分钟） □中心静脉置管 3分项 □年龄≥75岁 □VTE家族史 □既往VTE病史 □肝素诱导的血小板减少症 □已知的血栓形成倾向（包括抗凝血酶缺乏症，蛋白C或S缺乏，Leiden Ⅴ因子、凝血酶原G20210A突变，抗磷脂抗体综合征等）	5分项 □脑卒中（1个月内） □急性脊髓损伤（瘫痪）（1个月内） □择期髋或膝关节置换术 □或髋关节，骨盆或下肢骨折多发性创伤（1个月内） 预防措施副本 □使用相应的警示标识 □家属陪护 □抬高患肢 □早期功能锻炼 □早期下床活动 □穿弹力袜 □气压治疗 □告知有关注意事项 □遵医嘱抗凝治疗 总分：________ 评估结果：________ 评估日期：________ 评估时间：________
总评分＝ 低危＝0～2分；中危3～4分；高危≥5分 护士签名：		

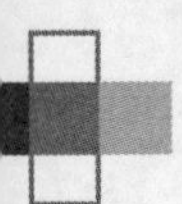

续表

2.出血风险评估　　存在下列因素者，同时具有高出血风险，药物预防需慎重	
□活动性出血 □3个月内有出血事件 □活动性胃肠溃疡 □严重肾功能或肝功能衰竭 □血小板计数<50×10^9/L □已知、未治疗的出血疾病 □未控制的高血压 □腰椎穿刺、硬膜外或椎管内麻醉术前4小时术后12小时 □同时使用抗凝药物、抗血小板治疗或者溶栓药物 □凝血功能障碍	□腹部手术：术前贫血 □复杂手术（联合手术、分离难度高或超过一个吻合术） □胰十二指肠切除术：败血症、胰瘘、手术部位出血 □肝切除术：原发性肝癌、术前血红蛋白和血小板计数低 □心脏手术：体外循环时间较长 □胸部手术：全肺切除术或扩张切除术 □开颅手术 □脊柱手术 □脊柱外伤 □游离皮瓣重建手术

3.VTE预防处方		
低危	VTE中-高危，出血风险高	VTE中－高危，出血风险低
□早期活动 □不进行任何预防措施	□间歇充气加压泵（IPC） □分级加压弹力袜（GCS） □其他：___（注明） □不进行任何预防措施	□机械预防措施（IPC或GCS） □低分子肝素 □巴曲酶 □普通肝素 □艾多沙班 □利伐沙班 □达比加群 □华法林 □其他：___（注明） □不进行任何预防措施
评估日期：	评估时间：	医生签名：

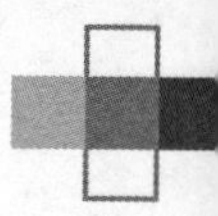

第三节 患者疼痛评价量表

一、疼痛语言评价量表（verbalde scriptions scale，VDS）

具体做法：把一条直线等分成5份，0=无痛，1=微痛，2=中度疼痛，3=重度疼痛，4=剧痛。患者根据自身疼痛程度选择合适的描述（图7-3-1）。

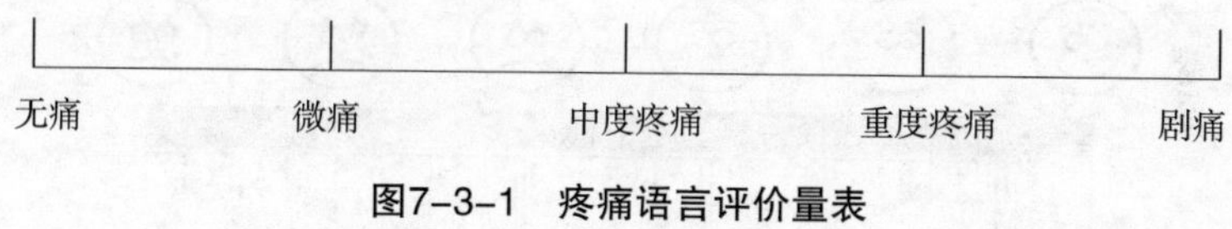

图7-3-1 疼痛语言评价量表

二、视觉模拟评分法（visual analogue scales，VAS）

具体做法：画一条长线（一般长为100mm），线上不应有标记、数字或词语，以免影响评估结果。保证患者理解两个端点的意义非常重要，一端代表无痛，另一端代表剧痛，让患者在线上最能反映自己疼痛程度之处画一交叉线（图7-3-2）。

无痛　　　　中度疼痛　　　　剧痛

图7-3-2 视觉模拟评分法

三、面部疼痛表情量表（faces pain scale-revised，FPS-R）

此方法适用于任何年龄，没有特定的文化背景要求及性别

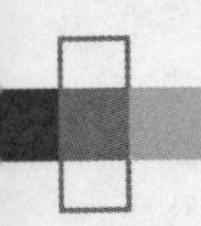

要求，各种急慢性疼痛的患者，特别是老年人、儿童及表达能力丧失者。该法最初是为了评估儿童疼痛而设计的，最后在使用中因其实用性而逐步扩大了使用范围。它由6个脸谱构成从微笑（代表无痛）到最后痛苦的哭泣（代表无法忍受的疼痛），见图7-3-3。

请选择最能描绘出您疼痛程度的脸谱告诉医生
0
1
2
3
4
5
6
7
8
9
10
无痛
剧痛

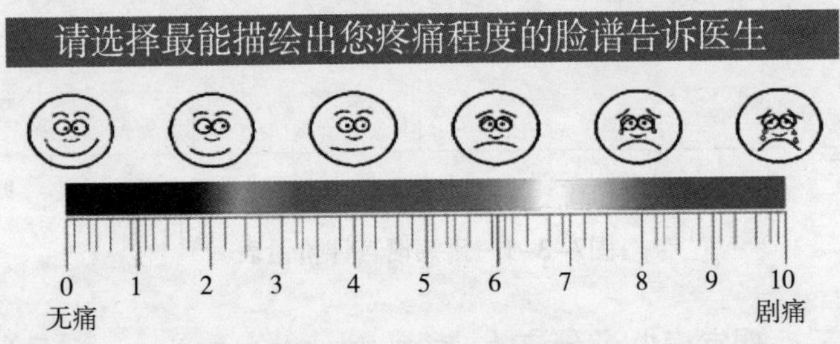

图7-3-3　面部疼痛表情量表

疼痛评估脸谱：0：无痛；1～3：轻度疼痛（睡眠不受影响）；4～6：中度疼痛（睡眠受影响）；7～10：重度疼痛（严重影响睡眠）

四、主诉疼痛程度分级法（verbal rating scale，VRS）

让患者根据自身感受说出，即语言描述评分法。这种方法患者容易理解，但不够精确。具体方法是将疼痛划分为4级：①无痛；②轻微疼痛；③中度疼痛；④剧烈疼痛。

0级：无疼痛。

Ⅰ级（轻度）：有疼痛但可忍受，生活正常，睡眠无干扰。

Ⅱ级（中度）：疼痛明显，不能忍受，要求服用镇痛药物，睡眠受干扰。

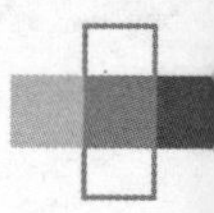

Ⅲ级（重度）：疼痛剧烈，不能忍受，需要用镇痛药物，睡眠受严重干扰，可伴自主神经功能紊乱或被动体位。

第四节　肌力评定量表

肌力的分级见表7-4-1。

表7-4-1　肌力的分级

分级	描述
0级	肌肉无任何收缩现象（完全瘫痪）
1级	肌肉可轻微收缩但不能活动关节，仅在触摸肌肉时能感觉到肌肉的收缩
2级	肌肉收缩可引起关节活动，但不能对抗地心引力，肢体不能抬离床面
3级	肢体能抬离床面，但不能对抗阻力
4级	能做对抗阻力的活动，但肌力比正常肌力差
5级	正常肌力

第五节　深静脉血栓的临床特征评分

深静脉血栓的临床特征评分见表7-5-1。

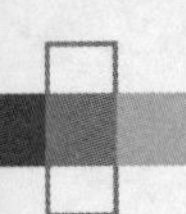

表7-5-1　深静脉血栓的临床特征评分（Wells评分）

病理及临床表现	评分
肿瘤	1
瘫痪或近期下肢石膏固定	1
近期卧床＞3天或近4周内大手术	1
沿深静脉走行的局部压痛	1
全下肢水肿	1
与健侧相比，小腿肿胀＞3cm	1
既往DVT病史	1
凹陷性水肿（症状侧下肢）	1
有浅静脉的侧支循环（非静脉曲张）	1
类似或与下肢深静脉血栓相近的诊断	2

临床可能性	评分
低度	≤0分
中度	1～2分
高度	≥3分

*若双侧下肢均有症状，以症状严重的一侧为宜

第六节　血管外科专科肢体功能评定表

血管外科专科肢体功能评定表见表7-6-1。

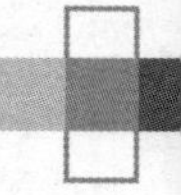

表7-6-1　血管外科专科肢体功能评定表

姓名：　　性别：　年龄：　床号：　住院号：　诊断：

序号	日期	肌力		水肿		疼痛		色素沉着		溃疡大小		功能丧失		跛行		足背动脉		签名	
		上肢	下肢	上肢	下肢	上肢	下肢	上肢	下肢	上肢	下肢	上肢	下肢	左	右	左	右	医生	患者

评定标准：

	项目	标　准
1	肌力	1=肌力0级，2=肌力1级，3=肌力2级，4=肌力3级，5=肌力4级，6=肌力5级
2	水肿	0=无，1=轻度/中度，2=重度/凹陷、非凹陷，3=水疱
3	疼痛	0=无，1=轻度/中度，2=重度，需镇痛
4	色素沉着	0=无，1=局限性，2=广泛性
5	溃疡大小	0=无（或不愈），1=<2cm，2=>2cm（直径）
6	功能丧失	0=无症状，1=有症状、无须辅助设施而有功能，2=依赖辅助设施
7	跛行	0=无，1=轻度/中度，2=重度
8	足背动脉	A0=消失，A+=减弱，A++=正常，A+++=增强

第七节　血管疾病专科评估表

1.体重指数（BMI）诊断标准　见表7-7-1。

表7-7-1　体重指数诊断标准

BMI分类	世界卫生组织标准	亚洲标准	中国参考标准	相关疾病发病的危险因素
体重过低	<18.5	<18.5	<18.5	低（但其他疾病危险增加）
正常范围	18.5～24.9	18.5～24.9	18.5～24.9	平均水平
超重	≥25	≥23	≥24	增加
肥胖前期	25.0～29.9	23～24.9	24～27.9	增加
Ⅰ度肥胖	30.0～34.9	25～29.9	28～29.9	中度增加
Ⅱ度肥胖	35.0～39.9	≥30	≥30	严重增加
Ⅲ度肥胖	≥40	≥40	≥40	非常严重增加

注：BMI=体重（kg）/［身高（m）］^{2}

2.血栓性静脉炎量表　见表7-7-2。

表7-7-2　血栓性静脉炎量表

等级	临床标准
0级	无症状
1级	脓肿部位红斑，不一定疼痛
2级	脓肿部位疼痛，有红斑和（或）水肿
3级	脓肿部位疼痛，有红斑
	条状物形成
	可触及静脉条索

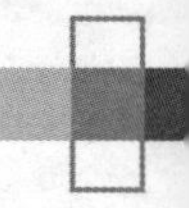

续表

等级	临床标准
4级	脓肿部位疼痛，有红斑
	条状物形成
	可触及静脉条索长度>2.54cm
	脓性渗出物

3.视觉输液静脉炎量表　见表7-7-3。

表7-7-3　视觉输液静脉炎量表

评分	观察
0	没有症状
1	出现以下一种症状：
	静脉输液部位轻微疼痛；静脉输液部位周围轻微发红
2	出现以下两种症状：
	静脉输液部位疼痛；红斑；肿胀
3	所有下列症状均明显：
	沿着套管路径发生疼痛；硬化
4	出现以下所有症状且范围较大：
	沿着套管路径出现疼痛；红斑；硬化；可触及静脉条索
5	出现以下所有症状且范围较大：
	沿着套管路径出现疼痛；红斑；硬化；可触及静脉条索；发热

4.急性肢体缺血分级　见表7-7-4。

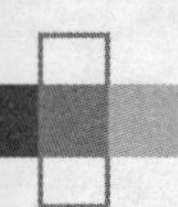

表7-7-4 急性肢体缺血分级

分级	预后	感觉缺失	活动受损	动脉频谱	静脉频谱
Ⅰ（有活力）	好	无	无	可及	可及
Ⅱa（轻微受损）	及时治疗可保肢	少（趾）或无	无	不可及	可及
Ⅱb（严重受损）	及时血管成形可保肢	重度，有静息痛	轻度，中度	不可及	可及
Ⅲ（不可逆损伤）	组织缺失或永久神经损害	麻木，感觉缺失	麻痹，僵直	不可及	不可及

5.急性肢体缺血症状和体征评估表 见表7-7-5。

表7-7-5 急性肢体缺血症状和体征评估表

特征	轻度	重度	不可逆
临床特征	不立即威胁肢体活力	如果及时治疗可挽救肢体	大量组织坏死，截肢不可避免
毛细血管反流	正常	存在，但较缓慢	缺如（大理石样改变）
肌无力	无	局部、轻度	显著、瘫痪（强直）
感觉麻痹	无	轻度（部分感觉丧失）	显著、麻痹
动、静脉超声多普勒检查	有血流信号	有或无血流信号	无血流信号

注：急性肢体缺血症状的严重程度常取决于血管闭塞的位置和侧支代偿情况，在患肢缺血程度评估过程中，与对侧肢体进行比较非常重要。典型表现为“6P”症状，即疼痛（pain）、苍白（pallor）、无脉（pulse lessness）、麻痹（paralysis）、感觉异常（paresthesia）和冰冷（poikilothermia）

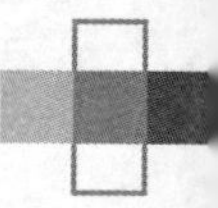

6.下肢动脉硬化闭塞症分类和分期　见表7-7-6。

表7-7-6　下肢动脉硬化闭塞症分类和分期

Fontaine分类		Rutherford分类		
分期	临床分类	级别	类别	临床表现
Ⅰ期	无症状	0	0	无症状
Ⅱa期	轻度间歇性跛行	Ⅰ	1	轻度间歇性跛行
Ⅱb期	中、重度间歇性跛行	Ⅰ	2	中度间歇性跛行
		Ⅰ	3	重度间歇性跛行
Ⅲ期	静息痛	Ⅱ	4	静息痛
Ⅳ期	组织溃疡、坏疽	Ⅲ	5	轻微组织缺损
		Ⅳ	6	组织溃疡、坏疽

7.血栓闭塞性脉管炎分期　见表7-7-7。

表7-7-7　血栓闭塞性脉管炎分期

分期	名称	临床表现	动脉受累情况
Ⅰ期	局部缺血期	以感觉和皮肤色泽改变为主	动脉首先受病变侵袭，出现临床缺血性的表现，其原因主要是受累动脉的功能性变化（痉挛）而非器质性原因（闭塞）
Ⅱ期	营养障碍期	以疼痛和营养障碍为主	受累动脉已处于闭塞状态，患肢依靠侧支循环而保持存活；消除交感神经作用后，仍能促使侧支进一步扩张，提供稍多的血量。所以在这一时期，以器质性变化为主
Ⅲ期	组织坏死期	以溃疡和坏疽为主	患肢的动脉已完全闭塞，侧支已无法发挥代偿功能，仅能使坏疽与健康组织分界平面的近侧肢体保持存活，趾（指）端则因严重缺血而发生坏疽

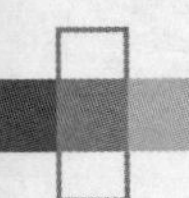

8.腔内隔绝术后内漏分类　见表7-7-8。

表7-7-8　腔内隔绝术后内漏分类

分型	分类依据
Ⅰ	指近端内漏，包括贴附不紧密、裂口扩展或产生新的裂口
Ⅱ	指反流，包括来源于移植物远端与管壁之间的缝隙、远端裂口的反流和分支动脉的反流
Ⅲ	指移植物与移植物毁损或连接有关的内漏
Ⅳ	指移植物密封性能较差，形成广泛渗漏

9.咯血量的分级　见表7-7-9。

表7-7-9　咯血量的分级

分级	描述
小量	咯血量＜100ml/24h
中量	100～500ml/24h
大量	咯血量＞500ml/24h或一次咯血量＞300ml

10.出血性休克严重程度分级　见表7-7-10。

表7-7-10　出血性休克严重程度分级

分级	失血量（ml）	失血量占血容量比例（%）	心率（次/分）	血压	呼吸频率（次/分）	尿量（ml/h）	神经系统症状
Ⅰ	＜750	＜15	≤100	正常	14～20	＞30	轻度焦虑
Ⅱ	750～1500	15～30	＞100	下降	20～30	20～30	中度焦虑

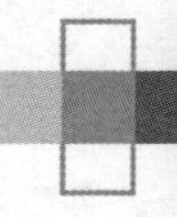

续表

分级	失血量（ml）	失血量占血容量比例（%）	心率（次/分）	血压	呼吸频率（次/分）	尿量（ml/h）	神经系统症状
Ⅲ	1500～2000	30～40	＞120	下降	30～40	5～20	萎靡
Ⅳ	大于2000	＞40	＞140	下降	＞40	无尿	昏睡

11.血压水平定义和分级　见表7-7-11。

表7-7-11　血压水平定义和分级

分类	收缩压（mmHg）	舒张压（mmHg）
正常血压	＜120和	＜80
正常高值	120～139和（或）	80～89
高血压	≥140和（或）	≥90
1级高血压（轻度）	140～159和（或）	90～99
2级高血压（中度）	160～179和（或）	100～109
3级高血压（重度）	≥180和（或）	≥110
单纯收缩期高血压	≥140和	＜90

注：（1）高血压的定义：在未使用降压药的情况下，非同日3次测量血压，收缩压≥140mmHg和（或）舒张压≥90mmHg。（2）患者既往有高血压史，目前正在使用降压药物，血压虽然低于140/ 90mmHg，也诊断为高血压，当收缩压和舒张压分属于不同级别时，以较高的分级为准

12.静脉输液渗出分级和标准　见表7-7-12。

表7-7-12　静脉输液渗出分级和标准

分级	标准
0级	没有症状
1级	皮肤发白，水肿直径<2.5cm，皮肤冰凉，伴或不伴有疼痛
2级	皮肤发白，水肿直径2.5～15cm，皮肤冰凉，伴或不伴有疼痛
3级	皮肤发白，呈半透明状，水肿直径>15cm，皮肤冰凉，轻度到中度疼痛，可能伴有麻木感
4级	皮肤苍白，呈半透明状，皮肤紧绷，伴有渗出，皮肤变色，有淤斑，肿胀，水肿直径>15cm，凹陷性组织水肿，循环障碍，中度到重度疼痛，任何剂量的血液制品、刺激性药物或腐蚀性药物的外渗

13.下肢深静脉血栓形成（DVT）临床分型　见表7-7-13。

表7-7-13　下肢深静脉血栓形成（DVT）临床分型

分型	分型依据
周围型	股浅静脉下段以下的深静脉血栓形成
中央型	髂股静脉血栓形成
混合型	全下肢深静脉血栓形成

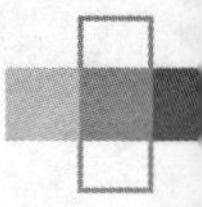

14.下肢深静脉血栓形成临床分期　见表7-7-14。

表7-7-14　下肢深静脉血栓形成临床分期

分期	分期依据
急性期	发病后14天以内
亚急性期	发病后15～28天
慢性期	发病28天以后
后遗症期	出现下肢深静脉血栓后遗症症状：酸胀、慢性水肿、浅表静脉扩张或曲张、小腿皮肤色素沉着溃疡等
慢性期或后遗症期急性发作	在慢性期或后遗症期，疾病再次急性发作

15.下肢深静脉血栓形成介入疗效评价分级　见表7-7-15。

表7-7-15　下肢深静脉血栓形成介入疗效评价分级

疗效	分级	项目及依据		
		患者张力活动度	患侧肢体周径（与健侧肢体的周径差）	下肢静脉造影
优	1级	基本正常	基本正常，周径差≤1.0cm	血流全部恢复或基本恢复，异常侧支血管不显示，对比剂无潴留，管壁光滑
良	2级	接近正常	接近正常，1.0cm<周径差≤1.5cm	血流大部分恢复，有少量侧支血管，对比剂无明显潴留，管壁较光滑
中	3级	较明显改善	较明显改善，1.5cm<周径差≤2cm	血流部分恢复。有较多侧支血管，对比剂有轻度潴留，管壁欠光滑

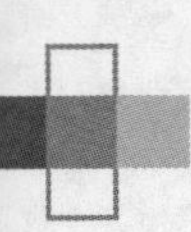

续表

疗效	分级	项目及依据		
		患者张力活动度	患侧肢体周径（与健侧肢体的周径差）	下肢静脉造影
差	4级	无明显改善	无明显改善，周径差＞2.0cm	血流无恢复，有大量侧支血管，对比剂有明显潴留，管壁不光滑

注：（1）DVT的介入疗效评价可在出院前和出院后6个月、1年、3年进行。（2）评价为优、良、中者为治疗有效

第八章

典型案例解读

第一节　主动脉夹层

一、案例介绍

一般资料：患者，男，38岁。

现病史：患者于2020年5月31日突发胸背部撕裂样疼痛就医，急诊以“1.主动脉夹层（Stanford B型）；2.肠系膜上动脉闭塞；3.麻痹性肠梗阻；4.腹腔干动脉夹层；5.脾动脉栓塞；6.右髂总动脉闭塞；7.急性右下肢缺血；8.双髂动脉夹层；9.高血压3级：很高危组；10.肺部感染；11.低钾血症”平车入院。入院护理查体示：体温36.5℃，脉搏98次/分，呼吸20次/分，血压179/119mmHg，血氧饱和度93%。患者自诉胸背部疼痛，评估面部疼痛表情量表（FPS-R）（图7-3-3）评分为6分。右侧股动脉搏动（-），右下肢皮温稍低，肌力0级，浅、深感觉减退；左侧股动脉搏动（++），左下肢皮温正常，左下肢肌力Ⅳ级，浅、深感觉正常。入院后立即给予0.9%氯化钠注射液50ml+硝酸甘油注射液40mg微量泵入10ml/h，0.9%氯化钠注射液40ml+盐酸艾司洛尔注射液1g微量泵入10ml/h，0.9%氯化钠注射液48ml+地佐辛注射液10mg微量泵入4ml/h，患者疼痛缓解，疼痛评分2分。辅助检查：胸腹主动脉CTA示主动脉夹层（Stanford B型）（图8-1-1）。血常规：WBC 26.88×10^9/L。心电图：窦性心动过速。双下肢血管彩超：双下肢股深、股浅、腘、胫前、胫后、腓动脉、足背动脉血流速度明显减慢，右侧仅探及微少量血流信号。完善术前准备急诊行“胸主动脉夹层腔内隔绝支架置入术、左锁骨下动脉支架置入术”。术后转重症医学科，患者发生急性肾衰竭、重症脓毒症、急性消化道出血、肠道缺血缺氧并坏死可能、肠道功能障碍、中度贫血。给予留置胃管、尿管、左腹股沟区透析管各一根，固定良好。患者因腹泻严重骶尾皮肤发红，肛周湿疹，其中有20cm×31cm破溃，破溃皮肤表面有淡黄色渗出及淡血性渗出。待病情相对平稳，于6月17日转回普通病房。患者住院天数52天，出院时病情好转，感染得到控制，肛周皮肤愈合，右下肢肌力Ⅲ级，左下肢肌力Ⅳ级，在家属搀扶下可下床活动。

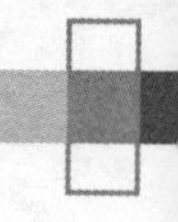

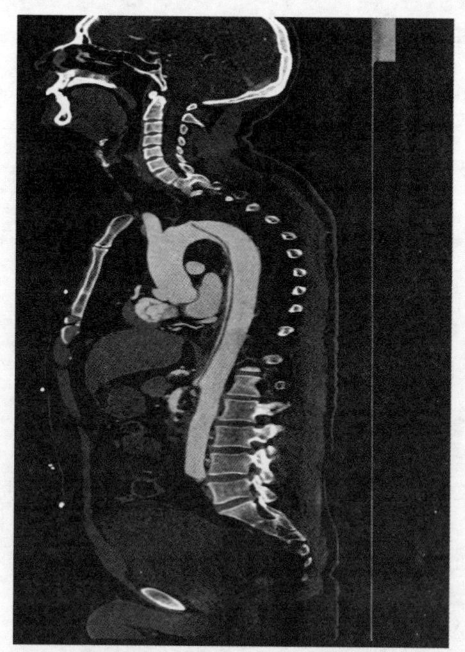

图8-1-1　CTA

辅助检查：6月17日血常规示WBC 38.48×10^9/L，血红蛋白68g/L。

主要治疗：监测血压2小时一次，血压波动在110～130/66～89mmHg，脉搏波动在61～80次/分，给亚胺培南+替加环素+氟康唑，加强抗感染治疗。患者发热，最高体温38.6℃，给予布洛芬混悬液口服；蒙脱石散、双歧杆菌口服调整胃肠道，硝苯地平控释片、美托洛尔缓释片降压治疗，输悬浮红细胞2U。

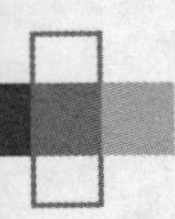

二、护理评估

（一）术前护理评估

1.健康史　既往高血压病史3年余，未规律服用降压药，血压控制差，最高170/110mmHg；吸烟约40支/日，饮酒5次/周，约500ml/次。无手术史，无药物过敏史。

2.身体状况

（1）局部：胸背部撕裂样疼痛。

（2）全身：患者意识清楚、皮肤温度正常、尿量正常、无大出血休克征象。右侧股动脉搏动（-），右下肢皮温稍低，肌力0级，浅、深感觉减退；左侧股动脉搏动（++），左下肢皮温正常，左下肢肌力Ⅳ级，浅、深感觉正常。

3.心理和社会支持状况　患者恐惧、焦虑，知晓急性主动脉夹层发病凶险、死亡率高感到恐惧。家属紧张、担忧。发病急，患者中年，属家庭支柱，手术费用较高，家庭有一定经济负担，医疗费用支付形式为居民医保。

（二）术后护理评估

1.手术情况　局部麻醉下行“胸主动脉夹层腔内隔绝支架置入术、左锁骨下动脉支架置入术”，左上肢桡动脉及右腹股沟区有穿刺点。

2.身体状况　患者腹泻严重，骶尾皮肤发红，肛周湿疹。术

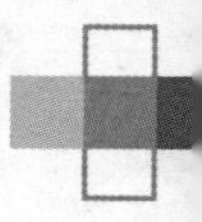

后发热，最高体温38.6℃。肌力：右下肢肌力Ⅲ级，左下肢肌力Ⅳ级，双足背动脉搏动可扪及。

3.局部伤口情况　局部伤口无渗血、血肿情况。

4.导管评估　术后置胃管、尿管、血液透析管，固定妥善。

三、护理问题

（一）术前护理问题

1.大出血的危险　与夹层动脉瘤破裂有关。

2.疼痛　与主动脉壁中层撕裂有关。

3.焦虑、恐惧　与担心疾病及预后有关。

（二）术后护理问题

1.电解质紊乱　与腹泻有关。

2.皮肤完整性受损　与长期卧床及腹泻有关。

3.体温过高　与感染有关。

4.营养失调：低于机体需要量　与摄入不足，消耗增加有关。

5.躯体移动障碍　与右髂总动脉闭塞、下肢缺血有关。

6.有管路滑脱的危险　与使用胃管、尿管、血液透析管有关。

7.活动无耐力　与下肢肌力异常有关。

8.潜在并发症　穿刺点血肿、下肢截瘫等。

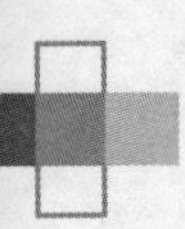

四、护理措施

（一）术前护理措施

1.防止动脉瘤破裂　严密观察病情变化，卧床休息，监测血压，控制在120/70mmHg左右，避免强烈扭曲上身、剧烈咳嗽、打喷嚏而导致腹内压增高，减少引发出血的诱因。保持大便通畅，避免用力排便。

2.镇痛对症处理　安慰患者避免情绪激动，遵医嘱给予洛芬待因口服，必要时地佐辛注射液微量泵入。

3.心理护理　讲解疾病相关知识及康复知识，做好心理护理，使之积极配合治疗和手术。

（二）术后护理措施

1.维持电解质平衡　患者腹泻次数多，给予蒙脱石散止泻及调节肠道菌群处理。进行饮食调控，大剂量补充电解质，不喝牛奶、罐装果汁，禁食油腻食物，查看电解质复查结果。

2.保护皮肤完整性　多次腹泻导致肛周湿疹、破溃，应保持肛周干燥，使用柔纸巾轻柔护理。给予黄连素外敷及磁疗，银离子胶体制剂涂擦。

3.抗感染治疗　遵医嘱加强抗感染治疗，体温≥37.5℃时给予物理降温，保持床单元干净整洁。

4.加强营养　患者腹泻时间久会出现营养不良症状，静脉输

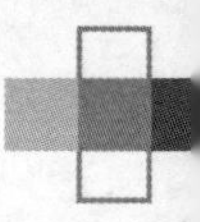

注氨基酸等液体，嘱进食高蛋白、高能量、营养丰富饮食，根据病因制订饮食计划。

5.康复理疗　行针灸治疗后患者右下肢肌力Ⅲ级，左下肢肌力Ⅳ级。

6.导管护理　妥善固定，防止移位，检查导管通畅情况，避免打折阻塞；定时巡视，检查导管连接是否牢固；告知患者及家属注意事项。

7.合理运动　制订活动计划，指导踝泵运动。鼓励患者循序渐进增加活动量。

五、健康教育

（一）术前健康教育

1.指导患者绝对卧床休息，避免强烈扭曲上身、剧烈咳嗽，翻身动作轻柔。保持大便通畅，避免用力排便。

2.指导患者学会自我调整心理状态，调控不良情绪，保持心情舒畅，避免情绪激动。

（二）术后健康教育

1.腹泻患者的饮食调养原则　给予高蛋白、高维生素、高热量、营养丰富、易消化、低油脂的食物，如稀饭、汤面等半流食，使患者胃肠得到休息。

2.用药指导　按医嘱坚持服药，控制血压，不擅自调整药

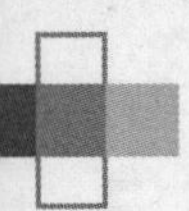

量；教会患者自测心率、脉搏、血压，定时测量。戒烟戒酒。

3.康复指导　指导患者做肌力康复训练相关知识。

4.复查指导　出院后3个月、6个月分别进行CTA复查。

六、护理评价

1.患者病情平稳。

2.患者疼痛得到缓解。

3.患者恐惧焦虑情绪消失，能掌握疾病相关康复性知识。

4.患者腹泻症状缓解，皮肤完整。

5.患者体温正常。

6.患者饮食合理，获得适当营养。

7.患者肌力提高，活动量增加，能自行下床活动。

8.患者未发生管路滑脱。

9.患者未发生并发症。

七、知识拓展

（一）主动脉夹层与心肌梗死疼痛的鉴别

见表8-1-1。

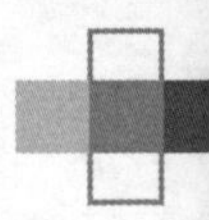

表8-1-1 主动脉夹层与心肌梗死疼痛的鉴别

项目	主动脉夹层	心肌梗死
部位	不定，可以是胸部也可以是后背等	胸骨后或心前区
性质	撕裂样	压榨样
放射痛	可放射至喉、颈、下颌部	一般放射至左肩
促发因素	无，突发性	体力活动或情绪激动
伴随症状	休克症状，如面色苍白、心率增快、大汗淋漓等	伴有冷汗、呕吐等
扩展性	有扩展性	一般无

（二）腔内隔绝术后综合征

主要表现为“三高两低”症状，即体温高（一般<38℃）、白细胞计数高、C反应蛋白高，血小板计数低、血红蛋白低。发病机制尚未明确，可能与机体置入支架、假腔血栓化、手术创伤引起应激反应等有关。

（三）主动脉夹层常见临床表现

1.*疼痛* 85%以上的患者急性期可出现典型的、突发的、剧烈的胸背部撕裂样疼痛。有些患者疼痛随着心跳加快而加剧，有窒息感甚至濒死的极度恐惧感。有的患者因夹层剥离暂停，疼痛有所缓解。有的患者因夹层远端内层分离再次扩展重新出现疼痛。主动脉夹层累及部位不同，疼痛的部位也不同。Stanford A型可引起前胸痛（多累及升主动脉）和肩胛部位

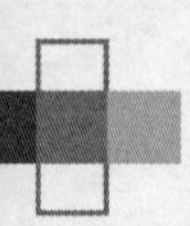

疼痛（多累及胸主动脉），有时可放射至喉、颈、下颌部（累及升主动脉）；Stanford B型可引起后背部疼痛（累及降主动脉）。

2.休克　有近半数患者因剧痛而有休克表现，焦虑不安、大汗淋漓、面色苍白、皮肤湿冷，心率加快，与一般休克不同的是血压常与休克表现并不平行，血压下降不明显，甚至不降或反而增高，这可能与肾动脉受累导致肾脏缺血引起血压升高有关。血压明显下降多表明向外破裂发生。

3.高血压　据报道，约80%患者有高血压，这可能与主动脉弓压力感受器受累释放儿茶酚胺或肾动脉阻塞引起肾缺血导致肾素-血管紧张素系统激活有关。主动脉夹层患者的血压增高以收缩压和平均压为主。

4.破裂表现　主动脉夹层最常见的死亡原因就是向管腔外破裂，破口常位于升主动脉且在内膜撕裂处附近，最常引起心脏压塞，出现失血性休克表现，如面色苍白、四肢湿冷、大汗淋漓、极度烦躁及血压下降。主动脉夹层也可破入食管、气管内出现休克、胸痛、晕厥、呼吸困难、心悸、呕血及咯血等表现。

5.主动脉夹层压迫邻近器官或主动脉分支受累症状

（1）循环系统：主动脉瓣关闭不全是Stanford A型主动脉夹层的重要特征。主动脉夹层常累及左锁骨下动脉，故可出现

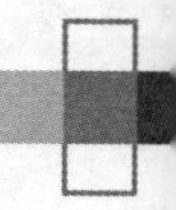

两上肢血压明显差异，受累侧上肢因缺血而出现无力、疼痛、苍白、发凉等。此外，一侧脉搏减弱或消失、上下肢血压差变小都提示动脉阻塞。若夹层累及股动脉，受累下肢因缺血而出现无力、疼痛、苍白、发凉及间歇性跛行。

（2）主动脉夹层累及颈动脉，引起脑血供不足，可出现头晕、晕厥，甚至昏迷。

（3）消化系统：夹层血肿病变压迫食管、纵隔、迷走神经可引起吞咽困难，破入食管引起呕血。

（4）呼吸系统：夹层血肿可压迫支气管导致支气管痉挛，出现气促、呼吸困难。夹层破裂出血进入胸腔，可引起胸腔积血，一般多见于左侧，并可引起胸痛、呼吸困难、咳嗽或咯血等。

第二节　腹主动脉瘤内漏

一、案例介绍

一般资料：患者，男，63岁。

现病史：主诉检查发现腹髂动脉腔内隔绝术后内漏20余天，于2021年11月21日以“1.腹髂动脉腔内隔绝术后内漏；2.右髂外动脉夹层；3.双肾囊肿；4.双下肢动脉硬化斑块形成”收入院。入院护理查体：体温36.2℃，脉搏98次/分，呼吸20次

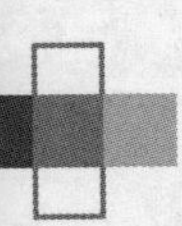

/分，血压125/89mmHg。脐周可触及活动性包块，边界清楚。于2021年11月26日行“腹主动脉、腹腔干动脉、肠系膜上动脉、肠系膜下动脉、双肾动脉、双髂动脉造影+右髂外动脉腔内隔绝支架置入术+肠系膜下动脉、腰动脉栓塞术”。术后双侧腹股沟区弹力绷带加压包扎，敷料干燥，盐袋压迫6小时，双下肢制动24小时。

辅助检查：CTA检查示（图8-2-1）腹髂动脉腔内隔绝术后内漏，右髂外动脉夹层。瘤腔局部造影剂外渗。心脏彩超示左心房内径稍增大，主动脉内径增宽；室间隔基底部增厚；左心室舒张功能降低。

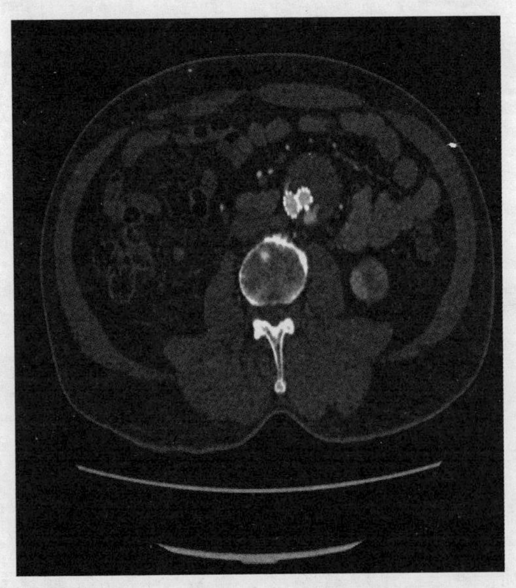

图8-2-1　CTA

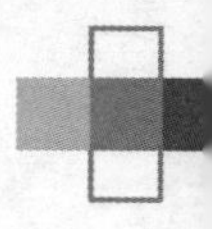

主要治疗：静脉滴注喜炎平注射液，多种微量元素注射液、复方氨基酸注射液、脂溶性维生素（Ⅱ）/水溶性维生素营养液药物对症处理，患者上腹部不适，伴腹胀，加用注射用艾普拉唑钠抑酸护胃治疗。皮下注射低分子肝素钠预防VTE。

二、护理评估

（一）术前护理评估

1.健康史　患者因体检发现腹髂动脉瘤，于2021年6月21日行腹主动脉、双侧髂动脉腔内隔绝支架置入术+右侧髂内动脉栓塞术，否认高血压病史，有饮酒史，无药物过敏史。

2.身体状况

（1）局部：患者腹部及腰部无压痛，脐周可触及活动性包块，边界清楚。

（2）全身：患者生命体征平稳，意识清楚，皮肤温度正常、尿量正常，无大出血、休克征象。

3.心理和社会支持状况　患者恐惧、焦虑，因术后未达到患者的预后期望程度，患者及家属紧张、担忧。对疾病发展及预后了解欠缺。

（二）术后护理评估

1.手术情况　局部麻醉下行“腹主动脉、腹腔干动脉、肠系膜上动脉、肠系膜下动脉、双肾动脉、双髂动脉造影+右髂外动

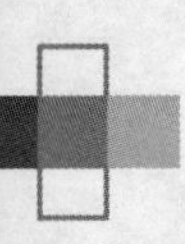

脉腔内隔绝支架置入术+肠系膜下动脉、腰动脉栓塞术”。双侧腹股沟区弹力绷带加压包扎，双下肢制动24小时。

2.身体状况　患者生命体征平稳，意识清楚、尿量正常，无腹痛、腹胀症状。

3.患者血供情况　双下肢足背动脉搏动可扪及，皮温颜色正常。

4.局部伤口情况　局部伤口无渗血、血肿情况。

三、护理诊断

（一）术前护理诊断

1.有大出血的危险　与瘤体自破或外力致瘤体破裂有关。

2.焦虑、恐惧　与担心疾病预后不良有关。

3.知识缺乏　缺乏本病的相关知识。

（二）术后护理诊断

1.有肠道组织灌注改变的危险　与术中肠系膜下动脉栓塞灌注不足有关。

2.舒适度的改变　与绝对卧床、术后肢体制动有关。

3.潜在并发症　下肢血栓、附壁血栓，栓子脱落。

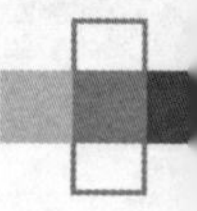

四、护理措施

（一）术前护理措施

1.绝对卧床休息，严密监测血压、心率、呼吸等生命体征变化，发现异常及时报告医生，给予清淡易消化的半流质饮食或软食，给予通便药以保持大便通畅，忌用力排便，以免加重病情。取仰卧、下肢屈曲位，降低腹部张力，从而减轻对瘤体的直接压力或对血管吻合口的牵拉力。嘱患者避免突然坐起、强烈扭曲上身、突然弯腰等动作，减少或避免引发出血的诱因。

2.劝慰患者避免情绪激动、过度紧张、兴奋和悲伤，造成交感神经兴奋，心血管活动增强，诱发瘤体破裂而大出血。

3.告知患者发生内漏的原因及注意事项，加强心理护理，使其积极配合治疗。

（二）术后护理措施

1.密切观察患者病情变化，有无腹胀、剧烈疼痛等症状。嘱患者穿刺术肢制动24小时，穿刺点盐袋压迫6小时。术肢末梢血液循环及双侧上肢动脉搏动情况，观察穿刺点出血、渗血情况。术后监测24小时尿量的变化及观察尿液的颜色、性质。适当补液，嘱患者多饮水，每日2000～2500ml。

2.保持床单元干燥、平整无皱、无渣屑。指导患者翻身，垫翻身垫。

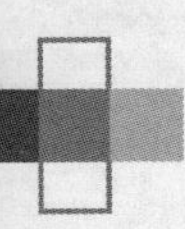

3.指导患者进食高蛋白、高维生素、易消化、少渣、低盐、低脂饮食。

4.教会患者行踝泵运动，防止深静脉血栓形成，使用抗凝药物，监测凝血功能，注意观察切口及皮肤黏膜有无出血情况。

五、健康教育

（一）术前健康教育

1.卧床休息，防止腹部受外力撞击。进低脂、清淡、易消化的饮食，保持大便通畅。

2.保持乐观态度，劝患者忌酒。

3.对患者进行疾病相关知识的宣教。

（二）术后健康教育

1.肢体功能训练：指导患者进行功能锻炼。

2.饮食指导：进高蛋白、高维生素、营养丰富、易消化、低油脂的食物。

3.指导患者严格遵医嘱服药，告知正确测量血压的方法，监测血压控制在120/80mmHg左右，戒酒。

4.指导患者学会自我调整心理状态，调控不良情绪，保持心情舒畅，避免情绪激动及精神过度紧张。

5. 3个月内避免剧烈运动及重体力劳动。定期复查，出现异常及时就诊。

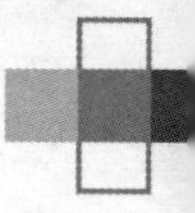

六、护理评价

1.患者病情平稳。

2.患者情绪稳定。

3.患者能掌握疾病相关康复性知识。

4.患者肠道灌注正常。

5.患者未发生并发症。

七、知识拓展

（一）腹主动脉瘤的常见分类及病因

1.*动脉粥样硬化性腹主动脉瘤*　此类动脉瘤是最常见的动脉瘤，组织学检查可见动脉瘤壁弹力纤维断裂，弹性蛋白含量减少。动脉粥样硬化相关的危险因素包括年龄、高血压、吸烟、糖尿病、缺乏运动、肥胖或高脂血症等。

2.*炎性腹主动脉瘤*　是一种特殊类型的动脉瘤，其病理改变为腹主动脉瘤壁增厚，周围炎症反应与纤维化明显且与毗邻脏器（如输尿管、十二指肠）粘连。

3.*先天性腹主动脉瘤*　是指一些先天性疾病常伴发主动脉中层囊性变，从而导致先天性动脉瘤形成。如马方综合征（Marfan syndrome），这是一种常染色体显性遗传病，临床表现为骨骼畸形、韧带松弛、功能不全、晶状体脱垂、主动脉

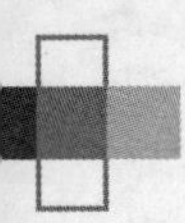

扩张及心脏瓣膜病变。

4.感染性腹主动脉瘤　由细菌感染引起，表现为感染中毒症状、腹痛和腹部搏动性肿物。主动脉壁原发感染导致的动脉瘤很罕见，大部分感染性腹主动脉瘤是由继发感染引起。葡萄球菌、沙门氏菌、结核分枝杆菌和梅毒螺旋体感染均可导致腹主动脉瘤的发生。

（二）腹主动脉瘤的常用检查方法

1.彩色多普勒超声检查　提供受检血管的形态、血流方向、血管阻力、血流波型、频谱及收缩期血流流速等指标。可以明确有无腹主动脉瘤及瘤的部位和大小。

2.CTA检查　是诊断腹主动脉瘤的主要手段，也是血管腔内治疗术前评估的依据，不但能显示腹主动脉瘤的存在、大小及与周围器官的关系，还能发现主动脉壁的钙化和瘤内血栓，动脉瘤破裂形成的腹膜后血肿，动脉瘤破裂渗血或者侵入其他器官，如形成主动脉十二指肠瘘和主动脉下腔静脉瘘等情况。三维成像则能显出不同侧面的立体结构。

3.MRA检查　诊断腹主动脉瘤的作用与CTA大致相同。

4.DSA检查　可提供腹主动脉瘤最直接的影像。但DSA毕竟是创伤性检查，增加了患者的痛苦，如上述3种检查可以确诊腹主动脉瘤，则不必做DSA检查。

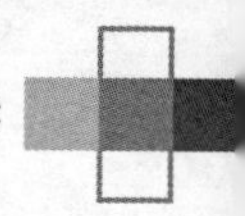

（三）腹主动脉瘤腔内隔绝术后内漏

腹主动脉瘤腔内隔绝术后内漏（endoleak）是腹主动脉瘤腔内治疗过程中所产生的并发症。

1.内漏的分类 内漏的分类目前比较复杂，根据内漏发生的时间可将内漏分为即发性内漏（术中立即发生）和延迟性内漏（术后随访发现）。

2.内漏的原因 内漏的原因是多方面的，即发性内漏与腹主动脉瘤形态、治疗操作者熟练程度及血管内装置的类型有关；延迟性内漏与移植物周围血栓溶解、动脉瘤颈部进行性扩张及移植物移位所致。

（1）与操作者熟练程度有关的内漏：手术者在选择型号、大小上缺乏相应的经验，过大的移植物在血管腔内释放不完全，形成皱折与血管壁贴附不紧；过小则固定不牢，易致移位，造成即时内漏或延迟性内漏。释放过程中，明确移植物标志，防止移植物扭曲，并准确固定在预定位置上，也是操作者需要把握的。相对成熟阶段的内漏发生率主要是由于术者经验的积累和造影技术的改善，对内漏具有较高的警惕性，更容易发现内漏。

（2）与支撑物形态有关的内漏：目前经常应用的移植物有管状、双杈形和主髂单支形，各有气囊扩张和自动扩张两种。统计发现与双杈形和主髂单支形移植物相比，管状移植物内漏

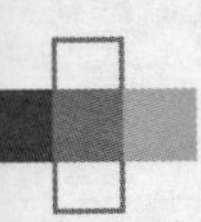

发生率最高，无论即发性内漏还是延迟性内漏都和其远侧附着点有关，说明瘤下的腹主动脉不适合用于固定管状移植物的远端。在主髂单支形移植物组，远端内漏率明显降低，髂动脉相对缩小的内径有利于远侧附着点的固定。主髂单支形移植物常需要将对侧髂总动脉闭塞，常用方法是采用结扎或钢圈栓塞，髂总动脉的解剖位置也有利于放射操作。这种装置的缺点在于腔内隔绝术后必须做个股-股交叉转流的附加手术。分杈形移植物，双支在没有明显病变的髂总动脉处能够很好地固定；而实际上很多髂动脉也呈瘤样变，难以适合固定，可以按需要延长移植物至髂外动脉。若双侧髂内动脉被遮闭，至少应将一侧髂内动脉重建，以保证盆腔脏器和臀部肌肉的血液供应。自动扩张型移植物的内漏率比气囊扩张型移植物的内漏率低，是由于自动扩张型移植物能够自动完成与主动脉壁的接触，接触面平整而少皱折，不易产生内漏；而气囊扩张型移植物的气囊容易被髂动脉直径所限不能完全扩张，形成皱折，进而造成内漏。我们一般采用自动扩张型的移植物，对上、下附着点贴合不满意处再用气囊扩张，能收到满意的效果。

（3）与动脉瘤形态有关的内漏：动脉瘤形态、动脉瘤颈部的扭曲程度及动脉壁弹性都和内漏的发生直接相关。动脉瘤多发生于动脉粥样硬化患者，其瘤颈血管壁斑块钙化，血管变形、丧失弹性，移植物则不能紧密附着于动脉壁上；动脉瘤壁

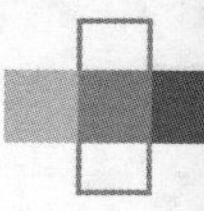

上的大量粥样斑块，也会使移植物变形，增加内漏的发生率；瘤颈的角度在内漏的发生上起重要作用，瘤颈扭曲超过35°角，将使内漏发生率明显上升，超过60°角则直接影响腔内隔绝术的施行。

第三节 肺栓塞

一、案例介绍

一般资料：患者，男，61岁。

现病史：患者主诉胸痛伴呼吸困难10天余，家属陪同至急诊科就诊，急查肺动脉CTA（图8-3-1）示：双肺动脉主干及大分支充盈缺损，考虑肺栓塞，双肺炎症。以“急性大面积肺栓塞”急诊收入院。入院护理查体：体温36.3℃，脉搏114次/分，呼吸22次/分，血压100/76mmHg，血氧饱和度87%。右下肢肿胀明显，皮温颜色正常，活动受限，Homans征（+），测双下肢腿围，位置分别位于髌骨上15cm，髌骨下10cm，踝上5cm；左下肢45cm、35cm和21cm，右下肢48cm、37cm和22cm。入院当日行“下腔静脉造影、肺动脉造影+下腔静脉滤器置入术+选择性右肺置管溶栓术”。留置溶栓导管一根，穿刺点敷料干燥、无渗血。患者诉右下肢疼痛，面部疼痛表情量表（FPS-R）（图7-3-3）评分为5分。

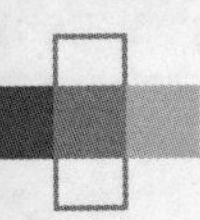

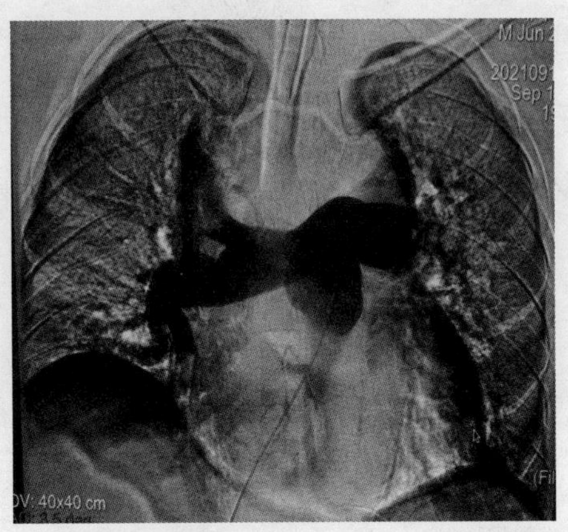

图8-3-1 CTA

辅助检查： 下肢血管彩超检查示右侧腘静脉、胫后及腓静脉血栓形成。凝血筛选示凝血酶原时间12.2秒，血浆D-二聚体3.5mg/L。

主要治疗： 持续心电监护，面罩氧气吸入5～6L/min，监测生命体征，注射用尿激酶、肝素钠经溶栓导管微量泵入，拔除导管后给予皮下注射低分子肝素钠治疗。

二、护理评估

（一）术前护理评估

1.健康史　患者一般情况良好，无心血管疾病、肿瘤疾病史，无手术史。

2.身体状况

（1）局部：间断性胸痛伴呼吸困难。

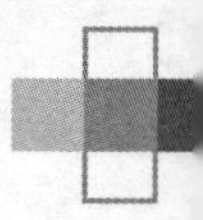

（2）全身：患者意识清楚、生命体征正常，血氧饱和度低。

3.心理和社会支持状况　患者呼吸困难，产生焦虑恐惧心理，家庭支持状况良好。

（二）术后护理评估

1.手术情况　局部麻醉下行“下腔静脉造影、肺动脉造影+下腔静脉滤器置入术+选择性右肺置管溶栓术”。左腹股沟区留置溶栓导管一根，固定妥善。

2.身体状况　患者呼吸困难及胸痛情况缓解。下肢足背动脉搏动可扪及，皮肤温度、颜色正常。

3.局部伤口情况　穿刺点无渗血、血肿情况。

三、护理问题

（一）术前护理问题

1.组织灌注的变化　与肺动脉阻塞有关。

2.舒适的改变　与肺循环阻塞有关。

3.疼痛　与肺组织坏死有关。

4.焦虑恐惧　与突发的呼吸困难，担忧疾病预后或生存期限有关。

（二）术后护理问题

1.有管路滑脱的危险　与使用溶栓导管有关。

2.有出血的危险　与置管溶栓使用溶栓药物有关。

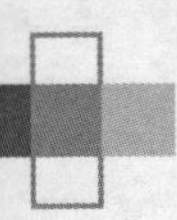

3.皮肤完整性受损　与长期卧床、肢体制动有关。

4.潜在并发症　重要脏器缺氧性损伤，再栓塞。

四、护理措施

（一）术前护理措施

1.绝对卧床休息，监测生命体征，密切监测患者的呼吸、血氧饱和度的变化，协助患者取利于呼吸的体位。

2.取舒适和最佳氧合的体位，遵医嘱给地佐辛注射液止痛处理。观察记录镇痛用药后的反应。

3.心理护理：为患者提供安全、舒适的环境，介绍治疗成功的案例，增强患者战胜疾病的信心；经常给予患者语言性和非语言性的安慰，患者发病突然呼吸困难产生焦虑恐惧，应给予患者精神安慰及心理支持，增加患者的安全感和战胜疾病的信心。

（二）术后护理措施

1.导管护理　妥善固定，防止移位，检查导管通畅度，避免打折阻塞；定时巡视，检查导管连接口连接是否牢固；发现导管有渗血、渗液时应及时通知医生进行更换。

2.用药护理　使用尿激酶、肝素及低分子肝素钠抗凝溶栓过程中，观察皮肤颜色、温度、足背动脉搏动情况，并密切观察有无出血征象，定期复查凝血功能。

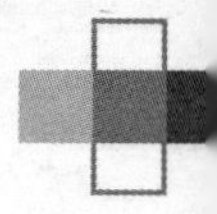

3.保护皮肤　协助患者定时翻身，保持床单元的干燥、整洁。

五、健康教育

（一）术前健康教育

1.指导患者卧床休息，避免突然坐起，尽量减少搬动。禁止挤压和按摩患肢，防止血栓再次脱落，造成再次肺栓塞。保持大便通畅，禁止用力排便。

2.保持病房安静、舒适、整洁；注意保暖，防止上呼吸道感染而进一步加重病情。

3.肺栓塞多为发病较急，病情危重，伴有严重胸痛、呼吸困难，以及对环境陌生，患者容易产生焦虑、恐惧心理，应主动关心、体贴患者，加强沟通，及时告知治疗的目的及意义、治疗后的积极信息，使其增强战胜疾病的信心，主动配合治疗，促进疾病早日康复。要耐心向患者及家属讲解该疾病相关知识，使患者及家属积极配合治疗。

（二）术后健康教育

1.指导患者及家属学会自我观察抗凝溶栓治疗期间有无出血的症状表现，如咳嗽咳痰时有无血丝或血凝块，牙龈、鼻腔有无出血及黑便等情况。

2.告知患者进食清淡、易消化的低盐低脂饮食，多饮水，避

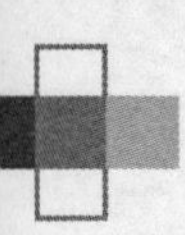

免因脱水而增加血液黏稠度。

3.告知患者避免用力咳嗽、排便等易引起腹压增大造成血栓脱落的动作。

4.按时服药，特别是抗凝剂的服用，一定要保证按医嘱服用，定期复查抗凝指标。

5.一旦出现下肢肿胀，身体不适及时至医院就诊。

六、护理评价

1.患者能维持正常的呼吸型态。

2.患者疼痛缓解。

2.患者情绪稳定，配合治疗。

3.患者未发生管路滑脱。

4.患者未发生出血。

5.患者皮肤完好。

6.患者未发生并发症。

七、知识拓展

（一）肺栓塞患者出院后的家庭护理

对于肺栓塞患者及家属来说，出院后积极配合医生的指导进行护理非常关键。

1.应根据医生指导安排患者活动　肺栓塞患者溶栓后短期内

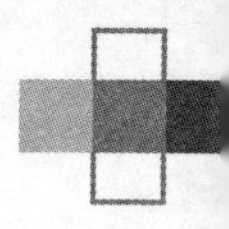

应卧床休息，以免栓子脱落，造成再栓塞。病情允许后要尽快下床活动，促进下肢静脉血回流。

2.不要随意按摩　若患者存在下肢深静脉血栓，溶栓治疗后血栓松动，极易脱落，患者下肢最好不要用力，且家属也不要随意按摩。

3.做好皮肤护理　急性肺栓塞溶栓后患者卧床时间较长，平时要注意患者的皮肤保护，注意床垫硬度、保持皮肤干燥，每2小时翻身1次，避免局部皮肤长期受压、破损。

4.合理营养　饮食以清淡、易消化、富含维生素为宜，少食刺激性食物，保证疾病恢复期的营养。

（二）肺栓塞溶栓禁忌证

肺栓塞溶栓禁忌证见表8-3-1。

表8-3-1　肺栓塞溶栓禁忌证

绝对禁忌证	相对禁忌证
结构性颅内疾病	近期非颅内出血
3个月内缺血性脑卒中	近期侵入性操作
出血性脑卒中病史	难治性高血压（收缩压＞180mmHg或舒张压＞110mmHg）
活动性出血	3个月以上缺血性脑卒中
近期颅脑或脊髓手术	口服抗凝药物（如华法林）
近期头部骨折性外伤或头部损伤	创伤性心肺复苏

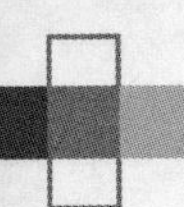

续表

绝对禁忌证	相对禁忌证
自发性出血倾向	心包炎或心包积液
	糖尿病视网膜病变
	年龄>75岁
	妊娠

（三）肺栓塞的病因

1.引起肺栓塞的血栓主要来源于深静脉，可以是下腔静脉、盆腔静脉、上腔静脉、右心等。其中大部分来源于下肢深静脉。

2.肿瘤患者以肺癌、消化系统肿瘤、绒癌等较常见。

3.妊娠时腹腔内压增加和激素松弛血管平滑肌及盆腔静脉受压可引起静脉血流缓慢，改变血流特性，增加静脉血栓风险，从而发生肺栓塞。

4.少见病因有长骨骨折致脂肪栓塞、意外事故造成的空气栓塞、寄生虫或异物栓塞。

（四）肺栓塞的常见临床表现

急性肺栓塞缺乏特异性的临床症状和体征，易漏诊。常见的临床表现如下。

1.*症状*　多数患者有原因不明的呼吸困难、胸痛、咯血（三联征），以及先兆晕厥、晕厥、咳嗽、烦躁不安或濒死感。胸

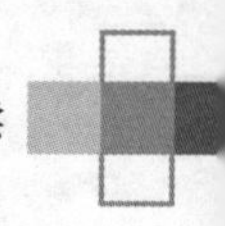

痛是急性肺栓塞的常见症状，多由远端肺栓塞引起的胸膜刺激所致。中央型急性肺栓塞胸痛表现可类似典型心绞痛。

2.体征　呼吸系统主要表现为呼吸频率增加（＞20次/分钟），肺部可闻及哮鸣音和（或）细湿啰音。循环系统表现为颈静脉充盈或异常搏动、心率加快，严重时血压下降甚至休克，肺动脉瓣区第二心音亢进或分裂，三尖瓣区收缩期杂音。

3.DVT表现　部分患者有肢体肿胀、压痛、色素沉着等临床表现，提示可能有深静脉血栓病史，可以为肺栓塞的诊断提供帮助。

第四节　腹主动脉人工血管置换

一、案例介绍

一般资料：患者，女，47岁。

现病史：患者行CT检查发现腹主动脉瘤2天，为进一步治疗以“腹主动脉瘤”收入院。入院护理查体：体温36.4℃，脉搏96次/分，呼吸20次/分，血压155/94mmHg，SpO_2 93%。全腹无压痛及反跳痛，上腹部及脐周可触及搏动性包块，大小约5cm，质硬，无触痛，活动度差。完善相关检查及术前准备后在手术室全身麻醉下行“腹主动脉、双髂动脉探查+腹主动脉部分切除+腹主动脉、双髂动脉切开人工血管置换术、内膜剥脱术”

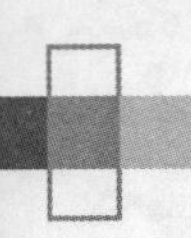

（图8-4-1）。术后转ICU行气管插管，接呼吸机辅助呼吸，改善组织灌注，监测有创动脉血并完善相关检查等积极抢救治疗。病情好转后转回病房继续治疗，术后发热最高38.5℃。腹部切口干燥，腹带加压包扎。

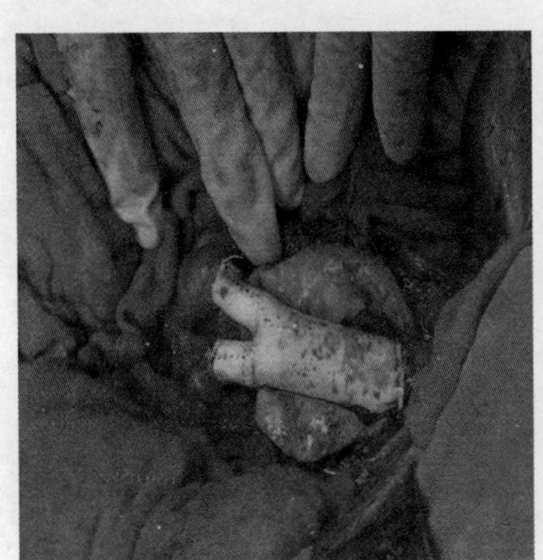

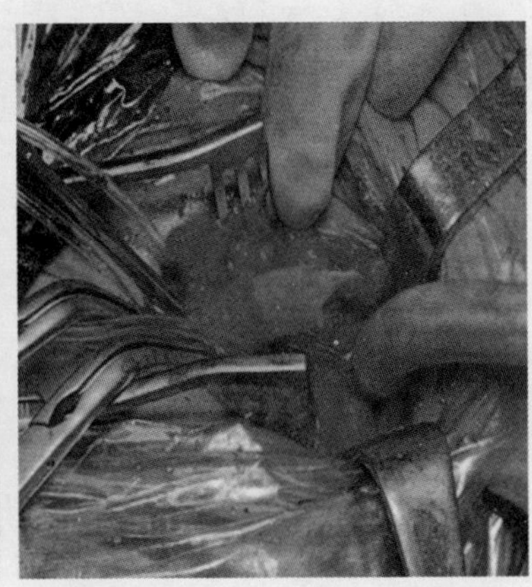

图8-4-1　人工血管置换

辅助检查：胸腹主动脉、髂动脉、股动脉CTA示腹主动脉下段动脉瘤范围约6.3cm，瘤直径3.9cm，腹主动脉及左髂总动脉明显迂曲。主动脉弓壁片状钙化。心电图：窦性心动过速，重度ST压低。术后实验室检查：总蛋白22.9g/L，白蛋白22.9g/L，白细胞计数16×10^9/L，超敏C反应蛋白188.05mg/L。

主要治疗：测血压4小时一次，血压波动在102～128/61～88mmHg。给予哌拉西林注射液抗感染、泮托拉唑保护胃黏膜。口服药物：美托洛尔缓释片、硝苯地平控释片控制血

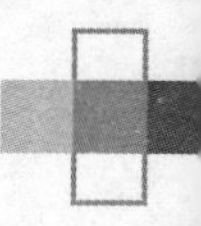

压。预防性抗凝，舒芬太尼镇痛，维生素、蛋白营养液药物对症处理。

二、护理评估

（一）术前护理评估

1.健康史　患者无外伤史、感染史，无动脉粥样硬化病史。偶然发现血压高，未规律服用降压药，血压控制差，最高150/90mmHg。

2.身体状况

（1）局部：全腹无压痛及反跳痛，上腹部及脐周可触及搏动性包块，大小约5cm，质硬，无触痛，活动度差。

（2）全身：患者意识清楚，无心悸、头晕、皮肤苍白等低血容量性休克表现。

3.心理和社会支持状况　患者病情危重，产生恐惧心理，家庭支持状况良好。

（二）术后护理评估

1.手术情况　全身麻醉下行“腹主动脉、双髂动脉探查+腹主动脉部分切除+腹主动脉、双髂动脉切开人工血管置换术、内膜剥脱术”，术后禁食。

2.身体状况　患者病情平稳，意识清楚、尿量正常，无腹痛、腹胀症状。术后发热，给予物理降温及药物降温。

3.局部伤口情况　腹部伤口无渗血，诉伤口疼痛。

三、护理问题

（一）术前护理问题

1.有大出血的危险　与瘤体自破或外力致瘤体破裂有关。

2.恐惧　与瘤体危险性高及担心术后有关。

（二）术后护理问题

1.气体交换受损　与肺组织灌流量不足有关。

2.体温过高　与感染有关。

3.营养失调：低于机体需要量。

4.舒适的改变　与手术切口疼痛、强迫体位有关。

5.潜在并发症　切口感染、血栓、肾衰竭等。

四、护理措施

（一）术前护理措施

1.严密监测患者的病情变化及生命体征，避免突然加大腹压的运动，如剧烈咳嗽、用力排便、排尿和身体大幅度活动。遵医嘱按时服用降压药，控制血压。

2.心理护理：向患者介绍疾病相关知识，避免因精神紧张导致血压升高而引起动脉瘤破裂。

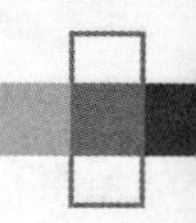

（二）术后护理措施

1.术后患者在ICU行气管插管，拔管后应注意观察患者血氧饱和度的变化，给予氧气吸入。鼓励并协助患者咳嗽咳痰，保持呼吸道通畅。

2.保持床单元清洁、干燥，保持切口敷料干燥、及时换药，并观察切口愈合情况。体温过高时遵医嘱给予物理降温，护理严格执行无菌操作。

3.饮食指导：给予高蛋白、高热量、高维生素、低脂、易消化饮食。改善患者营养状况，低蛋白患者给予人血白蛋白40g静脉滴注。

4.肺部感染的预防与护理：受凉、病房交叉感染、卧床时间较长等均可引起患者咳嗽和打喷嚏，使胸腔内压力增高。对病室、活动室及各种物品应进行及时消毒，提高患者机体抵抗力。保持病房整洁、干净、空气新鲜。

5.术后患者伤口疼痛，遵医嘱给予镇痛对症处理。

6.患者术后第5天已下床活动，促进伤口愈合，预防下肢静脉血栓，指导做踝泵运动。术后给予抗凝治疗预防血栓，用药期间注意观察用药后的反应。

7.手术中阻断肾动脉血流，应注意防止肾衰竭。

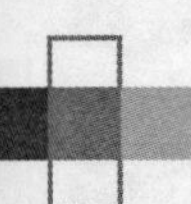

五、健康教育

（一）术前健康教育

1.嘱卧床休息，避免突然加大腹压的运动。

2.患者对疾病的认识不足，易紧张、害怕，引起血压升高，医护人员应充分理解患者的心理状态，耐心讲解与本病有关的健康知识及手术治疗的必要性。列举成功案例，消除患者恐惧心理，树立战胜疾病的信心。

（二）术后健康教育

1.避免剧烈活动和重体力劳动。指导患者学会自我调整心理状态，调控不良情绪，保持心情舒畅，避免情绪激动。按医嘱坚持服药，控制血压，不擅自调整药量，教会患者自测心率、脉搏、血压，定时测量。

2.加强营养，多食蔬菜、水果，充足睡眠。

3.复诊要求：分别于出院后3个月、6个月、1年门诊复查，不适及时就诊。

六、护理评价

1.患者病情平稳。

2.患者了解相关疾病知识，恐惧减轻。

3.患者呼吸功能正常。

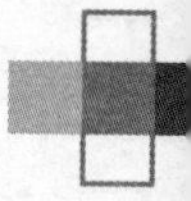

4.患者体温正常。

5.患者疼痛缓解。

6.患者未发生并发症。

七、知识拓展

（一）术后为什么要给予患者腹部腹带包扎？腹带包扎后护士如何做好伤口护理？

腹主动脉瘤开放手术术后应用腹带可以减轻局部切口处疼痛、减少切口处张力、减小腹腔内压力。护士应每天帮助患者解开腹带，检查腹带内的无菌敷料有无渗血、渗液，并予以重新包扎，包扎不要过紧，松紧适宜。

（二）腹主动脉瘤开放手术并发症有哪些?如何护理?

1.下肢动脉栓塞　凝血功能异常或抗凝不足促使血栓形成，或瘤体附壁血栓脱落均可导致患者术后出现下肢急性缺血症状。急性缺血症状表现为6P征，护士需要密切观察患者双下肢血供情况，若发现患者下肢剧烈疼痛、麻痹、苍白、皮温降低、动脉搏动减弱或消失，及时报告医生处理。另外，髂内动脉栓塞患者可出现臀部疼痛、皮温低、皮肤颜色发绀、性功能障碍等。

2.乙状结肠缺血坏死　主要原因是术中肠系膜下动脉被结扎。可于术后1天到2周内发生。术后患者若出现腹胀、腹痛、

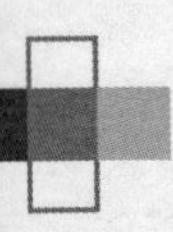

腹泻或便血、高热等症状，考虑患者可能出现结肠缺血坏死，应及时报告医生对症处理。遵医嘱给予禁食、禁水、胃肠减压，以减轻肠管血液循环障碍。每日定时、定部位测量腹围，监测膀胱压，警惕腹腔间隙综合征。必要时手术探查，切除坏死肠管。

3.出血　常见的部位是手术后腹部伤口的出血。严重时可以出现腹腔内出血或人工血管吻合口破裂出血。腹部伤口护士要加强伤口局部敷料的观察和评估，及时发现问题并汇报医生给予处理，如果患者出现无明显原因的腹痛、脉搏细速等表现，应注意有无早期腹腔出血的可能，及时排除严重的并发症，并遵医嘱给予输血等治疗，必要时开腹行二次手术，做好手术准备。

4.移植物感染　人工血管移植后并发感染是一种灾难性严重并发症，发生率为0.25%～6%，最常见的原因是手术污染。主要污染源来自皮肤，或已有感染的淋巴结、淋巴管，此外肠腔细菌污染腹腔发生感染，污染源也可来自血液循环。术后患者并发肺部感染、泌尿系统感染、严重口腔溃疡等均可导致人工血管感染。因此，手术后护士也应严格执行无菌操作，加强患者基础护理、口腔护理、泌尿系统清洁消毒、呼吸道护理、各个管路维护，可预防细菌入血。感染重在预防，从细微入手，遵医嘱按时给予抗生素，防患于未然。

5.输尿管损伤　虽然少见，但较严重。术中解剖髂动脉时有

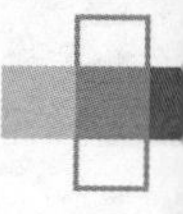

可能损伤输尿管。术后观察患者有无腰痛、腰部压痛等局部和全身症状。观察患者尿液的颜色、量、性状，一旦出现血尿，则应高度怀疑输尿管损伤，而未出现血尿也并不能排除输尿管损伤。

第五节　急性下肢动脉栓塞

一、案例介绍

一般资料：患者，男，48岁。

现病史：患者因左下肢疼痛、发凉、麻木7小时余以“1.急性左下肢动脉栓塞；2.腹主动脉附壁血栓形成；3.脑梗死；4.房颤；5.慢性支气管炎并肺气肿；6.肺部感染”急诊收入院。入院护理查体：体温36.7℃，脉搏84次/分，呼吸20次/分，血压132/72mmHg，血氧饱和度90%。

左下肢膝关节以下皮肤冰凉，趾端皮肤苍白，左侧股动脉搏动可扪及，腘动脉、足背动脉搏动未扪及，左下肢活动受限。评估面部疼痛表情量表（FPS-R）（图7-3-3）评分为6分。完善各项术前准备，急诊行“左下肢动脉造影+左侧股浅动脉支架置入术及球囊扩张术+左下肢动脉置管溶栓术”。腹股沟穿刺点敷料干燥，留置溶栓导管。术后第一天，患者左下肢皮温转暖，可触及足背动脉搏动，左下肢疼痛较前缓解，无麻木感。

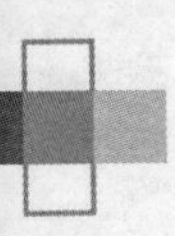

辅助检查：下肢彩超检查示左下肢股动脉下段内血栓形成（完全栓塞），左下肢股深、股浅动脉内血栓形成（接近完全栓塞）；胸腹部CT示左股动脉闭塞，腹主动脉附壁血栓形成；慢性支气管炎并肺气肿、肺部感染、右肺部占位；心电图提示：房颤。

主要治疗：低盐低脂饮食，持续心电监护。溶栓导管给予尿激酶和肝素钠微量泵入，给予艾司洛尔和美托洛尔控制心率治疗，地佐辛注射液和酮咯酸氨丁三醇注射液镇痛处理，皮下注射那曲肝素。

二、护理评估

（一）术前护理评估

1.健康史　既往有脑梗死，曾行前列腺增生手术，患者有房颤病史。

2.身体状况

（1）局部：左下肢持续疼痛，左下肢膝关节以下皮肤冰凉，趾端皮肤苍白，左侧股动脉搏动可扪及，腘动脉、足背动脉搏动未扪及，左下肢活动受限。

（2）全身：患者意识清楚、生命体征平稳。

3.心理和社会支持状况　患者对患肢极度疼痛不能正常行走产生焦虑和悲观心态，家庭成员能给予患者足够的支持。

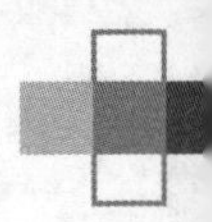

（二）术后评估

1.手术情况　局部麻醉下行“左下肢动脉造影+左侧股浅动脉支架置入术及球囊扩张术+左下肢动脉置管溶栓术”。右腹股沟穿刺点留置溶栓导管，固定妥善。

2.患肢血循环　术后第一天，患者左下肢皮温转暖，可触及足背动脉搏动，左下肢疼痛较前缓解，无麻木感。

3.局部伤口情况　局部伤口无渗血、血肿情况。

三、护理问题

（一）术前护理问题

1.有周围组织无效灌注的危险　与动脉闭塞性疾病相关的进展性血流量减少有关。

2.疼痛　与患肢缺血、坏死有关。

3.活动无耐力　与末梢循环减少、疼痛有关。

4.焦虑、恐惧　与担心疾病及预后有关。

（二）术后护理问题

1.有管路滑脱的危险　与使用溶栓导管、鞘管有关。

2.舒适的改变　与术后肢体制动、卧床有关。

3.知识缺乏　缺乏患肢锻炼方法及足部护理知识。

4.潜在并发症　出血或血肿、动脉再栓塞、动脉缺血再灌注综合征、下肢截瘫等。

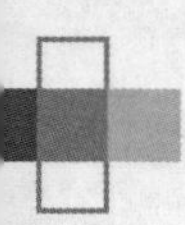

四、护理措施

（一）术前护理措施

1.病情观察　患者有房颤病史，应严密观察生命体征的变化，持续心电监护，每小时测量1次，特别是血压及心率的变化；通过视诊、触诊、听诊评估周围循环情况，将患肢置于有利于增加血液供应的体位，保持温暖，避免长时间暴露在寒冷中。观察远端皮肤颜色、温度、感觉和动脉搏动情况。

2.镇痛对症处理　遵医嘱给地佐辛和酮咯酸氨丁三醇镇痛处理，与患者多交流，转移患者注意力。

3.心理护理　给予患者精神安慰及心理支持，增加患者的安全感，消除紧张情绪。

4.知识宣教　讲解疾病相关知识和康复知识及动脉栓塞注意事项。

（二）术后护理措施

1.手术切口部位的观察　注意穿刺点部位有无渗血或血肿形成，肢体疼痛、麻木，肿胀等情况，防止发生术后动脉闭塞或血栓形成。

2.导管护理　妥善固定，防止移位，检查导管通畅情况，避免打折阻塞；定时巡视，检查导管连接是否牢固；若发现导管有渗血、渗液时应及时通知医生，进行更换。

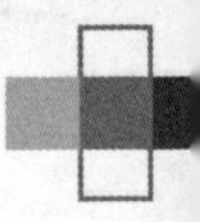

3.药物护理　术后应遵医嘱使用抗凝药物，应用抗凝药物期间应教会患者学会识别出血倾向，如皮肤出现不明原因的淤伤、红点、紫癜，鼻腔、牙龈异常出血，唾液中带血，血尿、黑便，呕吐物中含有咖啡样色物质等，出现以上症状，立即告知医生；同时定期监测凝血时间，根据监测结果调整药物用量。

4.患肢的皮肤护理　不能使用热水袋或热水给患肢直接加温，保持足部清洁干燥，避免抓痒，以免造成开放性伤口和继发感染。

5.术后体位及活动护理　置管溶栓术后双下肢制动，协助患者翻身防止发生压力性损伤。翻身时协助患者轴线翻身，即身体长轴在同一水平线上。鼓励患者在床上做足背屈伸活动，促进下肢静脉血液的回流。

6.饮食护理　指导患者进低盐、低脂、清淡、易消化饮食，保持大便通畅。

7.抗感染治疗　遵医嘱应用抗生素进行抗感染治疗。

五、健康教育

（一）术前健康教育

1.患者突发疾病，对疾病不了解，护士要主动接近患者，与患者多交流，耐心讲解手术方法及效果，指导患者卧床休息，可抬高床头15° 左右，并在搬动过程中尽量放低患肢，以减轻

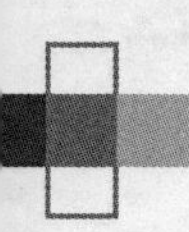

肢体缺血和疼痛。

2.行为指导：避免久站或久坐，注意患肢保暖，穿宽松的衣裤和鞋袜。鼓励休息与活动交替的模式，逐渐增加活动量。

3.指导患者及家属了解心律失常常见诱因、病因及防治知识，解释心律失常诱发因素如情绪激动、刺激因素、吸烟、酗酒等。

（二）术后健康教育

1.用药指导：严格遵医嘱定时、规律口服抗凝药物和治疗心脏疾病的药物，用抗凝药期间应注意观察全身皮肤、牙龈、各种分泌物有无出血情况，每1～2周复查凝血功能。向患者解释监测凝血功能的必要性，消除患者对反复采血的抵触情绪。

2.禁止抬高患肢，因抬高患肢会增加血流通过狭窄血管的困难，加重肢体缺血的程度。告诫患者禁止冷敷、热敷。向患者讲解冷敷会引起血管收缩，不利于痉挛的解除和侧支循环的建立，热敷会促进组织代谢，增加耗氧量，加重缺血。

3.饮食指导：进低盐、低脂、低胆固醇、清淡饮食，避免辛辣刺激食物，保持大便通畅。

4.功能锻炼：术后指导患者做踝泵运动，促进小腿深静脉回流，防止深静脉血栓形成。同时避免剧烈活动，1周后可下床行走，逐渐增加行走距离。

5.复查指导：出院后3～6个月到门诊复查彩超，以了解血管通畅情况。

六、护理评价

1.患者病情平稳。

2.患者疼痛得到缓解。

3.患者活动耐力逐渐增加。

4.患者焦虑、恐惧情绪缓解。

5.患者未发生管路滑脱。

6.患者能掌握疾病相关康复性知识。

7.患者未发生并发症。

七、知识拓展

（一）急性动脉栓塞的典型临床表现

急性动脉栓塞的典型临床表现，简称“6P”征。

1.疼痛（pain） 是急性动脉栓塞最常见的表现，发生突然且剧烈，并不断加重，距栓塞平面越远，症状出现越早；后期可转为无痛。

2.苍白（pallor） 是急性动脉栓塞的早期症状，肢体皮肤成蜡样苍白，随着病情加重，皮肤会出现紫色斑块；缺血加重时，受累肢体皮肤将出现水疱并进一步变色，最终可出现干性或湿性坏疽。

3.无脉（pulselessness） 发生在栓塞动脉节段的远端动脉，

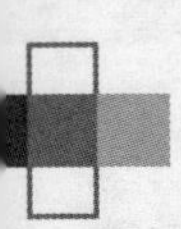

若栓塞不完全，可触及减弱的远端动脉搏动。

4.皮温降低或冰冷（poikilothermia） 栓塞动脉远端肢体皮温下降，严重时冰凉。一般来说，皮肤变温带常距栓塞部位远端一手掌处。

5.感觉异常（paresthesia） 初期肢体感觉麻木、发胀，严重时出现麻痹、感觉异常和减退区域，常呈现袜套样或手套样分布。

6.运动障碍或麻痹（paralysis） 肢体严重缺血的晚期表现。麻痹出现伴有受累部位肌肉组织变硬、压痛阳性时，提示病情较重，肢体已经开始坏死。

此外，患者可伴有感染、中毒等全身症状或其他系统疾病或并发症，常见为急性充血性心力衰竭、急性心肌梗死等。

（二）急性下肢动脉栓塞与下肢动脉粥样硬化闭塞的区别

急性下肢动脉栓塞与下肢动脉粥样硬化闭塞的区别见表8-5-1。

表8-5-1 急性下肢动脉栓塞与下肢动脉粥样硬化闭塞的区别

项目	急性下肢动脉栓塞	下肢动脉粥样硬化闭塞
症状	急性缺血症状，疼痛突然且剧烈	慢性缺血症状：肢体麻木、发凉，间歇性跛行
体征	皮肤苍白、运动障碍	毛发脱落、趾甲增厚变形，肌肉萎缩

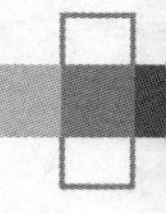

续表

项目	急性下肢动脉栓塞	下肢动脉粥样硬化闭塞
影像学检查	可不显示血管钙化	血管钙化
其他部位动脉硬化征象	可不伴有其他部位动脉硬化征象	伴有其他部位动脉硬化征象
侧支动脉建立	发病急，通常无侧支动脉建立，4～6小时内骨骼肌及周围神经有不可逆损伤	发病较慢，通常有侧支动脉建立

（三）急性动脉栓塞的发病原因

1.心源性　绝大多数栓子来源于心脏，约80%的患者伴有房颤。血栓来源于左心耳或左心房，房颤、左心房增大（直径>55mm）或心输出量明显降低均为发生急性动脉栓塞的危险因素。在我国，在各种心脏疾病中，风湿性心脏病是动脉栓塞最常见的原因。随着动脉粥样硬化性心脏病的增加，冠心病引起的动脉栓塞比例也日渐增多。心脏瓣膜移植术后及亚急性细菌性心内膜炎也是动脉栓塞的病因之一。故有心脏是动脉栓塞的病源之说。

2.血管源性　动脉粥样硬化斑块脱落可成为动脉栓塞的原因，但较少见。近年来，主动脉夹层累及髂动脉和股动脉造成的急性下肢动脉缺血有逐年增多的趋势。下肢深静脉血栓形成的血栓脱落，则是肺动脉栓塞的主要原因。

3.医源性　心脏及血管手术，各种有创血管检查和介入治疗增加了栓塞的危险，导管或导丝的折断也可成为栓子。

4.其他　脂肪、空气及羊水等。恶性膨胀肿瘤可破溃进入动脉循环成为栓子，以原发或转移性肺癌最常见，恶性肿瘤手术切除时或手术后也可能发生癌栓栓塞。

第六节　肠系膜上动脉夹层

一、案例介绍

一般资料：患者，男，34岁。

现病史：患者于8小时前突发腹部疼痛，急诊行CTA检查示肠系膜上动脉夹层，真腔明显受压变细，多分支受累；肠管强化不足（缺血）。以“1.肠系膜上动脉夹层；2.高血压；3.高尿酸血症”收入院。入院护理查体：体温36.5℃，脉搏65次/分，呼吸18次/分，血压123/76mmHg，血氧饱和度95%。神志清、精神可，右上腹呈持续性钝痛。完善相关术前准备，急诊行“经皮超选择性腹腔干动脉、肠系膜上动脉造影+肠系膜上动脉支架置入术”，术后给予禁饮食、抑酸、抗凝、改善循环、营养支持等治疗，患者病情平稳。

辅助检查：血生化示：血尿酸513μmol/L，总二氧化碳21.0mmol/L，乳酸脱氢酶262U/L。

主要治疗：监测生命体征每小时一次，皮下注射低分子肝

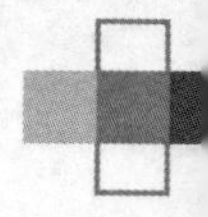

素抗凝治疗，静脉滴注复方氨基酸、盐酸罂粟碱、泮托拉唑、头孢哌酮。给予硫糖铝混悬凝胶、甲钴胺口服。

二、护理评估

（一）术前护理评估

1.健康史　高血压病史9年余，血压最高180/100mmHg，平时间断服用降压药（具体不详）控制血压，血压在130/80mmHg左右。先天性心脏病，已行手术治疗。患“风湿病”9年余，现时感双手足关节疼痛。

2.身体状况

（1）局部：右上腹呈持续性钝痛。

（2）全身：患者意识清楚、皮肤温度正常、尿量正常，无大出血休克征象。

3.心理和社会支持状况　患者恐惧、焦虑，家属紧张、担忧，家庭有一定经济负担。医疗费用支付形式：居民医保。

（二）术后护理评估

1.手术情况　局部麻醉下行“经皮超选择性腹腔干动脉、肠系膜上动脉造影+肠系膜上动脉支架置入术”。

2.身体状况　患者病情平稳，腹痛缓解，无呕吐。无发生肠坏死、感染等并发症。

3.局部伤口情况　右腹股沟区穿刺点无渗血、血肿情况。

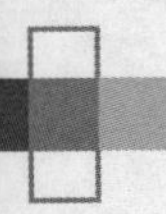

三、护理问题

（一）术前护理问题

1.大出血的危险　与肠系膜夹层破裂有关。

2.疼痛　与疾病有关。

3.焦虑、恐惧　与担心疾病及预后有关。

（二）术后护理问题

1.营养失调：低于机体需要量　与摄入不足，消耗增加有关。

2.潜在并发症　急性肠缺血、坏死、穿刺点血肿等。

四、护理措施

（一）术前护理措施

1.病情观察　严密观察病情，嘱卧床休息，监测生命体征，减少活动，避免腹内压增高，如剧烈咳嗽、打喷嚏、用力排便。观察患者腹痛的部位、性质、程度、伴随症状，肠鸣音、排泄情况。遵医嘱给予硫糖铝混悬凝胶抑酸护胃药物。评估有无肠缺血坏死和肠系膜上动脉破裂迹象等。

2.疼痛护理　密切观察患者疼痛的性质、程度、范围等因素，若由绞痛转变为持续痛，则提示肠坏死的可能，应引起高度重视；对已明确诊断者，遵医嘱适当给予镇痛药缓解疼痛，以安定患者的紧张情绪。

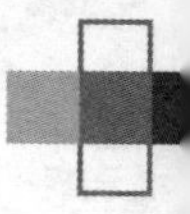

3.心理护理　此病往往发病突然，腹痛剧烈且病情发展快，患者缺乏思想准备，担心不能得到及时的治疗或预后不良。患者表现出紧张、恐惧等。因此对此类患者护士应予以关心，告知有关疾病的知识，稳定患者情绪，以配合治疗和护理。

（二）术后护理措施

1.加强营养　患者禁食禁饮期间，通过静脉通路补充营养和能量。腹痛缓解，肛门排气后遵医嘱进水和高蛋白、高维生素、低脂的流质食物，进食后如无不适逐渐过渡至半流质、软食、普食。患者进食后，观察有无腹胀、腹痛的症状，如果出现进食后腹部疼痛，及时报告医生。

2.用药指导　术后患者应用抗凝药物治疗，以预防血栓形成，改善血供情况。用药期间护士需要注意观察患者有无出血倾向，严密监测患者凝血功能，并做好预防指导，指导患者做踝泵运动。

3.并发症的预防及护理　肠系膜上动脉夹层最严重的并发症是夹层动脉瘤破裂出血和肠道缺血坏死。需要严密监测和观察，及时配合医生救治。

五、健康教育

（一）术前健康教育

1.嘱卧床休息，减少活动，保持大便通畅，避免用力排便。

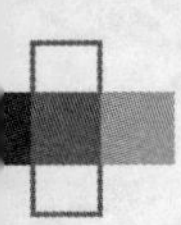

禁饮禁食。

2.指导患者学会自我调整心理状态，调控不良情绪，保持心情舒畅，避免情绪激动。

（二）术后健康教育

1.饮食指导：禁食，静脉补充营养，维持水及电解质平衡。根据腹痛、腹胀缓解情况，遵医嘱从流食逐步过渡到普食，避免辛辣刺激性食物，少量多餐，进食量应逐渐增加，切忌过饱，以免增加肠道负担和血供需求。饮食结构上，以低脂饮食为主。教会患者学会自我观察排便情况及腹部疼痛变化。

2.戒烟限酒，积极治疗基础疾病。

3.适量运动，限制体力劳动，避免负重。

4.用药指导：遵医嘱服用药物，学会自我观察及监测血压。

5.出院复查：出院后1、3、6、12个月门诊复查，以后每年复查1次，定期复查腹部B超、CTA，如有腹痛等不适，及时就诊。

六、护理评价

1.患者病情平稳。

2.患者疼痛得到缓解。

3.患者情绪稳定。

4.患者饮食习惯改变。

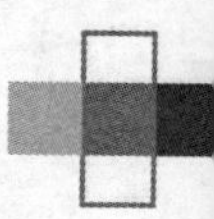

5.患者未发生并发症。

七、知识拓展

（一）肠系膜上动脉夹层形成的危险因素

1.中层囊性变动脉粥样硬化。

2.纤维肌性发育不良。

3.结缔组织病及外伤。

（二）肠系膜上动脉夹层的临床表现

上腹部钝痛，呈持续性，有时较剧烈，伴恶心、呕吐，无放射痛。严重时可表现为急性肠梗阻症状，如果有肠缺血坏死可出现腹膜炎体征和血便。

（三）肠系膜上动脉夹层的Sakamoto分型

Ⅰ型：真假腔通畅，可见假腔的出口和入口。

Ⅱ型：真腔通畅，假腔未见出口。

Ⅲ型：真腔狭窄，假腔内血栓形成，内膜有多个破口。

Ⅳ型：真腔狭窄，假腔内完全血栓形成。

（四）急性肠系膜缺血的临床表现

急性肠系膜缺血常是隐匿而非特异性的，因缺血程度和发病急缓而异，且病情发展迅速。腹痛是最主要的症状，发生率为85%，可伴有便血。30%的老年患者也可出现精神状态的改变。疼痛的性质可由最初的绞痛发展成为或局限或弥漫的持续

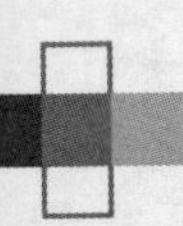

性疼痛，多位于脐周或上腹部，镇痛药多无效。一旦腹痛变为持续性，出现腹膜炎体征，伴肠鸣音减弱，则应高度怀疑有肠缺血坏死。

急性肠系膜缺血的其他常见症状包括腹泻、恶心、呕吐，在患者中发生率为50%左右。当发生肠梗死时，常会有腹泻伴便血。肠系膜缺血早期，呕吐和腹泻所致胃肠道排空是由强烈的肌肉痉挛和蠕动亢进引起的。

第七节　下肢浅静脉曲张

一、案例介绍

一般资料：患者，男，57岁。

现病史：患者双下肢静脉迂曲怒张10余年，以“左下肢浅静脉曲张”收入院。入院护理查体：体温36.5℃，脉搏78次/分，呼吸18次/分，血压126/81mmHg，SPO_2 94%，站立时双下肢膝关节内侧、小腿内后侧可见静脉突起，双下肢皮肤完整，左小腿胫前色素沉着明显。完善相关术前准备，在腰硬联合麻醉下行“左下肢大隐静脉高位结扎+抽剥术”，术后左下肢弹力绷带加压包扎，敷料干燥、无渗血。双下肢皮温正常，足背动脉搏动可扪及。

辅助检查：左下肢静脉造影示（图8-7-1）左侧大隐静脉

瓣功能重度不全并大隐静脉重度扩张，左侧大隐静脉中段静脉瘤。双下肢血管彩超示：双下肢股、股深、股浅、腘、胫前、胫后、腓动脉内中膜增厚，可见硬化斑块，双下肢小腿段大隐静脉、肌间静脉及左下肢穿支静脉曲张。

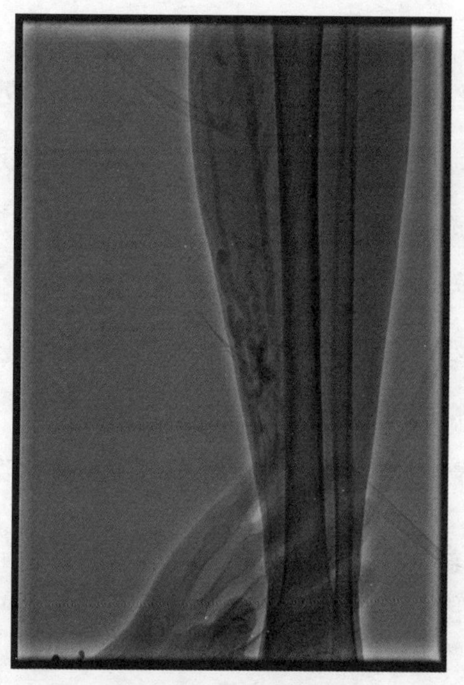

图8-7-1 静脉造影

主要治疗：静脉滴注泮托拉唑、参芎葡萄糖注射液、醋酸钠林格。口服阿司匹林肠溶片，硫糖铝混悬凝胶。皮下注射低分子肝素预防血栓治疗。左下肢伤口给予磁疗促进伤口愈合，右下肢给予预防性间歇充气加压装置治疗。

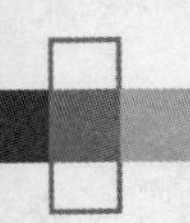

二、护理评估

（一）术前护理评估

1.健康史　患者职业是教师，长期站立，高血压病史10年余，规律服用降压药，血压控制平稳；有胃炎及十二指肠溃疡病史。

2.局部身体状况　站立时双下肢膝关节内侧、小腿内后侧可见静脉突起，双下肢皮肤完整，左小腿胫前色素沉着明显。双下肢皮温正常，足背动脉搏动可扪及，左下肢肢体沉重感。

3.心理和社会支持状况　下肢静脉曲张未明显影响患者日常生活，家庭支持良好。

（二）术后护理评估

1.手术情况　腰硬联合麻醉下行“左下肢大隐静脉高位结扎+抽剥术”，术后左下肢弹力绷带加压包扎。

2.康复情况　术后第一天下床活动，正常行走，伤口疼痛，能耐受。

3.患者血循环　双下肢皮温正常，足背动脉搏动可扪及。

4.局部伤口情况　伤口敷料干燥、无渗血。

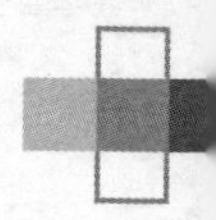

三、护理问题

（一）术前护理问题

1.组织灌注的改变　与静脉压增加和静脉阻塞有关。

2.知识缺乏　缺乏本病的预防知识。

3.活动无耐力　与下肢静脉曲张致血液淤滞有关。

（二）术后护理问题

1.疼痛　与术后下肢伤口疼痛有关。

2.潜在并发症　切口感染、下肢深静脉血栓等。

四、护理措施

（一）术前护理措施

1.避免抬重物，保持良好的坐姿，卧床时抬高患肢20～30cm，促进下肢静脉回流。

2.观察患者对疼痛的反应，讲解疼痛的病因，帮助其放松，给予支持与安慰，必要时遵医嘱给予镇痛药。

3.了解手术、疾病相关知识，做好术前常规准备，对手术部位做好标记。

（二）术后护理措施

1.术后密切观察患肢远端皮肤温度、颜色、足背动脉搏动情况，腹股沟和下肢伤口渗血情况及伤口有无感染。在进行加重疼痛的操作前，如换药前可适当给予镇痛处理。

2.术后12～24小时鼓励患者下床活动，促进下肢静脉回流，消除肿胀。卧床期间指导患者进行踝泵运动，给予间歇式充气加压治疗，促进血液循环，防止下肢深静脉血栓形成。

五、健康教育

（一）术前健康教育

1.心理指导　指导患者消除紧张、焦虑心理，配合手术。

2.饮食指导　进食易消化饮食，保持大便通畅，防止便秘。

（二）术后健康教育

1.行为指导　穿弹力袜，避免久站久坐。坐时双膝勿交叉过久，以免压迫腘窝，影响静脉回流。每天坚持一定时间的行走，行走可以发挥小腿肌肉的“肌泵”作用，防止血液反流。

2.出院后穿弹力袜　告知穿脱方法及注意事项，避免过紧的腰带、吊袜带和紧身衣物。

3.复查指导　出院后3～6个月到门诊复查，了解患肢静脉回流情况及皮肤营养障碍性改变情况。

六、护理评价

1.患者下肢病变减轻。

2.患者能正确描述本病相关知识。

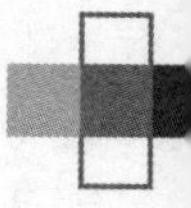

3.患者活动耐力逐渐增加。

4.患者疼痛缓解。

5.患者术后未发生并发症。

七、知识拓展

（一）原发性下肢静脉曲张的病因

1.先天因素　静脉瓣膜稀少或缺如、静脉壁薄弱。

2.后天因素　下肢静脉瓣膜压力过大、循环血量超负荷。

（二）原发性和继发性下肢浅静脉曲张的区别

原发性下肢静脉曲张是指无任何静脉疾病影响而发生于大隐静脉、小隐静脉的一种疾病，主要原因是先天性浅静脉壁薄弱或瓣膜关闭不全，大隐静脉血液不能正常回流，使静脉压力进一步增高，远端静脉淤滞，最终引起下肢浅静脉曲张。

继发性下肢静脉曲张是指下肢深静脉血栓形成，阻塞深静脉，导致血液回流障碍，从而引起的静脉曲张。

（三）下肢浅静脉曲张的预防护理

1.长期从事重体力劳动和站立工作的人，最好穿梯度压力袜。

2.女性月经期和孕期等特殊时期要给腿部特殊的保护，多休息。经常按摩腿部，促进血液循环，避免静脉曲张。

3.戒烟。吸烟能使血液变黏稠，易淤滞。口服避孕药也有类

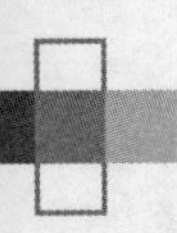

似作用，应尽量少服。

4.每天坚持一定时间的行走，行走可以发挥小腿肌肉的“肌泵”作用，防止血液反流。

5.该病有遗传倾向，一般在30岁左右发病。因此，在儿童和青少年时期应勤于运动，增强体质，有助于预防。

6.肥胖者应减肥。肥胖虽不是直接原因，但过重的分量压在腿上可能会造成腿部静脉回流不畅，静脉扩张加重。

（四）术后观察足背动脉搏动情况的目的

术后患肢用弹力绷带加压包扎，预防伤口出血。如果绷带包扎过紧，可能会影响下肢动脉供血，导致下肢缺血的发生。因此，应严密观察患肢肢端皮肤颜色、温度、感觉、运动及足背动脉搏动情况。若发生足背动脉搏动减弱或消失，或者皮肤苍白发凉、感觉麻木，提示有动脉供血不足，应及时汇报医生进行处理。

第八节　布－加综合征

一、案例介绍

一般资料：患者，男，52岁。

现病史：主诉腹痛伴胸闷、气促半年余，双下肢肿胀1个月余，为进一步治疗，经门诊诊断为“布-加综合征”收入院。

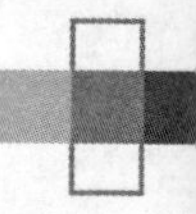

入院护理查体：体温36.8℃，脉搏67次/分，呼吸18次/分，血压125/78mmHg，血氧饱和度90%。腹部膨隆、肝大、脾大、腹壁浅静脉曲张，双下肢色素沉着、肿胀。完善相关检查后在局部麻醉下行“下腔静脉造影+球囊扩张术”。术后生命体征平稳，无不适主诉。

辅助检查：下腔静脉CTA示下腔静脉近膈顶部（肝静脉汇入上方）狭窄闭塞，肝硬化，脾大。

主要治疗：严密观察病情变化，监测生命体征，定时测量腹围。静脉滴注兰索拉唑护胃抑酸、多烯磷脂酰胆碱注射液保肝治疗，口服呋塞米利尿治疗。

二、护理评估

（一）术前护理评估

1.健康史　既往有淤血性肝硬化、食管胃底静脉曲张、乙肝病史。

2.身体状况

（1）局部：腹部膨隆、肝大、脾大、腹壁浅静脉曲张。

（2）全身：患者意识清楚、皮肤温度正常、尿量正常，无大出血休克征象。无肝性脑病先兆症状，无蜘蛛痣及皮下出血点。双下肢色素沉着、肿胀。

3.心理和社会支持状况　患者焦虑，家庭有一定经济负担。

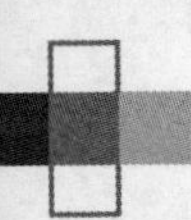

（二）术后护理评估

1.手术情况　局部麻醉下行“下腔静脉造影+球囊扩张术”。

2.患肢血循环　双下肢皮温颜色正常，足背动脉搏动可扪及。

3.局部伤口情况　右腹股沟区穿刺点无渗血、血肿情况。

三、护理问题

（一）术前护理问题

1.活动无耐力　与心输出量减少、腹胀有关。

2.营养失调：低于机体需要量　与腹腔积液有关。

3.周围组织灌注异常　与静脉回流障碍有关。

4.焦虑　与担心疾病及预后有关。

（二）术后护理问题

潜在并发症　急性心力衰竭、出血、感染、肝性脑病等。

四、护理措施

（一）术前护理措施

1.密切观察病情变化，定时监测生命体征，注意出血先兆。如有上腹不适、恶心、心悸、脉快、黑便等症状出现时，应嘱患者静卧休息，通知医生并备好三腔二囊管，需要时开放粗大静脉。

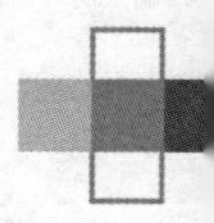

2.患者下肢肿胀，给予抬高患肢，高于心脏水平20～30cm，以利于静脉回流。

3.指导患者做深呼吸运动，以减少呼吸道并发症。采取有效措施，防止患者便秘，以免因用力咳嗽或排便增加胸腔压力，诱发消化道出血。

4.观察患者腹部膨隆情况，警惕腹水的出现；如有腹水出现，定时测量腹围，每日晨间测体重。记录24小时尿量。

5.做好患者的饮食指导，保护肝脏，鼓励进软食，禁止进食油炸、坚硬、带刺的食物，以免损伤食管黏膜而诱发上消化道出血。

6.心理护理：讲解疾病相关知识，安慰患者，使其消除焦虑心理，建立战胜疾病的信心。

（二）术后护理措施

1.术肢制动24小时，观察伤口有无渗血、渗液及伤口侧下肢的末梢血运情况，观察术后双下肢肿胀程度及改善情况。

2.严密监测生命体征，密切观察患者意识状态，观察无意识的动作、答非所问、嗜睡及淡漠等肝性脑病前期症状。

3.监测心脏功能，记录每小时尿量。

4.术后潜在并发症：急性心力衰竭、出血、感染、肝性脑病等。严密观察患者的意识变化，观察有无轻微的性格异常，定期监测肝功能和血氨浓度，术后应限制蛋白质摄取，每日不能

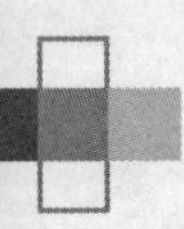

大于30g，避免诱发肝性脑病。

五、健康教育

（一）术前健康教育

1.休息活动：避免剧烈劳动及激烈运动，保持生活作息规律，注意劳逸结合，适当锻炼，以散步、太极拳运动为宜。

2.饮食指导：不吃刺激性强的食物，不吃粗糙坚硬的食物，多食高蛋白、高维生素、易消化清淡食物，以提高机体抵抗力。戒烟酒。多吃新鲜蔬菜和水果，保持大便通畅。

3.保持良好心态，心情愉快，情绪稳定，睡眠充足。

（二）术后健康教育

1.用药指导　遵医嘱按时服用保肝药物。

2.复查指导　出院后每1～2个月定期复查彩超、肝功能。

六、护理评价

1.患者活动耐力增加。

2.患者能按要求正确饮食。

3.患者组织灌注增加，满足机体需求。

4.患者焦虑症状减轻。

5.患者未发生并发症。

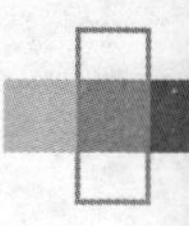

七、知识拓展

（一）肝静脉阻塞或下腔静脉阻塞的原因

1.血液高凝状态（口服避孕药、红细胞增多症引起）所致的肝静脉血栓形成。

2.静脉受肿瘤的外来压迫。

3.肿瘤侵犯肝静脉（如肝癌）或下腔静脉（如肾癌、肾上腺癌）。

4.下腔静脉先天性发育异常（隔膜形成、狭窄、闭锁）。

（二）布–加综合征临床表现

气喘明显，乏力，尿少，阴囊水肿，双下肢重度肿胀，伴有张力性水疱和皮肤破溃、色素沉着，水肿为凹陷性。

（三）布–加综合征的诊断要点

“一黑”，下肢皮肤色素沉着；“二大”，肝、脾淤血性增大；“三曲张”，胸腹壁静脉、精索静脉和大隐静脉曲张；“二多”，中青年发病多，男性发病多。

第九节　动静脉内瘘

一、案例介绍

一般资料：患者，男，61岁。

现病史：维持透析2年余，流量欠佳3天以“1.右前臂自体动静脉内瘘狭窄；2.慢性肾衰竭尿毒症期”收入院。入院护理查体：体温36.8℃，脉搏102次/分，呼吸20次/分，血压166/100mmHg，右前臂动静脉内瘘吻合口处触及微弱震颤。第二天在局部麻醉下行“右上肢动静脉造影+球囊扩张术”（图8-9-1），术后右前臂动静脉内瘘血管震颤明显，伤口敷料干燥。

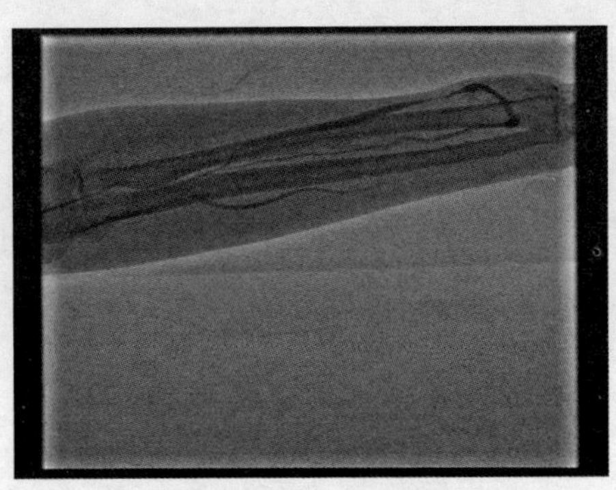

图8-9-1　动脉造影

辅助检查：B超示右前臂自体动静脉内瘘近瘘口处静脉狭窄，流量不足。血钾7.12mmol/L。

主要治疗：血钾高，请肾内科急会诊，行床旁透析治疗。给予葡萄糖酸钙、高糖+胰岛素降钾对症治疗。透析治疗后复查血钾5.0mmol/L。给予硝苯地平缓释片30mg口服，每日2次。血压控制在130～145/85～93mmHg。

二、护理评估

（一）术前护理评估

1.健康史　曾因胆结石行胆囊切除术，1年前行右前臂自体动静脉内瘘成形术。高血压病史2年。

2.身体状况

（1）局部：右前臂动静脉内瘘吻合口处触及微弱震颤。

（2）全身：患者意识清楚，24小时尿量100ml，血钾7.12mmol/L。

3.心理和社会支持状况　患者心态乐观，家庭支持良好。

（二）术后护理评估

1.手术情况　局部麻醉下行“右上肢动静脉造影+球囊扩张术”。

2.身体状况　术后右前臂动静脉内瘘血管震颤明显。

3.局部伤口情况　局部伤口无渗血。

三、护理问题

（一）术前护理问题

1.体液过多　与肾小球滤过功能降低致水钠潴留有关。

2.营养失调：低于机体需要量　与长期限制蛋白质摄入、消化吸收功能紊乱有关。

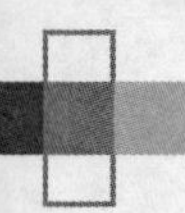

3.活动无耐力　与电解质平衡紊乱有关。

（二）术后护理问题

1.知识缺乏　缺乏本病相关知识。

2.潜在并发症　血肿、出血、感染、假性动脉瘤等。

四、护理措施

（一）术前护理措施

1.卧床休息，减轻肾脏负担。

2.饮食护理：给予优质低蛋白饮食，如蛋、奶、肉等。根据患者的肾功能调整控制水盐摄入。禁食含钾高的食物，如香蕉、香菇、榨菜等。

3.严密监测血钾检验报告及有无高钾血症的征象，如心律失常、肌无力、心电图改变等。

（二）术后护理措施

1.介绍本病的治疗进展，耐心解答患者的疑问，使他们能正确对待疾病，保持乐观情绪，树立战胜疾病的信心。

2.术后做好病情观察，术侧肢体取伸直位，观察术肢有无肿胀，手指末端有无苍白、发凉、麻木等缺血症状。功能检查每天2～3次，用听诊器听血管杂音，沿静脉方向触摸血管震颤。功能锻炼：术后12小时伤口无感染、无渗液，术侧肢体指导患者进行握拳、手握皮球或橡胶圈锻炼及腕关节运动以减轻术侧

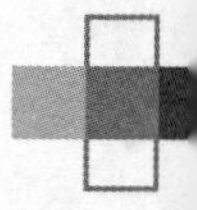

肢体水肿，每天3～4次，每次3～5分钟，促进血液循环，防止血栓形成。加强术肢保暖，防止血流不畅。

3.保持伤口敷料干燥，注意伤口有无红肿、疼痛、皮肤温度升高等感染征兆，发现异常及时处理。

五、健康教育

（一）术前健康教育

1.透析前要保持手臂清洁，透析后应避免穿刺部位接触水及手臂过度负重，以免感染与出血。不宜穿紧身衣，避免压迫术肢以防血液循环不良导致瘘管闭塞。

2.饮食指导：指导患者进食低盐、低脂、优质蛋白饮食。

（二）术后健康教育

1.告知患者配合保护动静脉内瘘的重要性。

2.自我监测内瘘吻合口是否震颤，每日至少2次，发现瘘管疼痛及震颤消失即来医院诊治。

3.注意事项：禁止在瘘侧肢体输液、输血或抽血、测血压等操作。避免外来压力、提重物、戴过紧的首饰等，以免造成内瘘闭塞。

六、护理评价

1.患者饮食习惯改变。

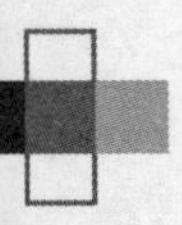

2.患者活动耐力增加。

3.患者能正确描述本病的相关知识。

4.患者未发生并发症。

七、知识拓展

（一）高钾血症的处理

1.限制钾的摄入　低钾饮食，停用一切含钾的药物，慎用保钾利尿药，慎用库存血。

2.促进钾离子转入细胞内　如碳酸氢钠静脉滴注、胰岛素加入高糖溶液中静脉滴注。

3.促进钾的排出　口服阳离子交换树脂、使用排钾的利尿药、血液透析。

4.对抗钾的毒性　葡萄糖酸钙静脉推注等。

（二）动静脉内瘘失去功能的常见类型

1.流出道静脉狭窄或中心静脉阻塞导致流出道梗阻。

2.动脉吻合口狭窄或流入道动脉狭窄导致流入道流量不足。

3.动静脉内瘘或者移植物内狭窄，多与手术或穿刺损伤有关。

4.以上因素组合。

5.其他并发症：感染、假性动脉瘤、皮肤糜烂、出血等。

（三）如何判断动静脉内瘘是否处于功能状

临床上常用《2006版肾脏疾病质量控制的临床实践指南》

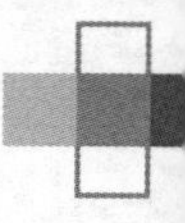

（NKF-KDOQI）中动静脉内瘘的“6s规则”对动静脉内瘘情况进行简单的评估：内瘘的自然血流量＞600ml/min；内瘘与皮肤表面距离<6mm；血管通路直径≥6mm。对于不能达到上述要求的内瘘，可通过上述的评估方法明确其失效的原因，并评估能否进行翻修手术。

（四）失去功能的动静脉内瘘处理方法

手术翻修包括：①对狭窄部位行经皮腔内血管成形术（PTA），即对狭窄部位采取球囊扩张、支架置入；②狭窄部位静脉补片；③血栓形成引起的狭窄可通过外周溶栓或插管溶栓、取栓等方法进行处理。

无法翻修的动静脉内瘘只能通过手术进行重建。

（五）动静脉内瘘术后常见并发症及处理方法

动静脉内瘘术后常见并发症及处理方法见表8-9-1。

表8-9-1　动静脉内瘘术后常见并发症及处理方法

名称	处理方法
血栓形成	发生肺栓塞，按护理常规处理。早期血栓形成通过外周直接穿刺微量泵推注尿激酶溶栓，溶栓1～2天无效可手术取栓
伤口出血	出血少，轻压止血点；出血多，直接打开伤口，对症处理
伤口感染	及时更换污湿敷料，切口缝线处红肿可用75%乙醇湿敷;切口隆起并有张力时及时拆开小部分缝线排出积液、积血，同时观察有无活动性出血

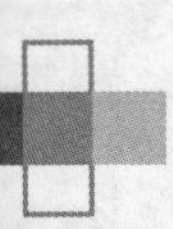

续表

名称	处理方法
静脉瘤样扩张或假性瘤破裂	禁止在静脉瘤上穿刺，一旦形成静脉瘤，最有效的方法是切除静脉瘤，重建内瘘
心力衰竭	包扎内瘘，必要时手术缩小瘘口。反复心力衰竭者，必须闭合内瘘，改用长期留置导管或腹部透析治疗方法
肿胀手综合征	抬高术侧肢体、握拳以增加血液回流，减轻水肿。长时间或肿胀严重，结扎内瘘，更换部位重建
窃血综合征	轻度，可随时间推移逐渐好转，一般对症处理即可；重度，动脉吻合口狭窄的给予血管成形术，高流量引起的窃血综合征需要减少瘘管的流量，减小吻合口直径或远端重建

（六）动静脉内瘘患者的自我护理

内瘘的使用是一个长期的过程，这需要患者进行正确的自我护理，患者及家属学会简单的自我监测及护理非常重要。

1.每天自我监测瘘管吻合处有无震颤的血管杂音。方法是用非瘘侧示指和中指并拢触摸内瘘血管。每天睡前、晨起前、眩晕后触摸内瘘血管。

2.每天定时监测血压。血压不宜过低。

3.造瘘侧肢体抬高，告知患者不要用内瘘侧上肢提重物；不佩戴金属饰物，以免扎伤或划伤内瘘术区。

4.血液透析前清洁瘘侧皮肤，血液透析后24～48小时局部湿热敷，以促进血液循环。

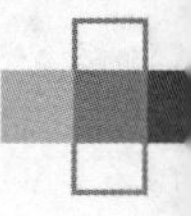

5.如发现瘘管处疼痛、出血，震颤音消失及局部红肿伴发热应立即就诊。

第十节 主动脉弓假性动脉瘤合并静脉血栓栓塞症

一、案例介绍

一般资料：患者，男，75岁。

现病史：主诉右下肢肿痛1天，为进一步诊治于2021年9月10日以“右下肢深静脉血栓形成”收入院。行肺动脉、胸腹髂动脉CTA检查示：右肺上叶尖段、后段，右肺中叶内侧段，左肺上叶前段、下叶前内基底段肺动脉内血栓形成。主动脉弓局部向下大小约1.5cm×2.8cm动脉瘤，胸主动脉节段性壁间血肿形成。现诊断为“1.主动脉弓假性动脉瘤；2.右下肢深静脉血栓；3.肺栓塞；4.胸主动脉壁间血肿”。入院护理查体：体温36℃，脉搏84次/分，呼吸20次/分，血压128/74mmHg。右腹股沟区以下肿胀，皮肤温度、颜色正常，活动受限，Homans征（+），测双下肢腿围位置分别位于髌骨上15cm，髌骨下10cm，踝上5cm，左下肢40cm、31cm、22cm，右下肢46cm、35cm、24cm。

因患者合并双重疾病，完善相关检查后，分别择期开展手术：9月14日先行下腔静脉滤器置入术（图8-10-1），左侧颈总动脉、左侧锁骨下动脉体外开窗胸主动脉腔内隔绝支架置入术+主动脉弓部假性动脉瘤栓塞术（图8-10-2）。

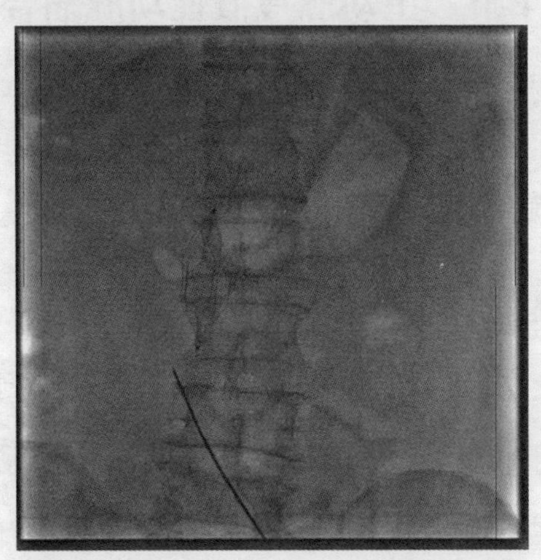

图8-10-1　下腔静脉滤器置入

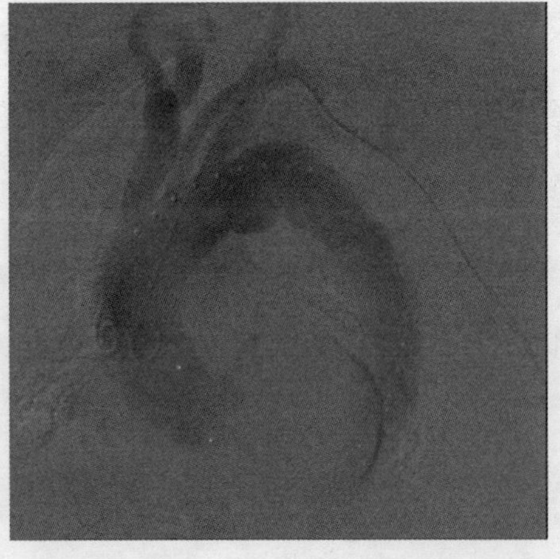

图8-10-2　主动脉弓假性动脉瘤

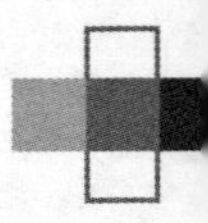

9月22日行右髂静脉、下腔静脉造影+下腔静脉置管溶栓术；术后使用尿激酶、肝素钠药物溶栓治疗。

9月24日行下腔静脉造影+下腔静脉滤器置入术，血栓抽吸+下腔静脉滤器取出术+下腔静脉置管溶栓术；术后继续使用尿激酶、肝素钠药物溶栓治疗。

9月26日行右髂静脉、下腔静脉造影，滤器取出术及拔除溶栓导管。

患者术后间断性发热，体温最高38.5℃，双下肢足背动脉搏动可扪及，皮肤温度、颜色正常，右下肢肿胀消退。

辅助检查：超敏C反应蛋白4.25mg/L。血浆D-二聚体11.3mg/L。下肢血管超声：右下肢股浅静脉、腘静脉、胫后静脉、腓静脉、小隐静脉及小腿肌间静脉内血栓形成（完全栓塞），右下肢股总静脉中下段内血栓形成（不完全栓塞）。

主要治疗：严密监测生命体征，每小时测量心率、血氧饱和度，每2小时测量血压。患肢抬高20cm，促进下肢静脉回流，禁止按摩。溶栓导管给予尿激酶、肝素钠溶栓治疗，低分子肝素钙抗凝治疗，静脉滴注左氧氟沙星氯化钠注射液抗感染，泮托拉唑护胃，参芎葡萄糖注射液活血化淤治疗。

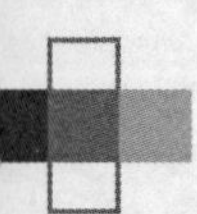

二、护理评估

（一）术前护理评估

1.健康史　高血压20年，未规律服用降压药；吸烟史。

2.身体状况

（1）局部：未诉胸背部疼痛。右下肢肿胀疼痛，皮肤温度、颜色正常，足背动脉搏动可扪及。

（2）全身：患者意识清楚、生命体征平衡，抗凝治疗期间无出血。

3.心理和社会支持状况　患者突发的下肢疼痛肿胀，检查后确诊疾病复杂危重，引起患者焦虑。家庭支持状况良好。

（二）术后护理评估

1.手术情况　介入室局部麻醉下行手术治疗4次。

2.身体状况　未诉胸背部疼痛，患者术后间断性发热，体温最高38.5℃，双下肢足背动脉搏动可扪及，皮肤温度、颜色正常，右下肢肿胀消退。抗凝治疗后无出血情况。

3.局部伤口情况　局部伤口无渗血、血肿情况。

4.导管评估　术后置溶栓导管，固定妥善。

三、护理问题

（一）术前护理问题

1.有出血的风险　与动脉瘤破裂、置管溶栓使用溶栓药物有关。

2.低效型呼吸　与肺栓塞引起的通气比例失调有关。

3.疼痛　与下肢静脉血栓形成致血流不畅有关。

4.焦虑　与担忧疾病，多次手术有关。

（二）术后护理问题

1.有管路滑脱的风险　与留置溶栓导管有关。

2.舒适性的改变　与置管溶栓、术后肢体制动有关。

3.有皮肤完整性受损的危险　与疾病原因需要长期卧床有关。

4.潜在并发症　导管相关性感染、内漏、再发性血栓。

四、护理措施

（一）术前护理措施

1.严密观察病情变化，嘱患者卧床休息，监测生命体征，控制血压在120/70mmHg，血氧饱和度在90%以上。记录患肢皮肤温度、颜色及肿胀消退情况。抬高患肢，保持大便通畅。

2.患者疼痛必要时遵医嘱给予镇痛处理。

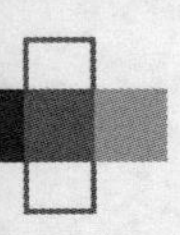

3.讲解疾病相关知识、相关康复案例，增加其信心，使之配合治疗。

（二）术后护理措施

1.严密观察病情变化，记录患肢皮肤温度、颜色、足背动脉搏动及肿胀消退情况。

2.监测凝血功能，查看局部或全身有无出血症状如鼻腔、牙龈出血，有无黑便等情况。

3.观察穿刺点有无渗血及血肿，妥善固定溶栓导管，做好标记，防止打折、移位或滑脱。

4.溶栓治疗及制动期间，协助患者轴线翻身，给予翻身垫，减轻患者不适感。

5.保持患者床单元清洁干燥，有污染及时更换。

6.进食低脂、高纤维、易消化食物，避免血液黏稠度增高，指导患者健侧肢体行踝泵运动，预防再发性血栓。

五、健康教育

（一）术前健康教育

指导患者避免过度深呼吸、用力咳嗽、排便等增加腹腔压力的动作，以免引起动脉瘤破裂或血栓脱落。

（二）术后健康教育

1.告知患者置管溶栓期间相关注意事项，防管路滑脱。

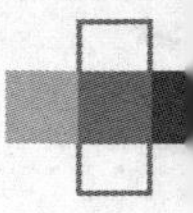

2.指导患者及家属学会自我观察，抗凝溶栓治疗期间有无出血的症状表现，如咳嗽咳痰时有无血丝或血凝块，牙龈、鼻腔有无出血及有无黑便等情况。

3.遵医嘱口服抗凝药物及降压药，戒烟。

4.出院后3个月、半年、1年定时复查，如有异常及时就诊。

六、护理评价

1.患者病情稳定，未发生出血、血肿等情况。

2.患者疼痛缓解。

3.患者掌握疾病的相关预防及康复知识。

4.患者未发生管路滑脱。

5.患者皮肤完整。

6.患者未发生并发症。

七、知识拓展

（一）下腔静脉滤器

下腔静脉滤器可以预防和减少PE的发生，由于滤器长期置入可导致下腔静脉阻塞和DVT复发等并发症，为减少这些远期并发症，建议首选可回收或临时滤器，待发生PE的风险降低后再取出滤器。

下腔静脉滤器的置入指征：①髂、股静脉或下腔静脉内有

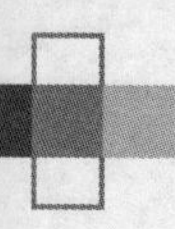

漂浮血栓者；②具有急性DVT、PE高危因素的行腹部、盆腔或下肢手术的患者。

（二）置管溶栓用药

置管溶栓治疗常用的溶栓药物有尿激酶、组织型纤溶酶原激活剂、链激酶等。其中，尿激酶具有起效快、疗效佳、变态反应少等优势，故临床上最常使用。

（三）置管溶栓拔管指征

①有出血或严重感染并发症时；②纤维蛋白原＜1.0g/L；③腘静脉以上主干静脉恢复通畅；④连续4～5天溶栓后造影见溶栓结果无进展。

第十一节　血栓闭塞性脉管炎

一、案例介绍

一般资料：患者，男，40岁。

现病史：主诉右足部麻木、发凉伴疼痛3个月余，夜间疼痛明显，在门诊行下肢血管彩超提示：右股浅动脉、腘动脉闭塞，右胫腓干、胫后动脉和腓动脉闭塞，以“血栓闭塞性脉管炎”收入院。入院护理查体：体温36.7℃，脉搏84次/分，呼吸20次/分，血压122/72mmHg，血氧饱和度91%。右小腿皮肤苍白，足趾发绀，第一足趾发黑，皮肤温度低，腘动脉、足背动

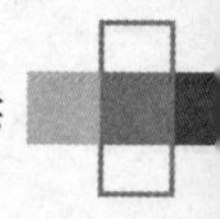

脉搏动未扪及；左下肢皮肤温度、颜色正常，足背动脉搏动可扪及。

辅助检查： 血生化检查，白细胞计数11.77×10^9/L，超敏C反应蛋白6.09mg/L。下肢动脉造影示右侧股浅动脉血栓闭塞。

主要治疗： 静脉滴注烟酸，己酮可可碱扩血管治疗。

二、护理评估

1.健康史　吸烟15年，30支/天。

2.身体状况　右小腿皮肤苍白，足趾发绀，第一组足趾发黑，皮肤温度低，腘动脉、足背动脉搏动未扪及；左下肢皮肤温度、颜色正常，足背动脉搏动可扪及。患者右下肢疼痛，评估面部疼痛表情量表（FS-R）（图7-3-3）评分为7分。遵医嘱给予地佐辛肌内注射，疼痛缓解。

3.心理和社会支持状况　患者对反复出现的下肢疼痛产生焦虑、悲观心理，对疾病知识了解欠缺，家庭有一定经济负担。

三、护理问题

1.疼痛　与患肢缺血闭塞有关。

2.组织完整性受损　与肢端坏疽有关。

3.焦虑与悲观　与疾病久治不愈有关。

4.知识缺乏　缺乏疾病相关知识。

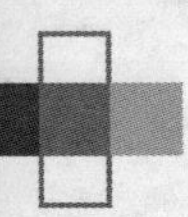

5.潜在并发症　出血、栓塞等。

四、护理措施

1.病情观察：观察血压、脉搏、体温、呼吸生命体征情况；观察患肢远端的皮肤温度、颜色、感觉和脉搏强度以判断血管通畅度。

2.患肢保暖，给予头高足低的体位利于下肢血液循环，改善缺血缺氧症状，必要时给予地佐辛等镇痛药镇痛。

3.心理护理：应多关心体贴患者，做好患者的思想工作，使其情绪稳定配合治疗。

4.讲解疾病相关知识，使患者知晓该病的护理及预后措施，能积极配合对症治疗。

五、健康教育

1.劝告患者戒烟并说明其危害性。

2.指导患者进行患肢的功能锻炼，促进侧支循环建立，改善局部症状，避免长时间同一姿势不变及双膝交叉影响血液循环。

3.保护患肢，避免外伤；每日勤换袜子，预防真菌感染。

4.遵医嘱口服抗凝药物和治疗心脏疾病的药物。

5.出院后3～6个月复查，不适随访。

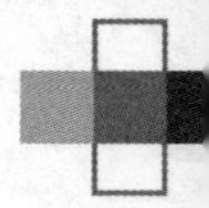

六、护理评价

1.患者疼痛程度较前缓解。

2.患者皮肤无受损。

3.患者能积极配合治疗，心理因素减轻。

4.患者知晓该病的相关知识及患肢的功能锻炼。

5.患者无并发症发生。

七、知识拓展

（一）血栓闭塞性脉管炎的危险因素

血栓闭塞性脉管炎的危险因素（表8-11-1）分为外在因素和内在因素，就目前的研究来说，吸烟是最重要的危险因素。

表8-11-1　血栓闭塞性脉管炎的危险因素

外在因素	内在因素
吸烟	免疫反应（自身免疫性疾病）
环境因素（寒冷、营养不良）	内皮细胞功能受损
外伤	遗传因素
其他（病原体感染）	激素异常（性激素异常）

（二）血栓闭塞性脉管炎与下肢动脉硬化闭塞症的区别

血栓闭塞性脉管炎与下肢动脉硬化闭塞症的区别见表8-11-2。

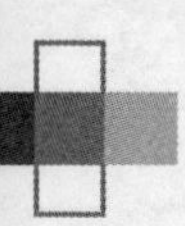

表8-11-2 血栓闭塞性脉管炎与下肢动脉硬化闭塞症的区别

项目	血栓闭塞性脉管炎	下肢动脉硬化闭塞症
吸烟史	几乎都有	不一定
发病年龄	20～50岁	45岁以后
受累血管	小、中动脉	大、中动脉
病变过程	急性恶化者少	急性恶化者占20%～25%
血栓性静脉炎	常见	无
并存病	无	合并高血压、冠心病、高血脂、糖尿病
动脉造影	节段性闭塞，病变近远侧血管壁光滑	广泛性不规则狭窄和节段性闭塞，硬化动脉扩张、扭曲

（三）血栓闭塞性脉管炎的分期

Ⅰ期：局部缺血期，以感觉和皮肤色泽改变为主。主要表现为患肢麻木、发凉、怕冷，活动后易疲劳，沉重和轻度间歇性跛行。患肢皮肤温度稍低，皮色较苍白，足背动脉和（或）胫后动脉搏动减弱。约50%患者有游走性血栓性静脉炎。

Ⅱ期：营养障碍期，以疼痛和营养障碍为主。除患肢麻木、发凉、怕冷、酸胀、沉重等症状加重外，间歇性跛行日益明显，行走距离缩短，休息时间延长，疼痛逐渐转为持续性静息痛。夜间更为剧烈，患者常屈膝抱足而坐。皮肤温度下降，皮色更加苍白，或出现紫斑、潮红，皮肤干燥，汗毛脱落。趾（指）甲增厚变形，小腿肌肉萎缩，足背动脉、胫后动脉搏动

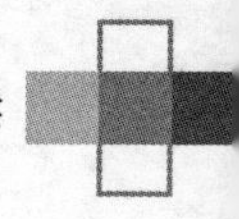

消失，腘动脉、股动脉搏动也可减弱。

Ⅲ期：组织坏死期，以溃疡和坏疽为主。除上述症状继续加重外，患肢严重缺血，患肢趾（指）端发黑、干瘪、坏疽、溃疡，静息痛更为加重，经久不息，患者日夜不眠，屈膝抱足而坐或借助下垂肢体以减轻痛苦，致使肢体肿胀。患者日渐消瘦，体力不支。若并发局部感染，使干性坏疽转为湿性坏疽，可出现发热、畏寒、烦躁等全身中毒症状。坏死组织脱落后，形成经久不愈的溃疡。根据坏疽的范围，可分为3级：Ⅰ级，坏疽局限于趾（指）部；Ⅱ级，坏疽延及趾蹠（指掌）关节及蹠（掌）部；Ⅲ级，坏疽延及足跟、踝关节或踝关节以上。

第十二节　下肢动脉硬化闭塞症

一、案例介绍

一般资料：患者，男，58岁。

现病史：因双下肢肿胀伴麻木无力4个月余以“1.双下肢动脉硬化；2.双下肢肿胀原因待查；3.慢性肾衰竭维持血液透析；4.糖尿病；5.高血压；6.冠心病；7.双下肢静脉曲张”收入院。入院护理查体：体温36.5℃，脉搏90次/分，呼吸20次/分，血压143/74mmHg。左上肢前臂动静脉内瘘处可触及血管震颤，双下肢膝关节以下轻度肿胀，踝部以下为宜，可见皮肤色素沉

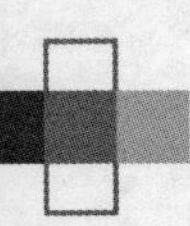

着，双下肢皮肤温度正常，痛觉减退，有压痛，双侧股动脉、双侧腘动脉及双足背动脉搏动可扪及。患者一般情况差，暂无手术条件，给予抗凝、抗血小板聚集、扩张血管、活血化淤、营养心肌、对症支持等治疗。

辅助检查：胸、全腹CT平扫示双侧胸腔少量积液，双肺慢性支气管炎，双肺下叶少许炎症。左心室稍大，纵隔内多发增大淋巴结。下肢血管彩超示双下肢动脉内中膜增厚，硬化斑块形成，致双侧胫前动脉节段性狭窄，左侧小腿内侧皮下浅静脉曲张，双侧大隐静脉瓣膜功能不全。

主要治疗：测血压每日4次，测血糖每日7次，硝苯地平控释片30mg每日2次口服，血压控制在110～140/61～88mmHg，门冬胰岛素皮下注射6U每日3次，血糖控制在6.7～11.8mmol/L。每3日行血液透析治疗。静脉滴注丹参川芎嗪注射液活血，口服阿司匹林抗血小板聚集治疗。

二、护理评估

1.健康史　既往高血压病史10余年，自服降压药物治疗，自诉血压控制尚平稳。糖尿病病史10年，注射胰岛素控制血糖，血糖控制稳定。冠心病病史1年余，长期服用阿司匹林抗血小板治疗。慢性肾衰竭病史5年，现处于维持血液透析状态。20年前因左锁骨骨折行手术治疗，1年前行左腕部动静脉内瘘成形术。

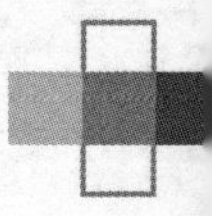

2.身体状况　左上肢前臂动静脉内瘘处可触及血管震颤。双下肢膝关节以下轻度肿胀，踝部以下为宜，可见皮肤色素沉着，双下肢皮肤温度正常，痛觉减退，有压痛，双足背动脉搏动可扪及。双下肢麻木无力。

3.心理和社会支持状况　患者既往史多，长期接受治疗，产生悲观心理。患者缺乏预防本病发生的有关知识，家庭有一定经济负担。

三、护理问题

1.疼痛　与患肢缺血、组织坏死有关。

2.抑郁　与疾病久治不愈有关。

3.活动无耐力　与患肢远端供血不足有关。

4.知识缺乏　缺乏患肢锻炼方法的知识及足部护理的知识。

5.潜在并发症　出血、远端栓塞等。

四、护理措施

1.心理护理　由于趾端疼痛使患者产生痛苦和抑郁心理，医护人员应关心体贴患者，讲解疾病有关知识，改变患者认知，使其情绪稳定，主动配合治疗和护理。

2.患肢护理　主要原则是改善下肢血液循环，注意肢体保暖，勿使肢体暴露于寒冷环境中，以免血管收缩。保暖可促进

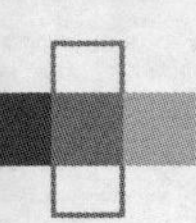

血管扩张，但应避免用热水袋、热垫或热水给患肢直接加温，因热疗使组织需氧量增加，将加重肢体病变程度。取合适体位，患者睡觉或休息时取头高足低位，使血液容易灌流至下肢，告知患者避免长时间维持同一姿势（站或立）不变，以免影响血液循环。坐时应避免将腿交叉，防止动静脉受压，阻碍血流。保持足部清洁干燥，每天用温水洗脚，告诉患者先用手试水温，勿用足趾试水温，以免烫伤。皮肤瘙痒时，可涂止痒药膏，但应避免用手抓痒，以免造成开放性伤口和继发感染。

3.疼痛护理　必要时遵医嘱给予对症处理。

4.饮食护理　低盐、低脂、低糖饮食，可预防动脉粥样硬化。多摄取富含维生素的食物，以维持血管平滑肌弹性。

5.功能锻炼　指导患者进行Buerger运动，促进侧支循环的建立，以疼痛的出现作为活动量的指标。

五、健康教育

1.心理疏导：指导患者减轻焦虑、抑郁情绪。

2.行为指导：严格戒烟，消除烟碱对血管的收缩作用。患肢适当保暖，禁止冷热敷。采用Buerger运动进行功能锻炼，促进侧支循环的建立。

3.用药指导：定时、规律口服抗凝、降压、降糖药物。

4.告知患者控制血压及血糖在正常范围的重要性及对该病预

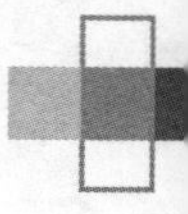

后的深刻影响。让患者明白坚持服用药物、控制饮食对控制血压及血糖的必要性，提高患者的医从性，使其能配合治疗，减少复发率。

5.复查指导：出院后3～6个月到门诊复查血管彩色超声，以了解血管通畅情况，不适随诊。

六、护理评价

1.患者疼痛减轻。

2.患者情绪稳定，配合治疗。

3.患者活动量增加。

4.患者了解疾病知识。

5.患者未发生并发症。

七、知识拓展

（一）Buerger运动要点和适应证、禁忌证

1. Buerger运动要点

（1）患者平卧，下肢抬高45°，并保持1～2分钟。

（2）双足下垂于床边，同时双足进行背伸、跖屈、左右摆动，足趾上翘、伸开、收拢直至足部完全变成粉红色。整个过程持续4～5分钟。

（3）平躺休息2～3分钟。

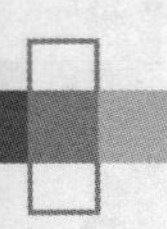

（4）连续抬高足趾、足跟10次。

整套动作完成约10分钟，每天可练习数次，每次练习数回。运动过程中如果出现胸闷、胸痛等不适，应立即停止运动。

2.适应证　适用于血管闭塞性脉管炎或下肢循环障碍的康复期（Fontaine分类Ⅰ、Ⅱ期患者）。

3.禁忌证　Fontaine分类Ⅲ、Ⅳ期患者，如临床症状严重，不建议进行Buerger运动。

（二）血压、血糖的控制范围

1.对于仅合并高血压的下肢动脉硬化闭塞症患者，建议控制血压<140/90mmHg；对于有高血压同时合并糖尿病或慢性肾病的下肢动脉硬化闭塞症患者，建议控制血压<140/80mmHg。

2.控制血糖目标值：空腹血糖80～120mg/dl（4.44～6.70mmol/L），餐后血糖120～160mg/dl（6.7～8.9mmol/L），糖化血红蛋白（HbA1c）<7%。

（三）动脉粥样硬化的危险因素

动脉粥样硬化的危险因素见表8-12-1。

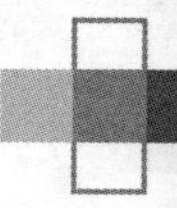

表8-12-1　动脉粥样硬化的危险因素

危险因素	原因
吸烟	吸入尼古丁可降低高密度脂蛋白水平，增加血小板聚集，减少前列环素，增加血栓素水平，促进血管收缩
糖尿病	起因是动脉壁退化，其原因可能为内皮细胞对一氧化氮的可利用率发生改变，或由于磷脂酰肌醇-3激酶减少，导致血管平滑肌细胞内出现可促进动脉粥样硬化的刺激因素
高血压	长期高血压状态下，动脉顺应性减退，在血管壁损伤的基础上逐渐发生动脉粥样硬化
高脂血症	血液中的脂质以脂蛋白形式进入动脉壁，沉积到内膜下层，引起血管平滑肌细胞增生，血液中的单核-巨噬细胞吞噬大量脂质形成泡沫细胞，脂质条纹形成并促成动脉粥样硬化
高同型半胱氨酸血症	通过多种机制加速动脉粥样硬化
慢性肾功能不全	慢性肾功能不全患者动脉僵硬度显著增高，且其与冠状动脉、主动脉及瓣膜的钙化范围与程度呈密切相关
缺乏锻炼	缺乏适度的锻炼将增加整个人群的心血管发病率和病死率的风险；此外，大量证据表明低运动量是心血管疾病及其总病死率的独立预测指标
高龄	有些关于动脉粥样硬化和周围动脉疾病风险的研究表明，年龄每增加10岁，患病风险增加1.5～2.0倍

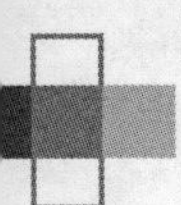

第十三节　锁骨下动脉狭窄

一、案例介绍

一般资料：患者，男，65岁。

现病史：主诉1周前出现头晕伴左上肢无力，于活动后加重。颈部血管彩超示：左锁骨下动脉起始部狭窄。为进一步治疗，以“锁骨下动脉狭窄”收入院。入院护理查体：体温36℃，脉搏84次/分，呼吸20次/分，左上肢血压80/50mmHg，右上肢血压150/90mmHg，左上肢皮肤苍白，皮肤温度低，左肱动脉、桡动脉搏动弱。完善相关术前准备在局部麻醉下行“经皮超选择全脑动脉、颈动脉、主动脉、左锁骨下动脉造影及左锁骨下动脉支架置入术”（图8-13-1）。右侧股动脉穿刺点给予弹力绷带加压，穿刺点无渗血，下肢末梢血供正常。术后第一天，患者左上肢皮肤温度正常，肱动脉、桡动脉搏动可触及。

辅助检查：头颈部CTA示双侧颈内动脉虹吸段粥样硬化性狭窄。左侧锁骨下动脉粥样硬化性狭窄，狭窄＞80%。

主要治疗：测量双上肢血压每日4次，左上肢血压波动在80～100/50～80mmHg，右上肢血压波动在130～150/70～

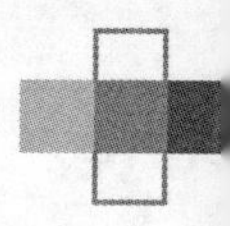

90mmHg。静脉滴注倍他司汀改善循环治疗，烟酸、己酮可可碱扩血管治疗。患者VTE风险评估为高危，皮下注射那屈肝素钙预防血栓治疗。

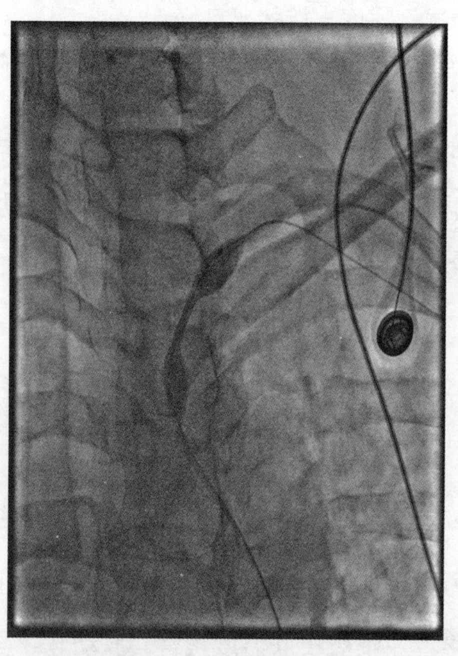

图8-13-1　动脉造影

二、护理评估

（一）术前护理评估

1.健康史　糖尿病10年余，自行注射胰岛素，血糖控制可。

2.身体状况

（1）局部：左上肢无力，皮肤苍白，皮肤温度低，左肱动脉、桡动脉搏动弱。

（2）全身：患者头晕，于活动后加重。

3.心理和社会支持状况　患者焦虑，缺乏基本相关知识，担忧疾病预后情况，家庭支持状况良好。

（二）术后护理评估

1.手术情况　局部麻醉下行“经皮超选择全脑动脉、颈动脉、主动脉、左锁骨下动脉造影及左锁骨下动脉支架置入术”，右侧股动脉穿刺点给予弹力绷带加压，穿刺点无渗血，下肢末梢血供正常。

术后第一天，患者左上肢皮肤温度正常，肱动脉、桡动脉搏动可触及。

2.身体状况　患者诉左胸部疼痛，能耐受。右侧股动脉穿刺点给予弹力绷带加压，右下肢制动24小时，双下肢末梢血供正常。术后患者左上肢皮肤温度正常，肱动脉、桡动脉搏动可触及。

3.局部伤口情况　右股动脉穿刺点无渗血、血肿情况。

三、护理问题

（一）术前护理问题

1.有受伤的危险　与患者头晕有关。

2.焦虑　缺乏基本相关知识，担忧疾病预后情况有关。

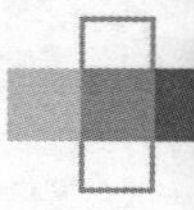

3.知识缺乏　缺乏本病的相关知识。

（二）术后护理问题

1.疼痛　与动脉支架置入有关。

2.舒适度的改变　与术后肢体制动卧床有关。

3.潜在并发症　出血、缺血、再灌注损伤等。

四、护理措施

（一）术前护理措施

1.密切观察病情，监测生命体征，头晕时卧床休息，减少活动，家属陪护，防止意外伤害发生。观察患者神志、四肢皮肤温度、颜色，双上肢桡动脉及双下肢足背动脉搏动情况，与术后对比。

2.讲解疾病相关知识及手术治疗方式，对患者的疑问给予耐心解释，使之积极配合治疗。

（二）术后护理措施

1.观察患者术后患肢情况，肢体肿胀时可给予抬高，行握拳运动，促进静脉回流。监测血压，正常提示狭窄消除，血压高应遵医嘱给予降压药物处理，血压降低时应警惕有无出血发生。

2.疼痛护理：告知患者及家属疼痛原因，置入支架在人体血管内扩张，使狭窄部位血管有疼痛感，一般可自行缓解，不必太紧张，必要时可给予镇痛药对症处理。

3.术后制动期间，协助患者轴线翻身，给予翻身垫，减轻患者不适感。

4.支架置入使狭窄的锁骨下动脉即刻开通，术后应注意观察患者左上肢的皮肤温度、颜色和桡动脉及肱动脉搏动等情况，评估患者肢体麻木无力感与术前比较有无缓解。

五、健康教育

（一）术前健康教育

1.指导患者卧床休息，家属陪护，防止复发头晕，站立不稳而发生跌倒。

2.进行疾病相关知识的宣教及术前宣教。

（二）术后健康教育

1.饮食指导　进食低脂、清淡且低胆固醇和低碳水化合物的食物，多食新鲜的蔬菜和水果，保持食物的多样化摄取，每日保证足够的水分。

2.运动指导　平时可进行慢走、散步等轻体力运动。患肢避免提拉重物，勿进行用力甩胳膊等肩颈部大幅度活动，以免造成血管内支架移位。

3.药物指导　遵医嘱服用抗凝、抗血小板聚集药物，不得随意停药和加减用药量，服药期间注意观察药物的不良反应。

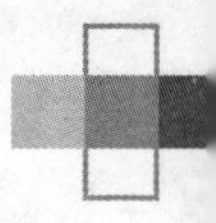

4.定期复查　定期复查凝血，术后3个月门诊随访，如出现术前症状（如头晕、左上肢无力等）应及时就诊。

六、护理评价

1.患者未受伤。

2.患者焦虑减轻，掌握疾病相关知识。

3.患者疼痛减轻。

4.患者未发生并发症。

七、知识拓展

（一）锁骨下动脉狭窄的临床表现

1.上肢供血不足引起的上肢缺血症状　常表现为患侧上肢无力、麻木、发凉，特别是在上肢活动量增加后明显。上肢易疲劳，两侧脉搏不对称，患侧脉搏弱，健侧脉搏强。患侧血压低于健侧，收缩压可能比健侧低20mmHg，甚至更多。

2.椎动脉供血不足引发的小脑缺血症状　主要表现为头晕、晕厥、眩晕、站立不稳及枕部疼痛，也可有耳鸣等症状，严重者可能导致小脑梗死。

（二）锁骨下动脉狭窄的手术指征

1.出现症状的锁骨下动脉盗血综合征患者。

2. CTA检查显示为锁骨下动脉狭窄且狭窄程度＞50%。

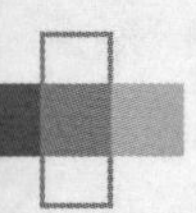

3.经颅多普勒超声检测到椎动脉逆流，双上肢收缩压差>20mmHg。

（三）锁骨下动脉狭窄的手术治疗方式

传统外科手术方法包括经锁骨下动脉内膜剥除术、血管旁路术（如颈动脉-锁骨下动脉血管旁路术、主动脉-锁骨下动脉血管旁路术）等。传统手术需要全身麻醉，创伤大、操作复杂、手术风险大、并发症多、术后恢复时间长、术后血管再狭窄率高。

介入方法（如血管支架置入术）治疗锁骨下动脉狭窄或闭塞性病变，具有创伤小、术后恢复快、临床疗效满意等优点，已成为首选的治疗手段。但闭塞段血管直径>2cm时仍以外科手术为主，当介入方法未能成功时须依靠外科手术治疗。

第十四节　颈动脉狭窄

一、案例介绍

一般资料：患者，男，55岁。

现病史：检查发现右颈内动脉狭窄5个月余以“1.右侧颈内动脉狭窄；2.左侧锁骨下动脉狭窄；3.右侧椎动脉狭窄；4.2型糖尿病”收入院。入院护理查体：体温36.3℃，脉搏98次/分，呼吸19次/分，血压97/76mmHg，血氧饱和度92%。颈部对称无

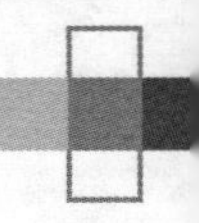

畸形，无颈静脉怒张，颈软。积极完善相关术前准备，在局部麻醉下行“右头臂干、双侧锁骨下动脉、双侧椎动脉、双侧颈总动脉、颅内动脉造影+左锁骨下动脉支架置入术”。术后右腹股沟穿刺点弹力绷带加压包扎，敷料干燥，双下肢皮肤温度正常，足背动脉搏动可扪及。

辅助检查：颈部血管彩超示双侧颈总动脉、颈内动脉、颈外动脉、锁骨下动脉内中膜增厚，斑块形成，右侧颈内动脉起始段狭窄50%～69%。头颈部CTA检查（图8-14-1）示左锁骨下动脉起始段血栓，管腔重度狭窄，左椎动脉起始部稍窄。双侧颈动脉近分叉处、颈内动脉起始部及虹吸部、右椎动脉起始部见钙斑、混斑，管腔轻微狭窄。

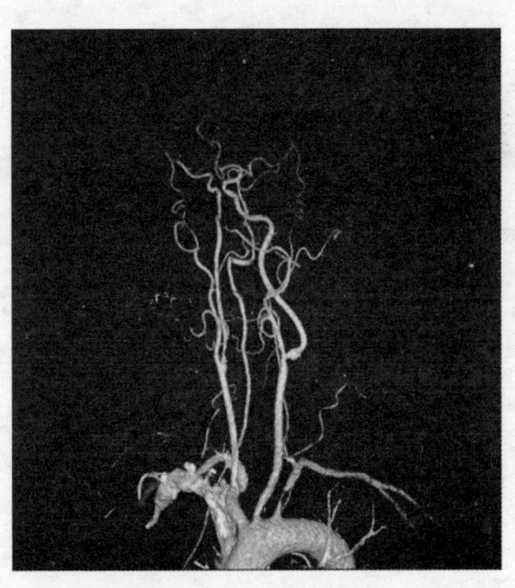

图8-14-1　头颈部CTA

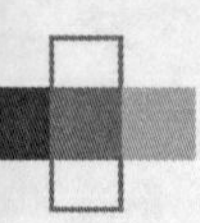

主要治疗：静脉滴注倍他司汀改善循环治疗，己酮可可碱扩血管治疗，烟酸注射液降血脂治疗，口服阿司匹林肠溶片、硫酸氢氯吡格雷片抗血小板凝集、对症支持治疗。皮下注射那曲肝素钙注射液抗凝治疗。

二、护理评估

（一）术前护理评估

1.健康史　患者发现糖尿病1年余，规律服药“二甲双胍”，既往胃溃疡病史，3年前曾在当地医院行胃镜下胃息肉切除术。

2.身体状况　偶感头晕，颈部对称无畸形，无颈静脉怒张，颈软。

3.心理和社会支持状况　患者焦虑，缺乏基本相关知识，担忧疾病预后情况，家庭支持状况良好。

（二）术后护理评估

1.手术情况　局部麻醉下行“右头臂干、双侧锁骨下动脉、双侧椎动脉、双侧颈总动脉、颅内动脉造影+左锁骨下动脉支架置入术”。

2.身体状况　患者病情平稳，生命体征平稳。诉穿刺点疼痛，能耐受。

3.局部伤口情况　右腹股沟穿刺点弹力绷带加压包扎，敷料

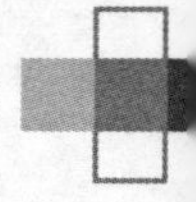

干燥，双下肢皮肤温度、颜色正常，足背动脉搏动可扪及。

三、护理问题

（一）术前护理问题

1.高危险性伤害　有跌倒的危险。

2.焦虑　与担心疾病及预后有关。

3.知识缺乏　缺乏本病的相关知识、预防知识。

（二）术后护理问题

1.疼痛　与手术有关。

2.潜在并发症　过度灌注脑损伤、脑缺血及脑卒中、颅神经损伤等。

四、护理措施

（一）术前护理措施

1.病情观察　监测生命体征，给予心电监护。观察下肢皮肤颜色及温度，足背动脉搏动情况，指导患者进行早期功能锻炼。患者因疾病原因导致头晕时，指导患者卧床休息，下床活动应有家属陪伴，进行防跌倒、防坠床相关知识的宣教。

2.心理护理　应向患者做好说明解释工作，取得患者的信任。提高患者的适应程度，要密切观察患者，配合暗示疗法，鼓励患者自我锻炼，消除疑虑，增强自理能力的信心。

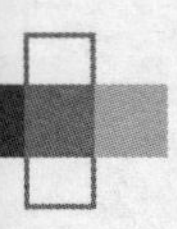

3.知识教育　讲解疾病相关知识及治疗方法。

（二）术后护理措施

1.镇痛对症处理　评估疼痛程度，必要时遵医嘱给予镇痛药物。保证躯体舒适，与患者多交流，转移患者注意力。

2.卧位与活动　术后取平卧位，避免头部剧烈活动，保持颈部中立位；右腹股沟区弹力绷带加压包扎，盐袋压迫6小时；右下肢制动24小时；指导患者翻身时动作要轻柔，避免翻身幅度过大；保持皮肤干燥清洁。患者病情稳定后早期下床活动，可减少坠积性肺炎的发生、预防下肢深静脉血栓的形成及保护皮肤的完整性。鼓励患者多饮水，促进造影剂排出。

3.伤口护理　术后应严密观察穿刺部位有无渗血、渗液、敷料脱落、出血、皮下血肿形成及感染等情况。更换敷料时应严格无菌操作，并注意评估穿刺部位愈合情况，观察有无发红、变色、温度改变、肿胀及触痛等。积极治疗原发病，如糖尿病等。

4.饮食护理　鼓励患者少食多餐，进低盐、低脂、低糖、含丰富纤维素饮食，避免高脂肪饮食。

5.并发症的护理

（1）过度灌注脑损伤：正确判断患者头痛性质、早期发现癫痫的先兆等。有效控制血压在150mmHg以下。

（2）脑缺血及脑卒中：术后注意检查颞浅动脉搏动和神经

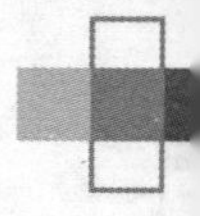

系统情况，特别是手术对侧肢体有无偏瘫、肢体活动障碍、感觉障碍及视觉障碍等。

（3）颅神经损伤：观察神经功能的异常变化，如观察同侧唇沟有无变浅，让患者做伸舌、鼓腮动作等，有无声音嘶哑及进食呛咳等。

五、健康教育

（一）术前健康教育

1.起床时动作应缓慢，先坐起10分钟后再起床，忌突然转头，以免引起低血压甚至休克。

2.保持情绪稳定，避免情绪激动。

3.讲解疾病相关知识。

（二）术后健康教育

1.饮食指导　低脂低热量易消化、糖尿病饮食，含维生素、纤维素饮食。

2.抗凝治疗指导　进行长期、严格、系统的抗凝治疗，指导患者口服抗凝药，不要间断，另外使用抗凝药物期间注意有无出血倾向。

3.预防并发症　告知患者脑卒中的先兆，如有不适及时就诊。

4.定期随访　术后1、3、6个月和以后每6个月门诊随访，随

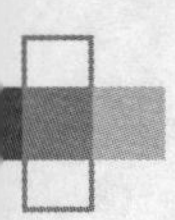

访内容包括有无再次发作缺血性事件、彩超测量颈动脉管径和评估再狭窄程度等。

六、护理评价

1.患者未发生伤害事件。

2.患者焦虑症状缓解。

3.患者能正确描述本病的相关知识。

4.患者疼痛得到缓解。

5.患者未发生并发症。

七、知识拓展

（一）颈动脉狭窄概述

颈动脉狭窄是指血液由心脏通向脑和其他部位的主要血管（颈动脉）出现狭窄的症状。颈动脉狭窄的危害是动脉供血区脑组织缺血、缺氧，严重者造成神经功能障碍。多由于颈动脉的粥样斑块导致颈动脉管腔狭窄，其发病率较高，在60岁以上人群中颈动脉狭窄患者占9%，多发生于颈总动脉分叉和颈内动脉起始段。有些狭窄性病变甚至可能逐渐发展至完全闭塞性病变。

（二）颈动脉狭窄的症状

主要包括头晕、记忆力及定向力减退、意识障碍、黑矇、

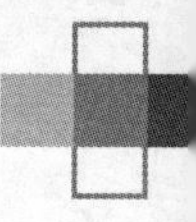

偏侧面部及肢体麻木和（或）无力、伸舌偏向、言语不利、不能听懂别人说的话等。

（三）颈动脉狭窄分级与高危人群筛查

1.分级　颈动脉狭窄程度是判断危险性的重要指标，狭窄程度分为以下4级。

（1）轻度狭窄，动脉内径缩小<30%。

（2）中度狭窄，动脉内径缩小30%～69%。

（3）重度狭窄，动脉内径缩小70%～99%。

（4）完全闭塞。

2.高危人群筛查　高危人群如缺血性脑卒中、下肢动脉硬化闭塞症、冠心病等患者应及早筛查，以便早诊断、早治疗。彩色多普勒超声检查是最常用的检查方法。

（四）抗血小板聚集药物在颈动脉狭窄治疗中的应用

抗血小板聚集是颈动脉狭窄患者非手术治疗的核心内容，对无禁忌证者，无论手术与否都应给予抗血小板聚集药物。目前常用的抗血小板聚集药物包括阿司匹林和氯吡格雷。与单用阿司匹林相比，阿司匹林联合氯吡格雷虽能更有效地抗血小板聚集，但有增加出血的风险，可根据患者的经济状况、耐受能力酌情选择。推荐用法、用量：阿司匹林50～325mg/d，使用肠溶阿司匹林可以降低胃十二指肠溃疡的发生率；缓释剂拜阿司匹林100mg/d，口服，增加患者依从性；氯吡格雷75mg/d，急症手术时可给予负荷量氯吡格雷。

第十五节 泡沫硬化剂注射治疗

一、案例介绍

一般资料：患者，女，49岁。

现病史：左下肢静脉迂曲、怒张16余年，伴瘙痒1年余以“左下肢浅静脉曲张”收入院。入院护理查体：体温36.6℃，脉搏76次/分，呼吸17次/分，血压120/76mmHg，血氧饱和度96%。左下肢小腿中段胫前内侧见静脉迂曲、怒张，站立时明显，局部皮肤伴脱屑及色素沉着，无破溃。在局部麻醉下行“左下肢静脉造影+左下肢曲张静脉泡沫硬化剂硬化治疗术”（图8-15-1、图8-15-2），术后穿刺点敷料干燥，弹力绷带加压包扎，下肢皮肤温度正常，动脉搏动可扪及。

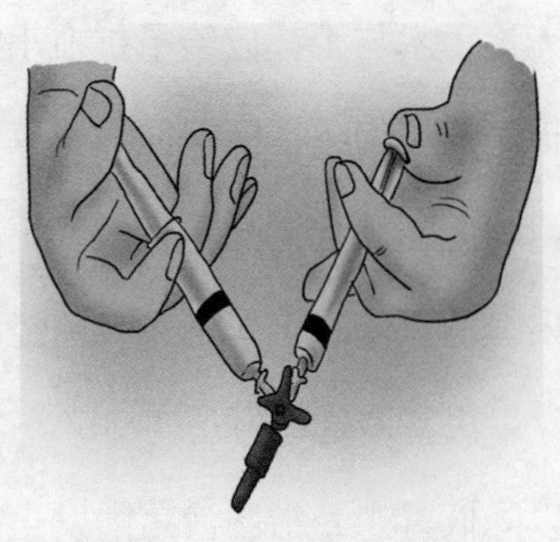

图8-15-1 微泡沫制备

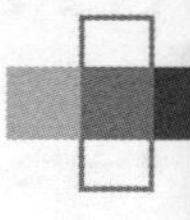

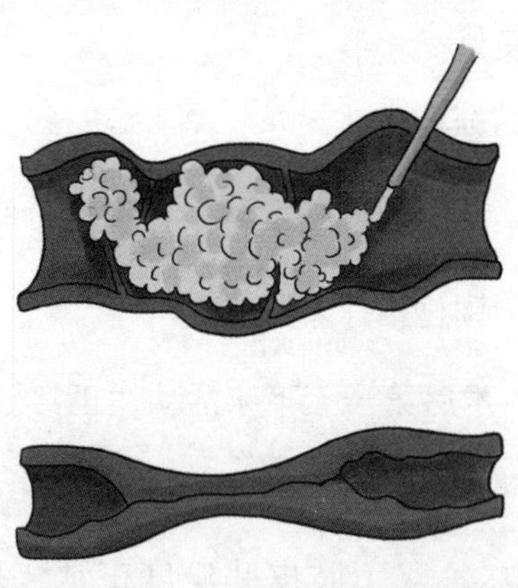

图8-15-2 曲张静脉治疗疗效示意

辅助检查：左下肢静脉造影示左下肢小部分交通支静脉瓣功能轻度不全。

主要治疗：静脉滴注七叶皂苷钠活血化淤，使用低分子肝素钠抗凝治疗，下肢行间歇式充气加压治疗。

二、护理评估

（一）术前护理评估

1.健康史 高血压病史1年余，规律服用苯磺酸氨氯地平、琥珀酸美托洛尔，血压控制在120/80mmHg左右，有家族史。

2.局部身体状况 左下肢小腿中段胫前内侧见静脉迂曲、怒张，站立时明显，局部皮肤伴脱屑及色素沉着，无破溃。双下肢皮肤温度正常，足背动脉搏动可扪及，左下肢肢体沉重感。

3.心理和社会支持状况 下肢静脉曲张未明显影响患者日常

生活，家庭支持良好。

（二）术后护理评估

1.手术情况　在局部麻醉下行“左下肢静脉造影+左下肢曲张静脉泡沫硬化剂硬化治疗术”。

2.康复情况　术后第一天下床活动，正常行走，伤口疼痛，能耐受。

3.患者血循环　双下肢皮肤温度正常，足背动脉搏动可扪及。

4.局部伤口情况　左下肢弹力绷带加压包扎，穿刺点敷料干燥、无渗血。

三、护理问题

（一）术前护理问题

1.组织灌注的改变　与静脉压增加和静脉阻塞有关。

2.知识缺乏　缺乏本病的预防知识及手术相关知识。

3.活动无耐力　与下肢静脉曲张致血液淤滞有关。

（二）术后护理问题

1.疼痛　术后下肢伤口疼痛。

2.潜在并发症　静脉炎、下肢深静脉血栓等。

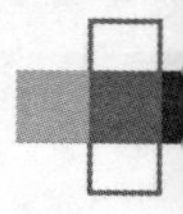

四、护理措施

（一）术前护理措施

1.向患者详细讲解手术方法及优点，并说明泡沫硬化剂治疗的原理和注意事项，介绍手术成功案例，使其积极配合手术治疗。

2.避免抬重物，保持良好的坐姿，卧床时抬高患肢20～30cm，促进下肢静脉回流。

3.了解手术、疾病相关知识，做好术前常规准备，对手术部位做好标记。

（二）术后护理措施

1.观察患者对疼痛的反应，讲解疼痛的病因，帮助其放松，给予支持与安慰，必要时遵医嘱给予镇痛药。

2.术后伤口部位弹力绷带加压包扎3天，休息时抬高患肢，高于心脏水平20～30cm，促进静脉回流，减轻水肿。观察伤口有无渗血、红肿、压痛，如有少量渗血应给予压迫止血。

3.术后2小时指导患者做踝关节屈伸运动，预防静脉血栓形成；术后12～24小时鼓励患者下床活动，无机械预防禁忌，给予间歇式充气加压治疗。

4.观察肢端皮肤的温度、色泽、感觉有无异常及足背动脉搏动情况，如肢端皮肤冰凉时使用被服覆盖肢端以保暖。禁用热水袋保暖，以防皮肤感觉敏感度下降而引起烫伤。另外，过度加热可使血管扩张，引起穿刺点及切口渗血。观察是否有泡沫硬化剂过敏反应。

五、健康教育

（一）术前健康教育

1.避免久坐或长时间站立，不穿着过紧的衣服和佩戴过紧的腰带，坐位时避免双膝交叉过久，少穿高跟鞋。

2.注意防寒保暖，不要用冷水洗脚。注意平衡饮食，以低盐、低脂、清淡饮食为宜，保证水分的摄入，以降低血液黏稠度。

3.相关疾病知识的讲解及预防措施。

4.每天坚持一定时间的行走，行走可以发挥小腿肌肉的“肌泵”作用，防止血液反流。

（二）术后健康教育

1.出院后穿弹力袜，告知穿脱方法及注意事项，避免过紧的腰带、吊袜带和紧身衣物。根据小腿及踝部周径选择合适的弹力袜，每日早起后先抬高患肢，使患肢静脉充分回流后再穿上弹力袜。穿着时保证无皱褶，晚上睡前再脱下弹力袜。每天保证穿着12小时以上，坚持穿着至少3个月。平时应经常散步，坚持适量运动，改善静脉循环，增加血管壁弹性。

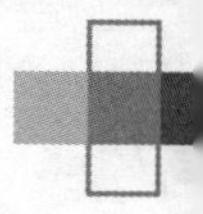

2.养成良好的生活习惯，如突发下肢强烈肿胀及疼痛应及时复诊。

3.复查指导：出院后3～6个月到门诊复查，了解患肢静脉回流情况及皮肤营养障碍性改变情况。

六、护理评价

1.患者了解相关疾病知识。

2.患者活动耐力逐渐增加。

3.患者疼痛缓解。

4.患者创面无继发感染，逐渐愈合，未发生并发症。

七、知识拓展

（一）浅静脉曲张的治疗方法

1.物理治疗　如抬高患肢、使用梯度压力袜等，促使下肢静脉血液回流至心脏，有预防和治疗的作用。

2.药物治疗　可以降低毛细血管通透性，增加静脉回流，减轻静脉淤血症状，增加血管弹性和张力。

3.硬化剂注射和手术治疗　硬化剂注射是将硬化剂直接注入病变血管内，通过其化学刺激作用造成局部血管内损伤，进而发生血栓、内皮剥脱和胶原纤维皱缩，使血管闭塞，最终转化为纤维条索，从而达到去除病变血管的目的。手术是根本的

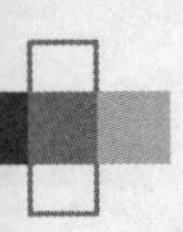

治疗方法。常用的手术方法有：高位结扎大隐静脉（或小隐静脉）及其属支、剥脱曲张静脉和大隐静脉（或小隐静脉）主干、结扎功能不全的交通支。现代微创手术有激光闭合术、射频消融术和透光直视旋切术。

（二）硬化剂

硬化剂对血管内皮有浓度依赖性和体积依赖性损伤作用。硬化剂有局部麻醉作用，可局部、可逆性抑制末端感受器的兴奋性和感觉神经的传导能力。常见硬化剂有聚桂醇注射液和聚多卡醇注射液。硬化剂治疗下肢浅静脉曲张的原理是将硬化剂注入组织后，组织会发生不同程度的肿胀、变性、坏死、炎症细胞浸润和成纤维细胞增生，最终使局部纤维结缔组织增多，组织变硬、变厚成为类瘢痕样结构。硬化剂治疗静脉曲张可导致静脉无菌性炎症，形成纤维组织而闭合管腔。

（三）大隐静脉曲张的临床表现

1.症状　主要表现为长时间站立后患肢小腿感觉沉重、酸胀、乏力。

2.体征　下肢浅静脉扩张、隆起和迂曲。后期出现足靴区皮肤营养不良、皮肤色素沉着、湿疹、皮炎和溃疡。

（四）梯度压力袜预防静脉曲张的原理

梯度压力袜在足踝部建立最高压力，顺着腿部向上逐渐递减。这种压力递减的趋势和人体浅静脉壁所承受的压力相符，

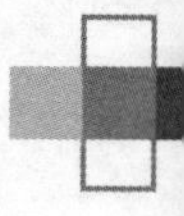

可使下肢静脉血回流，有效缓解或改善下肢静脉和静脉瓣膜所受压力。

（五）梯度压力袜的适应证和禁忌证

1.适应证　①长时间站立者；②长时间静坐者；③孕妇；④经常出差、乘坐飞机和长途车的人群；⑤肥胖人群；⑥已患下肢静脉疾病的人群。

2.禁忌证　①下肢动脉粥样硬化、动脉血栓患者；②心源性水肿者；③重度心力衰竭者；④各类皮肤病或神经性疾病急性发作期患者。

第十六节　肝血管瘤

一、案例介绍

一般资料：患者，女，47岁。

现病史：主诉原有肝右叶血管瘤7年，规律随访，今复查腹部彩超示肝内实性占位性病变，考虑血管瘤可能，为进一步治疗以“肝血管瘤”收入院。入院护理查体：体温37℃，脉搏84次/分，呼吸20次/分，血压140/84mmHg，患者神志清楚，双侧瞳孔等大等圆，对光反射灵敏。右季肋部局部膨隆，无红肿，无渗出，压痛（+）。在局部麻醉下行“肝血管瘤栓塞术及药物灌注治疗术（平阳霉素）”（图8-16-1）后右腹股沟区穿

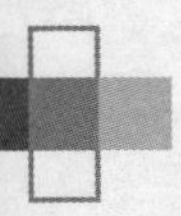

刺点给弹力绷带加压包扎，下肢皮肤温度、颜色正常，足背动脉搏动可扪及。

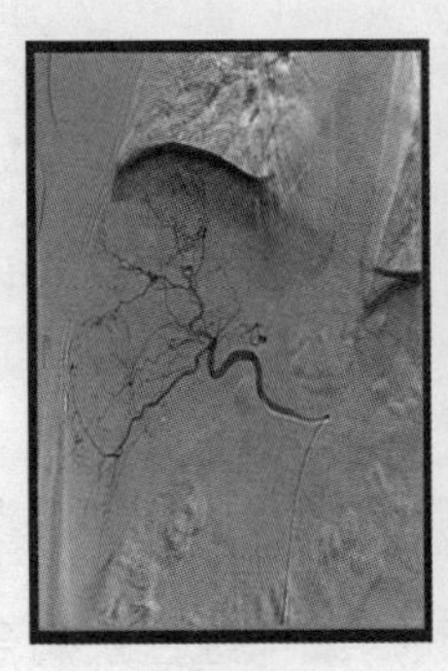

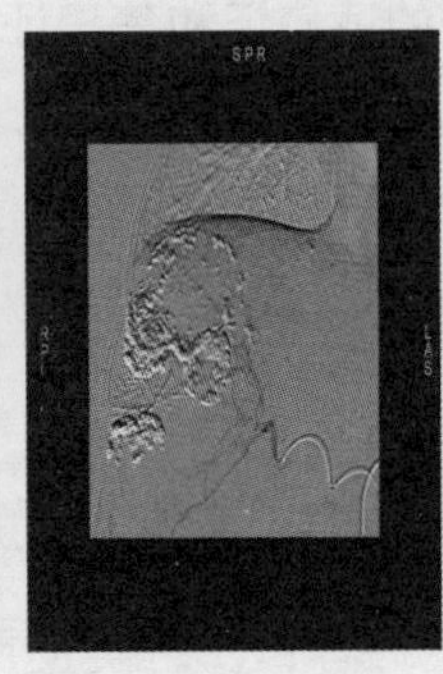

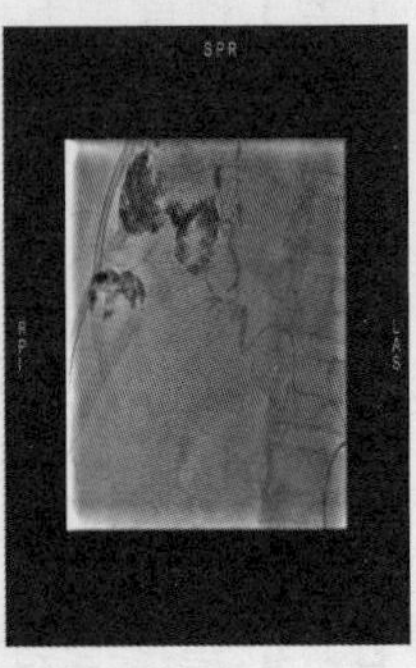

图8-16-1　肝血管瘤栓塞术及药物灌注治疗

辅助检查： 血常规，血小板计数82×10^{9}/L，红细胞计数3.03×10^{12}/L，血红蛋白96g/L。上腹部CTA示肝右叶血管瘤，右肾囊肿。

主要治疗： 补液保肝护胃等对症治疗，心电监护，吸氧治疗。

二、护理评估

（一）术前护理评估

1.健康史　肝右叶血管瘤7年，患者无外伤史，无手术史，无药物过敏史。

2.身体状况

（1）局部：右季肋部局部膨隆，无红肿，无渗出，压痛

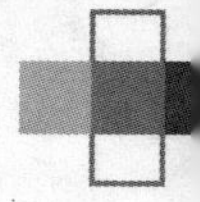

（+）。

（2）全身：患者生命体征平稳。

3.心理和社会支持状况　患者对血管瘤的认知程度欠缺，担心疾病。家庭经济状况一般，担心预后。

（二）术后护理评估

1.手术情况　在局部麻醉下行“肝血管瘤栓塞术及药物灌注治疗术（平阳霉素）”。

2.身体状况　患者恶心、呕吐。

3.患者血循环　双下肢皮肤温度、颜色正常，足背动脉搏动可扪及。

4.局部伤口情况　右腹股沟区穿刺点弹力绷带加压包扎，局部伤口无渗血、血肿情况。

三、护理问题

（一）术前护理问题

1.疼痛　与疾病有关。

2.焦虑　与缺乏疾病相关知识及担心疾病预后效果有关。

（二）术后护理问题

1.水电解质紊乱　与术后使用化疗药物刺激胃肠道引起恶心、呕吐有关。

2.肝、肾功能受损　与肝脏缺血缺氧、大量化疗药物毒性反

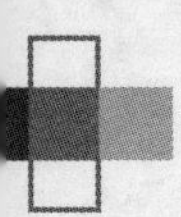

应及由肾脏排出有关。

3.舒适性的改变　与术后肢体制动卧床有关。

4.潜在并发症　栓塞后综合征，穿刺点血肿，继发感染或肝脓肿等。

四、护理措施

（一）术前护理措施

1.疼痛护理：讲解疼痛原因，鼓励患者说出疼痛的感觉，及时给予心理安慰和精神支持，必要时给予镇痛对症治疗。

2.向患者讲解有关疾病的治疗方法及预后，以消除患者疑虑。进行各项操作前向患者解释清楚，动作轻柔，家属陪同使其放松。

（二）术后护理措施

1.观察生命体征的变化，密切观察穿刺点有无渗血、皮下血肿，末梢血运情况，有无肢体发麻或皮肤温度降低的情况。

2.遵医嘱给予甲氧氯普胺（胃复安）或静脉滴注止吐药物等对症治疗，呕吐时头偏向一侧，保持呼吸道通畅，避免误吸。

3.给予保肝护肝治疗，术后给予水化治疗，鼓励多饮水，促进毒物排出，观察尿量排出情况。

4.协助患者轴线翻身，给予翻身垫，减轻患者不适感。

5.进食清淡易消化、高蛋白、高热量、高维生素饮食，少食

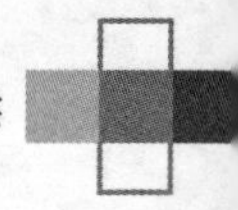

刺激性食物。

五、健康教育

（一）术前健康教育

1.注意休息，避免外力碰撞，忌剧烈运动或较强的体力运动。

2.保持情绪稳定，控制情绪避免较大波动。

（二）术后健康教育

1.饮食宜清淡富含营养，忌辛辣刺激性食物。

2.定期复查腹部彩超。

六、护理评价

1.患者疼痛症状减轻。

2.患者焦虑症状减轻。

3.患者水电解质平衡。

4.患者肝、肾功能未受损。

5.患者未发生并发症。

七、知识拓展

动脉栓塞疗法

动脉栓塞疗法是指选择至肝血管瘤的供血动脉血管，使用

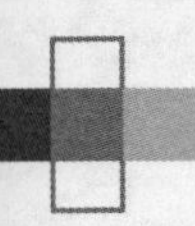

栓塞剂将供血动脉阻塞，达到治疗目的。所用栓塞剂一般为平阳霉素超液态碘油合剂或辅助明胶海绵（条或颗粒）。实施肝动脉栓塞疗法后，一些患者会出现腹痛、高热、恶心等并发症。由于栓塞剂对正常肝细胞、胆小管的损伤作用，有的患者还会出现肝脓肿、肝坏死等严重并发症。

第十七节　下肢深静脉血栓形成

一、案例介绍

一般资料：患者，男，47岁。

现病史：患者2周前外院行下腔静脉滤器置入术，因左下肢肿痛1个月余于2021年11月16日以“1.左下肢深静脉血栓形成；2.下腔静脉滤器置入术后；3.肺栓塞；4.糖尿病”收入院。入院护理查体：体温36.4℃，脉搏100次/分，呼吸20次/分，血压131/91mmHg，血氧饱和度90%。患者左下肢膝关节以下可见静脉迂曲、怒张，左下肢腹股沟区及以下肿胀明显，左膝关节以下皮肤色素沉着、张力高、压痛，左侧足背动脉搏动触不清，左下肢活动受限。Homans征（+）。完善术前准备，患者于11月18日在局部麻醉超声引导下行“右股穿刺术，下腔静脉造影、右髂静脉造影+下腔静脉置管溶栓术”；11月19日在局部麻醉下行“下腔静脉造影、右髂静脉造影”；11月22日在局部麻醉下行“下腔静脉造影及右髂静脉造影+下腔静脉临时滤器置入及下腔静脉滤器取出术”；11月29日在局部麻醉下行“左髂静脉、下腔静脉造影+下腔静脉滤器取出术”。患者住院天数14天，出院时病情好转。

辅助检查：肺动脉CTA，下腔静脉、双侧髂静脉CT：右肺下叶外基底段肺动脉分支小片状肺栓塞。下腔静脉滤器置入，滤器内见片状充盈缺损影。心脏彩超：左心房内径增大。凝血相关检查：结果见表8-17-1。

表8-17-1 凝血相关检查结果

项目/日期	凝血酶原时间	凝血酶原时间活动度	凝血酶原时间比值	国际标准化比值	活化部分凝血活酶时间	D-二聚体测定
11月20日	10.7s	108.3％	0.93	0.92	25.6s	5.02mg/L
11月21日	10.8s	109.9%	0.94	0.94	24.2s	9.04mg/L
11月24日	28.8s	24.2%	2.42	2.62	33.7s	7.99mg/L
参考值	11.2s	70%～120%	0.5～1.5	0.8～1.5	27.6s	0～0.5mg/L

主要治疗：皮下注射低分子肝素钠抗凝治疗；患者咳嗽、咳黏痰，给予痰热清对症治疗；给予硫糖铝混悬凝胶抑酸护胃；监测三餐前后、睡前血糖，给予阿卡波糖口服控制血糖治疗，患者血糖控制在5.8～9.6mmol/L。

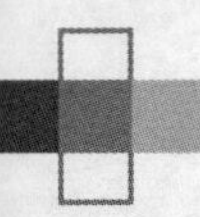

二、护理评估

（一）术前护理评估

1.健康史　既往糖尿病病史，未规律监测血糖和服用降糖药；既往白内障史，2年前左眼外伤史；既往胃炎及胃溃疡史。

2.身体状况

（1）局部：左下肢肿痛1个月，左下肢膝关节以下可见静脉迂曲、怒张，左下肢腹股沟区及以下肿胀明显，左膝关节以下皮肤色素沉着、张力高、压痛，左侧足背动脉搏动触不清，左下肢活动受限。Homans征（+）。

（2）全身：患者意识清楚，抗凝治疗期间无出血倾向。

3.心理和社会支持状况　患者手术预后不良，引起焦虑，对于疾病知识预防及了解缺乏。家庭支持状况良好。

（二）术后护理评估

1.手术情况　局部麻醉下行“右股穿刺术，下腔静脉造影、右髂静脉造影+下腔静脉置管溶栓术”；11月19日在局部麻醉下行“下腔静脉造影、右髂静脉造影”；11月22日在局部麻醉下行“下腔静脉造影及右髂静脉造影+下腔静脉临时滤器置入及下腔静脉滤器取出术”；11月29日在局部麻醉下行“左髂静脉、下腔静脉造影+下腔静脉滤器取出术”。

2.患肢血循环　置管溶栓术后第一天，患肢足背动脉搏动可

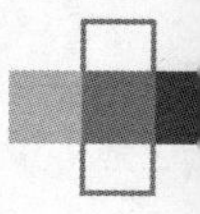

扪及，皮肤温度正常。肿胀较前消退。

3.局部伤口情况　右腹股沟穿刺点无渗血、血肿情况。

4.导管评估　术后置溶栓导管，固定妥善。

三、护理问题

（一）术前护理问题

1.疼痛　与静脉回流受阻有关。

2.恐惧、焦虑　与担心疾病治疗效果及预后有关。

3.知识缺乏　缺乏预防本病发生的知识。

（二）术后护理问题

1.有管路滑脱的危险　与手术置管有关。

2.有皮肤完整性受损的危险　与治疗期需要绝对卧床休息、肢体制动有关。

3.潜在并发症　出血、血栓再形成。

四、护理措施

（一）术前护理措施

1.绝对卧床休息，患肢禁忌热敷、按摩，以免血栓脱落；抬高患肢高于心脏水平20～30cm，卧床休息时可行踝泵运动。

2.病情观察：观察患肢皮肤温度、颜色和足背动脉搏动情况及患肢肿胀情况，测量肢体周径。下肢肿胀是最主要的症状，

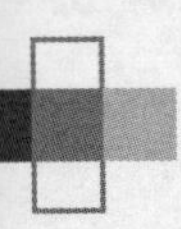

每日定时定位测量肢体周径，一并记录，严密观察肢体有无股青肿、股白肿出现，一旦发生，及时报告医生并行术前准备。注意穿刺点有无渗血及血肿；关注患者有无胸痛、胸闷、气促、呼吸困难、咯血等不适，警惕肺栓塞的发生。

3.下肢静脉血栓患者因疼痛较重、病程较长而担心预后，护士要主动与患者交谈，态度诚恳，讲解疾病有关知识，增加其自信心，使之能积极配合治疗。必要时遵医嘱给予镇痛处理。

（二）术后护理措施

1.患肢体位　置管溶栓期间，患者绝对卧床休息，保持穿刺处肢体及溶栓侧肢体制动，防止溶栓管打折，影响药物泵入，但可进行轴线翻身。

2.导管护理　妥善固定，明确标记，防止导管折叠、移位或脱落。

3.用药护理　根据医嘱正确连接尿激酶和肝素钠，剂量及泵入速度准确，巡视时注意观察药物泵入是否通畅，并注意观察用药期间有无局部或全身出血的现象。

4.饮食护理　饮食宜清淡，忌食油腻、辛辣等食物，进低脂且富含纤维素的饮食。保持大便通畅，减少用力排便而致腹压增高，影响下肢静脉回流。

5.皮肤护理　保持床单元整洁干燥，指导患者使用翻身垫翻身。

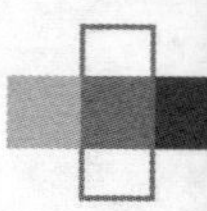

五、健康教育

（一）术前健康教育

1.卧床休息，保持大便通畅，患肢禁止冷热敷、按摩。

2.口服抗凝药物交代患者注意事项及观察要点。

3.穿宽松的衣裤和鞋袜。

4.饮食护理：进食低脂、富含纤维素的食物，多饮水，可促进循环，降低血液黏稠度，防止血栓形成。

（二）术后健康教育

1.根据患者病情及手术方式，指导患者进行功能锻炼。绝对戒烟酒，正确使用弹力袜以减轻症状。

2.根据患肢恢复情况，逐步恢复正常工作及生活，避免长时间行走及久站，休息时可抬高患肢高于心脏水平20～30cm。

3.根据医嘱正确服用抗凝药物，预防血栓再形成，定期复查凝血。告知患者严格按医嘱服用药物，如有疑问及时与医生取得联系。

4.复查指导：出院后半个月至1个月至医院复查。

六、护理评价

1.患者疼痛缓解。

2.患者情绪稳定，配合治疗。

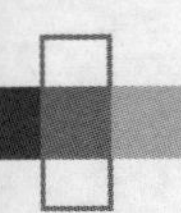

3.患者能掌握疾病相关预防及康复知识。

4.患者未发生管路滑脱。

5.患者皮肤完整。

6.患者未发生并发症。

七、知识拓展

（一）血栓形成的病因

血栓形成的机制异常复杂。1865年，Virchow提出的经典理论认为：血管壁损伤、血流缓慢和血液高凝状态是导致血栓的3个主要因素。

1.血管壁损伤　完整的血管内膜是防止深静脉血栓形成（DVT）的前提。静脉壁因外伤、手术、创伤、缺氧或静脉注射刺激性药物等使内膜遭到破坏，内膜下胶原暴露，导致血小板黏附，进一步发生聚集和释放，释放的生物活性物质可使血小板进一步聚集，形成血栓。

2.血流缓慢　是造成下肢DVT的首要因素。血流缓慢可以是血流本身的缓慢（如长期卧床、长时间久坐不动），也可以是周围组织压迫导致血管迂曲、血流缓慢。静脉血流缓慢增加了激活的血小板和凝血因子与血管壁接触的时间，容易引起血栓形成。

3.血液高凝状态　这是血栓形成的诱发因素。术后、创伤、

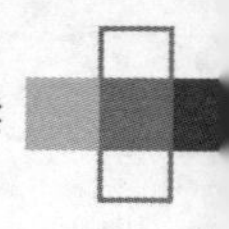

恶性肿瘤等患者及妊娠期女性由于血液处于高凝状态，容易诱发DVT。

（二）下肢深静脉血栓形成（DVT）的高危因素

1.年龄 DVT可见于任何年龄者，但年龄越大，发病率也越高。通常将40岁以上人群列为高发人群。

2.制动 长期卧床、制动的患者因小腿肌肉泵的作用减弱，静脉血回流明显减慢，从而增加了DVT发病的风险。

3.静脉血栓史 23%～26%的DVT患者有静脉血栓病史，且这些新形成的血栓往往来自基础病变的静脉。研究发现，复发的DVT患者的血液常呈高凝状态。

4.恶性肿瘤 恶性肿瘤能释放促凝物质，提高血液凝血因子的活性，所以恶性肿瘤患者有更高的DVT发生风险。肺癌是最易引发DVT的一种恶性肿瘤。

5.手术 围术期的制动，术中、术后体内凝血、抗凝及溶栓系统的异常，以及静脉血管的损伤是手术患者DVT高发的主要因素。

6.创伤 创伤后血液处于高凝状态，而且创伤导致的下肢骨折、脊髓损伤、静脉血管损伤及手术治疗等，使创伤患者容易发生DVT。

7.原发性血液高凝状态 基因突变或遗传性抗凝物质缺陷患者，其血液处于高凝状态。在所有DVT患者中有5%～10%是由

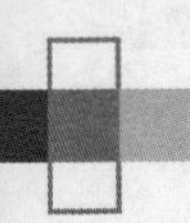

原发性血液高凝引起的。

8.*产后* 妊娠时胎盘产生大量雌激素，足月时达最高峰，体内雌三醇的量可增加到非孕时的1000倍。雌激素促进肝脏产生各种凝血因子，同时妊娠末期体内纤维蛋白原大量增加，加重高凝状态，均可能导致DVT发生。

（三）DVT的临床表现

1.*患肢肿胀* 肿胀是下肢静脉血栓形成后最常见的症状，患肢组织张力高，呈非凹陷性水肿，皮色泛红，皮肤温度较健侧高。肿胀严重时，皮肤可出现水疱。

2.*疼痛和压痛* 疼痛的原因主要有两个方面。血栓在静脉内引起炎症反应，使患肢局部产生持续性疼痛；血栓堵塞静脉，使下肢静脉回流受阻，患侧肢体胀痛，压痛主要局限在静脉血栓产生炎症反应的部位。

3.*血栓后综合征* 是DVT潜在的远期并发症，能导致下肢静脉溃疡，甚至截肢。

（四）股青肿和股白肿

1.*股青肿*（phlegmasia cerulea dolens） 下肢DVT广泛累及肌肉内静脉丛时，由于髂股静脉及其侧支全部被血栓阻塞，组织张力极度增高，致使下肢动脉痉挛、肢体缺血，甚至坏死。临床上表现为疼痛剧烈，患肢皮肤发亮，伴有水疱或血疱，皮色呈青紫色，称为疼痛性股青肿。常伴有动脉痉挛、下肢动脉

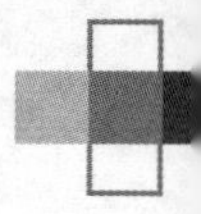

搏动减弱或消失、皮肤温度降低，进而发生高度循环障碍。患者全身反应强烈，伴有高热、精神萎靡，易出现休克表现及下肢湿性坏疽。

2.股白肿（phlegmasia alba dolens） 当下肢深静脉急性栓塞时，下肢水肿在数小时内达到最高程度，肿胀呈可凹性及高张力，阻塞主要发生在股静脉系统内。当合并感染时，刺激动脉持续痉挛，可见全肢体的肿胀、皮肤苍白及皮下网状小静脉扩张，称为疼痛性股白肿。

股青肿和股白肿较少见，是一种急症状况，需要行急症手术取栓或器械性血栓清除术，方能挽救患肢。

（五）DVT的并发症

DVT有高发病率、高病死率和高后遗症三大特点，其并发症主要有两种：肺栓塞（PE）和血栓形成后综合征。

PE是DVT形成后最危险的并发症，是指由肺动脉或其分支被栓子阻塞所引起的，以肺循环和呼吸功能障碍为主要临床和病理生理特征的一种临床急症。PE的临床表现为呼吸困难、胸痛、咳嗽、咯血，其三大体征为肺部啰音、肺动脉瓣区第二心音亢进和奔马律。

血栓形成后综合征（ post-thrombotic syndrome，PTS）是下肢DVT最常见和最重要的并发症。在血栓的机化过程中静脉瓣膜受到破坏，甚至消失或者黏附于管壁，导致继发性深静

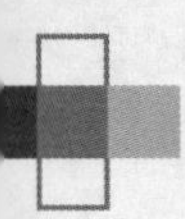

脉瓣膜功能不全，即PTS。

（六）怎样预防下肢DVT

DVT的预防是护理工作的重点，包括基础预防、药物预防和机械物理预防。

1.基础预防　病情允许时多饮水，及时静脉补液，避免因脱水而增加血液黏稠度。对于长期卧床或活动不耐受患者，手术后如病情允许，可抬高下肢20～30cm，鼓励患者早期功能锻炼，指导并督促患者定时做下肢的主动或被动运动，如足背屈、膝和踝关节的伸屈等活动。平衡膳食，改变不良生活方式，戒烟酒，控制血糖、血脂。卧床期间按时翻身、早期功能锻炼，多做深呼吸和咳嗽。保持大便通畅，必要时给予缓泻剂以避免增加下腔静脉压力。病情允许时早下床、早运动。

2.药物预防　低分子肝素具有最大的抗血栓作用及最小的出血危险，对血小板数量和功能影响较弱，且无须连续的实验室监测，已作为血栓预防的代表性药物。利伐沙班是口服用药，一般每日10～15mg。

3.机械物理预防　小腿肌肉群是人体的第二心脏，走动时依靠小腿肌肉的收缩有助于腿部静脉血液的回流。当因各种原因使下肢制动时，腿部静脉血流速减慢，为血栓形成创造了有利条件。梯度压力袜通过加速下肢静脉血液回流，达到预防DVT的作用。其使用方法简便、安全，适用于有轻度血栓形成倾向

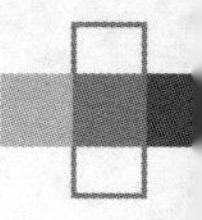

的患者，或配合其他预防措施，提高预防的有效性。间歇充气加压尤其适合有抗凝禁忌证的患者，但下肢缺血或有严重出血倾向的患者应慎用。

（七）口服利伐沙班的护理要点

用法用量：急性DVT的初始治疗推荐剂量是前3周15mg，每日2次；之后维持治疗及降低DVT复发PE风险的剂量是20mg，每日1次。在谨慎评估治疗获益与出血风险之后，应根据个体情况确定治疗持续时间。利伐沙班10mg/片，因生物利用度高，餐前、餐中、餐后服用都可以；15mg/片和20mg/片，因生物利用度低，餐中服用更好。

护理要点：嘱患者遵医嘱按时服药，如漏服1次，应尽快于同一日补服，次日继续按规定用药方案服药，在手术或其他操作前至少24小时停用本药，以降低出血的风险；指导患者观察有无出血反应，如刷牙时牙刷上是否带血、大小便中是否带血、全身皮肤有无淤血等，如有请及时到医院就诊；肾功能不全者慎用，用药前后应监测肾功能。

（八）置管溶栓的适应证和禁忌证

1.适应证　中央型或混合型急性期DVT；中央型或混合型亚急性期DVT；髂-股静脉DVT慢性期或后遗症期急性发作。

2.禁忌证　3个月内有脑出血和（或）手术史、1个月内有消化道及其他内脏出血者和手术史；患肢伴有较严重感

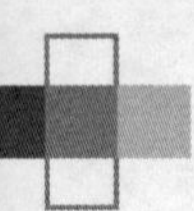

染；急性期髂-股静脉或全下肢DVT，血管腔内有大量游离血栓而未行下腔静脉滤器置入术者；难治性高血压（血压>180/110mmHg）；75岁以上患者慎重选择。

（九）置管溶栓的路径

置管溶栓术的路径主要有以下两种。

1.顺行入路　顺静脉血流方向置管，对深静脉瓣膜的损伤小。其方法包括：经患侧腘静脉穿刺置管，适用于髂-股静脉血栓形成；经患侧股静脉穿刺置管，只适用于髂静脉血栓形成；经患侧胫后、胫前、小隐、大隐静脉置管，适用于中央型及混合型血栓形成。

2.逆行入路　逆静脉血流方向置管，易造成深静脉瓣膜的损伤，包括经对侧股静脉穿刺置管和经颈内静脉穿刺置管。

推荐顺行入路置管为首选的方式，可根据血栓部位、操作者的经验及患者的条件进行选择。如顺行入路失败或无条件者，可考虑逆行入路。

（十）常见抗凝药物的适应证及药物的相互作用

常见抗凝药物的适应证及药物的相互作用见表8-17-2。

表8-17-2 常见抗凝药物的适应证及药物的相互作用

名称	适应证	药物的相互作用
华法林	防治血栓栓塞性疾病，可防止血栓形成及发展；治疗血栓栓塞性静脉炎，降低PE的发病率和病死率；减少外科大手术，如风湿性心脏病、髋关节固定术、人工置换心脏瓣膜手术等的静脉血栓发生率	（1）协同作用：阿司匹林、氟喹诺酮类抗生素、大环内酯类抗生素、曲马多、干扰素、别嘌呤醇等 （2）拮抗作用：雌激素、避孕药、洋地黄、维生素、螺内酯（安体舒通）、利福平、利巴韦林、西洋参等
利伐沙班	（1）用于择期髋关节或膝关节置换手术成年患者，以预防静脉血栓形成 （2）用于治疗成人静脉血栓形成，降低急性DVT后DVT复发和PE的风险	（1）对于吡咯类抗真菌药（如酮康唑、伊曲康唑、伏立康唑和泊沙康唑）或HIV蛋白酶抑制剂（如利托那韦）等全身用药的患者，不推荐同时使用利伐沙班 （2）若患者在合并使用影响止血作用的药物（如非甾体抗炎药、阿司匹林、血小板聚集抑制剂），需谨慎用药。对于有溃疡性胃肠疾病发生风险的患者应考虑采取适当的预防性治疗
依诺肝素钠注射液	（1）2000Axa IU和4000Axa IU注射液；预防静脉血栓栓塞性疾病，特别是行骨科或普外科手术 （2）2000Axa IU、4000Axa IU和10000Axa IU注射液：治疗已形成的DVT伴或不伴有PE	不推荐联合使用下列药物（合用可增加出血倾向）：用于解热镇痛剂量的阿司匹林（及其衍生物）、非甾体抗炎药（全身用药）、噻氯匹定、右旋糖酐（肠道外使用）

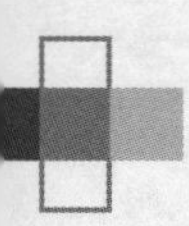

第十八节　血栓性静脉炎

一、案例介绍

一般资料：患者，女，65岁。

现病史：因右下肢静脉迂曲、怒张30余年，红肿痛2周，以“右下肢血栓性静脉炎”收入院。入院护理查体：体温36.8℃，脉搏88次/分，呼吸20次/分，血压123/80mmHg，血氧饱和度96%。右下肢小腿可见曲张静脉，张力较高，抬高患肢无明显改善，压痛明显，右下肢胫骨侧缘处扪及一5cm×4cm包块，沿血管走向至踝关节上方扪及条索状硬结，伴红肿压痛，步行时加重，局部色素沉着，足背动脉搏动可扪及（图8-18-1）。给予保守治疗，治疗后患者右踝关节上方扪及条索状硬结，伴红肿压痛，症状缓解，红肿消退，活动耐力逐渐增加。

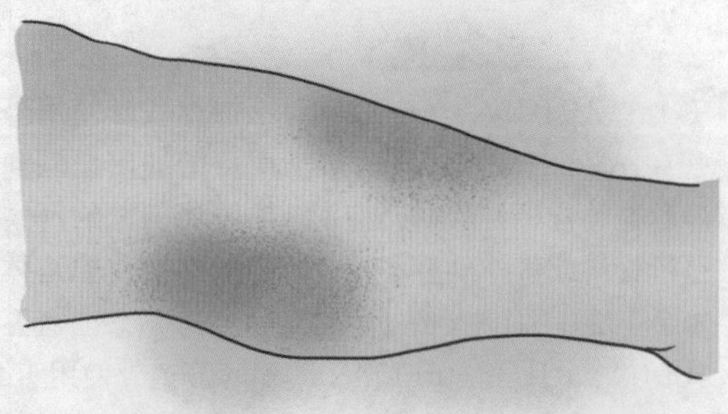

图8-18-1　血栓性静脉炎

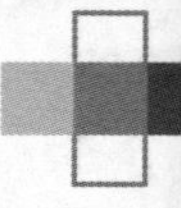

辅助检查：双下肢血管彩超示右侧下肢小腿皮下静脉曲张并血栓形成；右下股、股深、股浅、腘、胫前、胫后、腓、足背动脉内中膜增厚、硬化斑块形成。

主要治疗：给予活血化淤、扩血管、抗生素、低分子肝素钠抗凝治疗，右下肢金黄散冷热湿敷及磁疗等对症治疗。

二、护理评估

1.健康史　高血压病史20余年，最高血压达150/90mmHg，服用培哚普利叔丁胺片4mg每日1次，血压控制在130/80mmHg左右；右下肢静脉曲张病史30余年；40余年前行“阑尾切除术”；20余年前行“胆囊切除术”；7年前行“右侧乳腺癌根治术”。

2.身体状况

（1）局部：右下肢小腿可见曲张静脉，张力较高，抬高患肢无明显改善，压痛明显，右下肢胫骨侧缘处扪及一5cm×4cm包块，沿血管走向至踝关节上方扪及条索状硬结，伴红肿压痛，步行时加重，局部色素沉着，足背动脉搏动可扪及。

（2）全身：抗凝治疗期间患者无出血倾向。

3.心理和社会支持状况　患者及家属缺乏疾病知识，家庭经济情况一般。

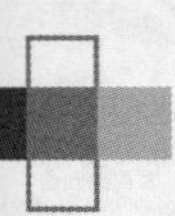

三、护理问题

1.疼痛　与患肢缺血、坏死有关。

2.活动无耐力　与患肢远端供血不足有关。

3.知识缺乏　缺乏预防本病发生的知识。

4.潜在并发症　出血，小腿慢性溃疡。

四、护理措施

1.观察和记录　密切观察患者患肢疼痛的部位、程度，动脉搏动，皮肤温度、色泽和感觉，每日测量、比较并记录患肢不同平面的周径。抬高患肢，宜高于心脏平面20～30cm，可减轻疼痛和水肿。

2.穿弹力袜　穿弹力袜时应抬高患肢，排空曲张静脉内的血流后再穿，注意弹力袜的薄厚、压力及长短应符合患者的腿部情况。保持合适的体位：采取良好的坐姿，坐时双膝勿交叉过久；休息或卧床时抬高患肢20°～30°。避免引起腹内压和静脉压增高的因素：保持大便通畅、避免长时间站立。

3.知识宣教　讲解疾病相关知识及康复知识，消除患者的焦虑心理，使之积极配合治疗与护理。

4.静脉治疗护理　输入高渗液体或刺激性的药物时，要注意观察穿刺部位是否有肿胀，要经常巡视，一旦出现外渗外漏时，一定要更换部位输液。每次输液前后均应检查局部静脉，

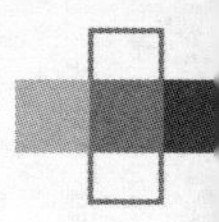

有无红、肿、热、痛及硬化，如有异常情况及时对局部进行处理。对长期静脉注射的患者要合理而有计划地选择穿刺部位，注意保护静脉。

5.皮肤护理　患处给予磁疗及金黄散湿敷治疗。使用抗凝药物治疗时应观察穿刺点有无渗血或出血及鼻、牙龈、皮肤黏膜等有无出血现象，观察尿、粪便颜色，检查凝血功能。

五、健康教育

1.行为指导　指导患者继续使用弹性绷带或弹力袜护腿3个月，休息时抬高患肢，进行适当的体育锻炼，坚持踝关节伸屈活动。避免久站、久坐、长期负重，避免用过紧的腰带和穿着过紧的袜子和紧身衣物。

2.饮食　指导进食富含纤维素饮食，保持大便通畅，避免肥胖。

3.复查　指导出院后3～6个月到医院复查。患肢有溃疡者遵医嘱继续换药，不适随诊。

六、护理评价

1.患者下肢胀痛程度减轻。

2.患者能掌握本病的预防知识。

3.患者活动耐力增加。

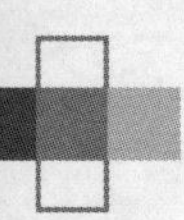

4.患者未发生并发症。

七、知识拓展

（一）血栓性浅静脉炎的病因及预防

1.化学药物刺激　静脉内注射刺激性较强或高渗性药物，如抗肿瘤药物、碳酸氢钠、甘露醇等，由于药物对浅静脉内膜的刺激，使血管内壁损伤、痉挛，迅速发生血栓。其临床表现有明显的炎症反应，导致血栓性浅静脉炎的发生。此种情况应选择弹性好、回流通畅、外横径较粗且直的血管，穿刺前5分钟用湿毛巾热敷，使局部浅表血管扩张，减轻血管刺激症状，减少静脉损伤；或直接加热药物，减轻液体的黏度，加快滴速缩短化学药物对静脉的高强度刺激时间，预防血栓性浅静脉炎的发生。

2.机械性损伤　静脉内反复穿刺置管，持续性静脉补液超过24天或输液速度过快，大于血管内血流的速度，可增加血管壁的侧压力，造成浅静脉壁的直接损伤，形成血栓而迅速出现炎症反应。此种情况输液时应避开靠近关节、瘢痕、受伤及感染的静脉，选择便于穿刺和观察的部位，有计划地保护性使用静脉血管，从远端到近端，轮换穿刺部位，避免同一根静脉血管多次、重复穿刺和连续性使用，以减少静脉的机械性损伤而预防血栓性浅静脉炎的发生。

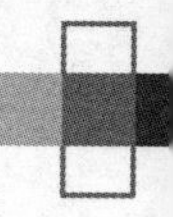

3.其他因素　机体抵抗力低下，可降低新陈代谢和白细胞的吞噬功能；不利于血管壁创伤的修复，减弱患者局部的抗炎能力；下肢静脉曲张所导致的血液在血管内潴留而形成血栓淤滞，药液及输液器污染，微粒进入血管可直接阻塞血管而引起供血不足，局部缺血缺氧，甚至坏死，红细胞聚集在微粒上形成血栓等几种因素均可导致血管栓塞性浅静脉炎的发生。针对以上多种原因，应积极采取预防措施，如加强营养以增强患者的抵抗力，尽量选择上肢静脉进行穿刺或避开静脉曲张的下肢，严格执行无菌操作技术等，以减少血栓性浅静脉炎的发生。

（二）血栓性浅静脉炎的类型

1.静脉曲张后血栓性浅静脉炎　是最常见的类型，占血栓性浅静脉炎患者的60%～80%。血栓性浅静脉炎常发生在下肢曲张浅静脉腔内，血栓可以沿大隐静脉向上或向下蔓延，或者发生在非大隐静脉主干的曲张静脉分叉部位。除部分继发于损伤外，相当一部分常没有任何诱因。血栓性浅静脉炎常表现为静脉曲张部位出现有触痛的硬结，其周围常有红、肿、热、痛。极少数情况下，如果血栓反应蔓延至踝部静脉壁和皮肤，可能发生显著皮下出血。基于细胞周围的炎症反应和细胞因子的合成与释放，血栓性浅静脉炎多发生在静脉淤积性溃疡或色素沉着附近的静脉曲张部位。

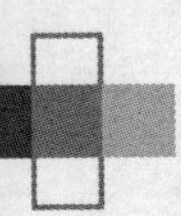

2.损伤后血栓性浅静脉炎　是临床常见的类型之一，占血栓性浅静脉炎患者的10%～20%。损伤后血栓性浅静脉炎通常发生在肢体遭受直接外伤后，沿着静脉走行的相应区域出现触痛性条索状物，因静脉损伤后皮下出血，常可见到皮下淤斑。损伤后血栓性浅静脉炎也常发生在静脉穿刺注射的部位，多数因注射刺激性、高渗性高浓度药物毒品或细胞毒性药物而引起，临床上表现为穿刺注射部位出现红肿和疼痛，通常持续数天或数周，有时需要数月才能完全缓解，后期可以表现为病变浅静脉走行的硬结或闭塞浅静脉的再通。

3.感染性血栓性浅静脉炎　主要包括两个类型。一种是隐匿性静脉炎，多发生于手术区域、注射治疗部位、损伤或放疗区域，以及静脉曲张中，血液中L型或其他非典型细菌类型可能在疾病发生中起重要作用。另一种感染性血栓性静脉炎是脓毒性静脉炎，脓毒性静脉炎通常发生在长期应用静脉内置管输液后，以静脉内化脓为其特点，常与脓毒症有关，这是一个严重的，甚至是致命的并发症。

4.游走性血栓性浅静脉炎　1845年，Jadious首先描述游走性血栓性浅静脉炎，其特征为浅静脉血栓反复发生在不同的部位，最常见发生于下肢。尽管大量的致病因素已被发现，但仍然没有一个确定的因素，可能与两种疾病密切相关：①内脏癌的体表表现。1856年，Trousseau首先报道与癌症有关；

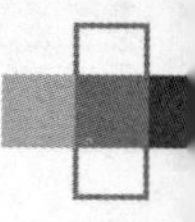

Sproul注意到胰尾癌患者易发生游走性血栓性浅静脉炎。②游走性血栓性静脉炎常与血管炎有关，如多发性结节性动脉炎、血栓闭塞性脉管炎。Buerger报道，19例血栓闭塞性脉管炎患者中，8例出现游走性血栓性静脉炎；而Shionoya随访的255例血栓闭塞性脉管炎患者中，43%的患者发生游走性血栓性静脉炎。上肢的游走性血栓性浅静脉炎，除发生于血栓闭塞性脉管炎外，尚见于结节性红斑、白塞综合征等。

5.**胸壁血栓性浅静脉炎**　又称为Mondor病，是指前胸壁、乳房、肋缘和上腹部的浅静脉有血栓形成，并继发炎症改变。Mondor病罕见，其病变范围通常局限在乳房上部的前侧壁部分（侧胸静脉）、乳房下部越过乳房反折处、沿着肋缘和上腹部的区域（胸、上腹壁静脉），以及由乳头内下方伸展到剑突下和上腹壁范围（腹壁上静脉）。其特征为局部体检发现触痛、条索样结构，拉紧皮肤或抬高上肢时更为明显。目前病因尚未明了，除上肢骤然用力而静脉受牵拉遭受损伤，构成本病发病因素外，也可能与恶性肿瘤有关。近来文献报道，Mondor病多发生在乳房手术后、长期口服避孕药、遗传性蛋白质C缺乏、抗心磷脂抗体阳性等情况时。

（三）血栓性浅静脉炎的治疗

血栓性浅静脉炎的治疗取决于不同的病因学和病理类型、浅静脉血栓的范围、距离隐-股静脉如交叉处及症状的严重程

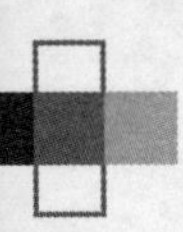

度，如果合并深静脉血栓形成，治疗措施同深静脉血栓形成的治疗。双向多普勒超声可以精确判断疾病的范围以便作出合理的治疗。

对于一般性血栓性浅静脉炎仅表现为表浅的、局限的、轻度触痛的静脉炎症反应，可口服轻型镇痛药，如阿司匹林和使用循序减压弹力袜，并鼓励患者继续参加日常的活动。如因静脉曲张所致血栓性浅静脉炎，且症状持续存在，做病变累及的曲张浅静脉剥脱，能加快缓解症状。

较广泛的血栓性静脉炎如出现严重程度的疼痛、发红和广泛蔓延，应卧床休息，抬高患肢，理疗热敷等，且通常以后者最为有效。下床活动时应穿用弹力袜或弹性绷带。如果合并皮肤溃疡或淋巴感染，可应用一些抗感染药物，一般情况下不需要使用抗生素。阿司匹林和双嘧达莫等抗血小板药物，在血栓性静脉炎中的疗效是不确定的，因为血栓性静脉炎主要是由于血栓形成、炎症反应和纤维蛋白凝固，抗血小板聚集药物似乎只有极小的应用价值。

越来越多的临床研究发现，部分浅静脉血栓形成，当血栓性浅静脉炎涉及大腿，如隐-股静脉结合点或腘静脉处，可能蔓延到深静脉时，推荐使用抗凝治疗，首选磺达肝癸钠或低分子肝素，两者预防血栓蔓延和复发的效果基本一致，具有使用简便、安全、疗效确切等优点。为预防血栓可能向深静脉蔓延，

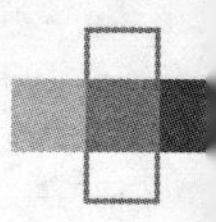

特别是双向多普勒超声证明血栓累及范围比原发部位更大，并蔓延到股部大隐静脉时，应做大隐静脉剥脱或隐-股静脉结合点结扎。

如果病变静脉不切除，血栓性浅静脉炎常易复发。因此，应指导患者使用循序减压弹力袜，避免长时期站立或制动，卧床时轻度抬高床尾，以防止静脉血液淤积。

游走性血栓性浅静脉炎，特别是原因不明或发病部位罕见时，除了需要排除血栓闭塞性脉管炎以外，应仔细检查胃肠道，排除恶性肿瘤的可能，同时应特别注意抗凝血酶Ⅲ、蛋白质C或蛋白质S的异常。

当血栓性浅静脉炎与静脉置管有关时，应立即拔除导管，进行细菌培养，并选用合适的抗生素。如果怀疑为脓毒性血栓性静脉炎，应立即切除全部累及的静脉段，切口完全敞开待二期缝合，或者以后做皮肤移植。同时使用合适的全身抗生素治疗。脓毒性血栓性静脉炎累及深静脉时，除使用针对性的抗生素外，抗凝治疗十分必要。

第十九节　假性动脉瘤

一、案例介绍

一般资料：患者，女，49岁。

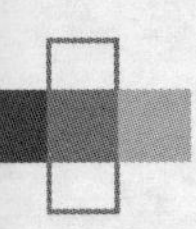

现病史：发现右大腿包块1个月余，再发加重7天以“1.右股动脉假性动脉瘤；2.心脏瓣膜术后；3.心脏扩大；4.陈旧性脑梗死；5.心房颤动；6.心功能不全”收入院。入院护理查体：体温36.2℃，脉搏85次/分，呼吸19次/分，血压108/75mmHg。右侧腹股沟区可触及大小约10cm×6cm搏动性包块，压痛；右下肢股动脉、腘动脉、足背动脉、胫后动脉搏动可扪及，活动受限。完善相关术前准备，在局部麻醉下行“左股动脉穿刺术，右髂动脉、右侧髂外动脉、股总动脉、股深动脉、股浅动脉造影+右侧股深动脉覆膜支架腔内隔绝术+右侧股总、股浅动脉支架置入球囊扩张+右侧髂动脉支架置入术”（图8-19-1）。术后双下肢皮肤温度、颜色正常，动脉搏动可扪及。

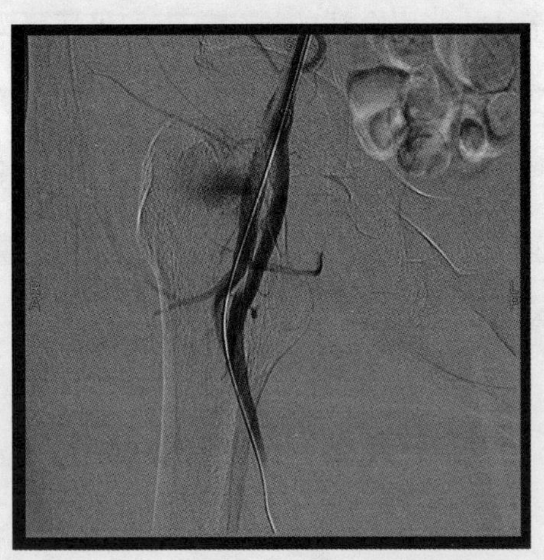

图8-19-1　DSA

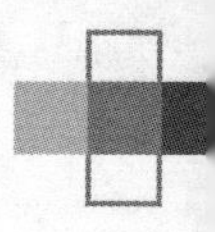

辅助检查：下肢血管彩超示右股动脉假性动脉瘤并血栓形成。右大腿CT平扫+增强+体层成像+三维重建（骨及软组织）（图8-19-2）示右侧腹股沟区、股动脉、股深动脉后方假性动脉瘤并其内可见附壁血栓形成，与邻近右侧股深动脉存在沟通，瘤体大小约6.2cm×5.3cm×10.0cm，周围软组织受压。

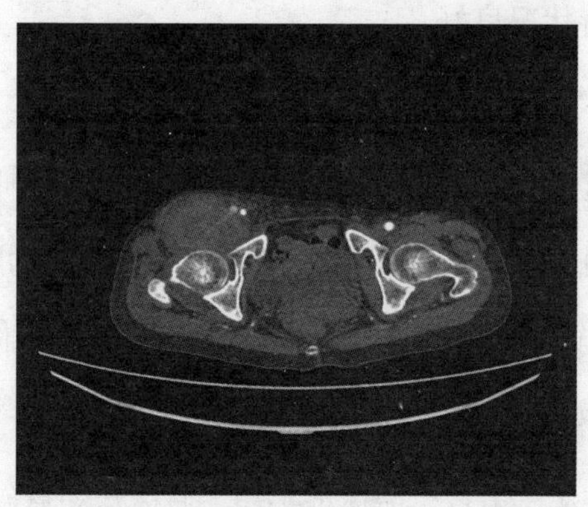

图8-19-2　CTA

主要治疗：静脉滴注左氧氟沙星氯化钠注射液抗感染，皮下注射低分子肝素钠抗凝。

二、护理评估

（一）术前护理评估

1.健康史　既往有心脏扩大、陈旧性脑梗死、心房颤动、心功能Ⅲ级（NYHA分级）、心功能不全，2021年9月因心脏瓣膜病行二尖瓣机械瓣膜替换术+左房血栓清除+三尖瓣成形术+左心耳内口缝闭术；2021年10月行主动脉内球囊反搏术。

2.身体状况　发现右大腿包块1个月余，右侧腹股沟区可触及大小约10cm×6cm搏动性包块，压痛；右下肢活动受限。双下肢皮肤温度、颜色正常，动脉搏动可扪及。

3.心理和社会支持状况　患者担心手术，对疾病知识了解欠缺，家庭支持状况良好。

（二）术后评估

1.手术情况　在局部麻醉下行“左股动脉穿刺术，右髂动脉、右侧髂外动脉、股总动脉、股深动脉、股浅动脉造影+右侧股深动脉覆膜支架腔内隔绝术+右侧股总、股浅动脉支架置入球囊扩张+右侧髂动脉支架置入术”。

2.康复情况　患者生命体征平稳，肢体活动良好。

3.局部伤口情况　左腹股沟穿刺点无渗血、血肿情况。

三、护理问题

（一）术前护理问题

1.有大出血的危险　与瘤体破裂有关。

2.活动无耐力　与疾病有关。

3.知识缺乏　缺乏本病的相关知识。

4.焦虑　与担心手术及其预后有关。

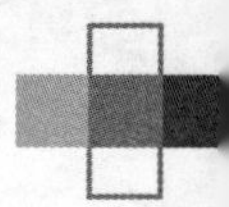

（二）术后护理问题

潜在并发症：神经损伤、吻合口瘘等。

四、护理措施

（一）术前护理措施

1.绝对卧床休息，能在床旁完成的检查尽量不要外出检查，避免不必要的搬动。

2.持续心电监护，严密观察生命体征的变化，注意观察患者的症状和体征，重视患者主诉，如出现剧烈疼痛、面色苍白、出冷汗、脉搏加快、血压下降等现象，考虑瘤体破裂，立即通知医生，并做好抢救准备。

3.患肢禁止压迫、穿刺，可用记号笔在瘤体边界做标记，密切观察其大小、硬度，局部皮肤温度及颜色变化，同时注意观察患肢远端血液循环情况；避免一切增加胸、腹腔压力的因素，如咳嗽、用力排便、突然坐起等，防止瘤体破裂。

（二）术后护理措施

1.术后体位及活动护理　术后患肢制动24小时，穿刺点弹力绷带加压包扎并盐袋压迫6小时，协助患者床上翻身活动。

2.手术切口的观察　观察切口部位有无渗血或血肿形成，患侧肢体血供、感觉和运动功能，如发现异常，及时反馈给医生并对症处理。

3.**用药护理** 术后遵医嘱使用抗生素及抗凝药物，以预防感染和血栓形成。应用抗凝药物期间应教会患者及家属学会识别出血倾向，如皮肤出现不明原因的红点、紫癜，鼻腔、牙龈异常出血，血尿、黑便等，出现以上症状，立即告知医生，同时定期监测凝血时间。

4.**知识宣教** 讲解疾病相关知识及康复知识。

五、健康教育

（一）术前健康教育

1.绝对卧床休息，翻身动作轻柔。

2.饮食指导：进食低盐、低胆固醇食物，多食新鲜蔬菜和水果，保持大便通畅。

（二）术后健康教育

1.指导患者适当活动，注意休息，养成良好的生活习惯，避免过度劳累及精神高度紧张，戒烟酒。

2.教会患者及家属自我监测患肢远端的血供情况，出现异常，及时报告；同时注意观察有无新的搏动性肿块形成。

3.复查指导：出院后3～6个月复查，不适随访。

六、护理评价

1.患者病情平稳，生命体征平稳。

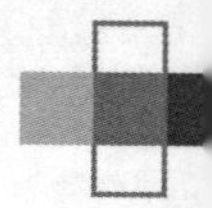

2.患者活动耐力提升。

3.患者能大致掌握本病的相关知识。

4.患者情绪稳定。

5.患者未发生并发症。

七、知识拓展

（一）假性动脉瘤的分期

国内有学者提出创伤性假性动脉瘤成因的基础理论，并将早期创伤性动脉瘤的形成分为4期。

1.动脉损伤血肿形成期（约3天） 动脉“开口型”损伤或动脉壁损伤并继发破裂出血，形成局限性血肿。

2.形成前期（4～10天） 动脉破口与局限性血肿均被血凝块及血栓栓塞，动脉血流不能进入局限性血肿内。

3.形成期（5～11天） 血凝块及血栓溶解，动脉破口与局限性血肿相通，动脉血流冲入局限性血肿腔内，搏动性包块出现，即创伤性假性动脉瘤形成。

4.瘤体增大期（30天内） 搏动性包块随动脉血流冲击日渐增大，并对周围器官和组织造成压迫，引起临床不同症状和体征，或由于瘤壁薄弱，突发破裂出血，造成急性动脉大出血危象。

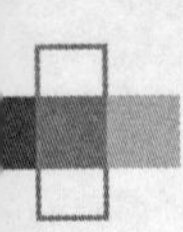

（二）股动脉瘤的病理病因

股动脉瘤的发生率在国内占周围动脉瘤首位。

在西方国家，股动脉瘤绝大多数由动脉硬化引起，男性多见，年龄在50岁以上，常伴有高血压和其他部位动脉硬化性疾病。因此，该动脉瘤常非孤立性存在：在95%患者体内伴有第二个动脉瘤；伴有主髂动脉瘤者占92%，伴有对侧股动脉瘤者占59%。瘤体的性质为真性动脉瘤，形状为梭形。在国内，股动脉瘤患者中，约2/3由损伤引起，常为呈球形的假性动脉瘤。损伤的原因，除平时或战时钝性伤和锐性伤外，医源性损伤的比率近年来不断上升。由于腔内血管诊治的开展，经股总动脉置入导管做各种动脉成形和血管支架者，病例数很大；有的还通过股动脉插管做心脏瓣膜成形术、动脉斑块切除术及主动脉内气囊反搏术等，对股动脉的损伤不轻。特别是大口径的鞘管使用、术后压迫不当、术后过早活动、抗凝药的规范应用，使得这种由穿刺插管诱发股动脉假性动脉瘤的概率明显增加，约为腔内治疗病例的1%，已成为股动脉瘤发生的首要原因。引起医源性股动脉瘤另一个原因是旁路移植并发的吻合口动脉瘤。临床上最常做的主-股和股-腘动脉旁路移植术，都需要利用股动脉做流出道和流入道，一旦吻合口渗漏，即可在局部形成假性动脉瘤。这两种旁路手术引起股动脉吻合口动脉瘤的发病率为1.5%～3%。比较而言，主-股动脉旁路较股-腘动脉旁路更易引

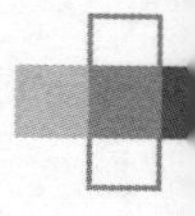

起吻合口动脉瘤。不容忽视的是，吸毒者注射毒品引起的股动脉性动脉瘤，在一些吸毒高发区并不在少数。

Cutler等将股动脉瘤分为两型。瘤体局限在股总动脉者称为Ⅰ型，瘤体延及股深动脉开口者称为Ⅱ型。两型的发病率约相等。股动脉瘤的大多数位于股三角区股总动脉上，虽然股浅和股深动脉瘤有所报道，但属罕见。

第二十节 经颈静脉肝内门体静脉分流术

一、案例介绍

一般资料：患者，男，57岁。

现病史：患者自诉7年前发现“肝硬化”，期间自服保肝药物，4年前出现腹胀、腹痛，多次治疗无明显好转，于2014年3月10日以“1.肝硬化失代偿期；2.腹水；3.低蛋白血症；4.2型糖尿病”收入院。入院护理查体：体温36℃，脉搏76次/分，呼吸19次/分，血压125/70mmHg，血氧饱和度92%。患者腹部膨隆，腹壁静脉曲张，肝区压痛，无反跳痛，移动性浊音阳性，肠鸣音4～5次/分。患者有行Tips手术指征，无明确手术禁忌证，于2014年3月16日在局部麻醉下行经颈静脉肝内门体静脉分流术（transjugular intrahepatic portosystemic shunt，TIPS）+胃底静脉部分栓塞术（图8-20-1）。术后右颈部穿刺点弹力绷带加压包扎，穿刺点敷料干燥。术后第2天，患者诉腹痛、腹胀减轻，无恶心、呕吐。2014年3月27日患者病情好转出院。

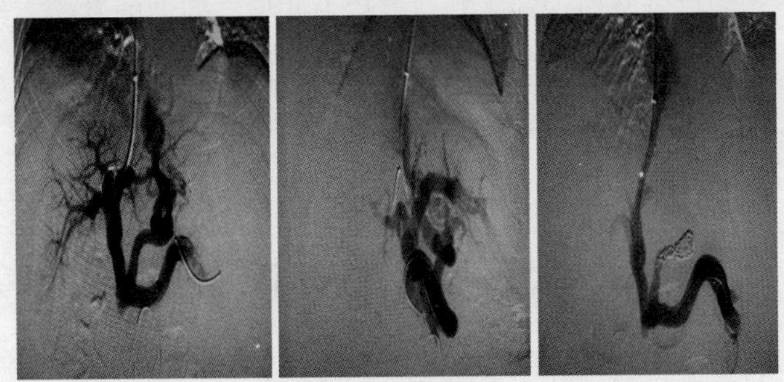

图8-20-1　TIPS+胃底静脉部分栓塞术

辅助检查：查血，白蛋白30.4g/L、球蛋白47.6g/L、总胆红素39.9μmol/L、直接胆红素18.6μmol/L、谷氨酰氨基转移酶109U/L、碱性磷酸酶206U/L、胆碱酯酶64U/L、总胆汁酸42.6μmol/L、空腹血糖7.24mmol/L。

上腹、中腹CT：肝硬化，门脉高压，食管下段、胃底、腹腔静脉、腹壁静脉曲张，大量腹水；胆囊增大。

肝胆胰脾，腹腔USFB：肝损伤、脾大、腹水。

胸腔USFB：门脉高压，食管下段、胃底、腹腔静脉、腹壁静脉曲张，大量腹水。

双侧胸腔积液声像：双侧胸腔均探及积液声像，左侧宽约3.2cm，距体表约2.3cm；底右侧宽约3.5cm，距体表约2.5cm。

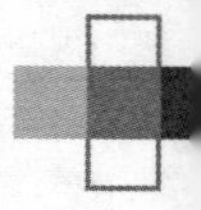

定位见体表标记。

主要治疗：静脉滴注多烯磷脂酰胆碱注射液给予保肝、人血白蛋白后给予呋塞米利尿，注射用兰索拉唑抑制胃酸、甲硝唑抗感染治疗。皮下注射低分子肝素钠抗凝治疗。

二、护理评估

（一）术前护理评估

1.健康史　患者既往有“糖尿病、低蛋白血症”病史7年，自服降糖药控制血糖，血糖控制尚可，否认高血压病。

2.身体状况　患者消瘦，精神状态差，腹胀、腹痛，腹部膨隆，腹壁静脉曲张，肝区压痛，无反跳痛，移动性浊音阳性，肠鸣音4～5次/分。

3.心理和社会支持状况　患者多次治疗，无明显好转，产生抑郁及焦虑心理。家庭经济状况一般。

（二）术后护理评估

1.手术情况　局部麻醉行经颈静脉肝内门体静脉分流术（TIPS）+胃底静脉部分栓塞术。

2.身体状况　术后患者诉腹痛、腹胀减轻，无恶心、呕吐。抗凝治疗后无出血倾向。

3.局部伤口情况　右颈部穿刺点弹力绷带加压包扎，穿刺点敷料干燥。

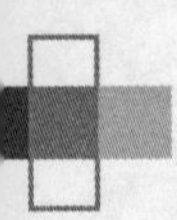

三、护理问题

（一）术前护理问题

1.营养失调：低于机体需要量　与严重肝功能减退、门静脉高压所致厌食、消化和吸收不良有关。

2.体液过多　与门静脉高压、低蛋白血症及水、钠潴留有关。

3.活动无耐力　与肝硬化引起的营养不良、能量代谢障碍有关。

4.抑郁、焦虑　与治疗时间长，担心手术及预后有关。

（二）术后护理问题

潜在并发症　上消化道出血、肝性脑病、感染、电解质和酸碱平衡紊乱等。

三、护理措施

（一）术前护理措施

1.饮食护理　饮食治疗原则为高蛋白、高维生素、少粗纤维的易消化饮食。限制水钠：有腹水应低盐或无盐饮食，钠限制在500～800mg/d，水1000ml/d左右。进餐时细嚼慢咽，以软食为主，避免损伤曲张静脉。

2.病情观察　有无腹部异常体征，有无呕血及黑便，有无皮

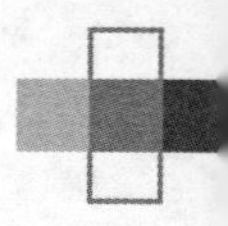

肤黏膜出血点、淤斑，及时发现上消化道等部位的出血。有无进食量不足、呕吐、多尿或少尿，并监测血生化，了解患者有无电解质紊乱。

3.控制减少腹水形成　注意休息，轻度腹水者给予平卧位，以增加肝肾血流灌注。重度腹水者给予半卧位。遵医嘱使用利尿药，记录尿量，注意不良反应。定期测量腹围及体重。

4.休息与活动　根据病情指导合理休息活动，避免过度劳累。活动时一旦出现头晕、心悸、出汗等不适，立即卧床休息并减少活动量。

5.改善低蛋白血症　给予人血白蛋白静脉滴注。

6.心理护理　由于病程长、病情反复，对疾病治疗缺乏信心，护士在积极治疗护理的同时应及时与患者沟通，做好心理疏导，告知疾病相关知识，减轻患者的焦虑，解除患者的担忧，帮助患者树立信心，使其情绪稳定。

（二）术后护理措施

1.穿刺部位的观察及护理　介入治疗结束后，穿刺点压迫15～20分钟后，加压包扎，用0.5kg盐袋压迫穿刺部位，注意盐袋不能移位。卧床48小时，避免剧烈活动，预防内支架移位和腹压骤增而导致穿刺口出血。密切观察穿刺部位有无渗血、出血和皮下血肿形成，如有渗血，及时更换敷料，保持穿刺部位敷料干燥，防止感染。

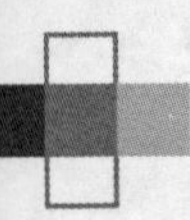

2.抗凝治疗　这是TIPS术成功的关键，目的是预防分流道血栓的形成。严格遵医嘱给予低分子肝素钠治疗，告诉患者抗凝治疗的重要性，抗凝治疗期间密切观察皮肤黏膜有无出血点、大小便颜色，如发现异常及时通知医生。

四、健康教育

（一）术前健康教育

1.保持生活规律、情绪稳定，精神愉快，注意休息，避免劳累和重体力劳动，进清淡饮食，多食蔬菜，戒烟，少喝咖啡、浓茶，避免食用粗糙、干硬、过热、辛辣食物；因酒精会诱发及加重肝硬化，加速病情演变，应绝对禁止饮酒或饮用酒精性饮料；保持排便通畅。

2.帮助患者及亲属制订合理的营养食谱，切实遵循饮食治疗原则和计划。

（二）术后健康教育

1.用药指导　出院后须继续服用保肝药物并应用小剂量抗凝剂和抑制血小板积聚的药物6～9个月，指导患者坚持规律服药，定期复查凝血功能和肝功能。保持服药期间用软毛牙刷刷牙，减少各种可以导致出血的因素，以免诱发出血。如出现呕血、黑便、腹水、下肢水肿等情况应及时就诊。

2.复诊要求　超声多普勒术后1年内每隔3个月，以后每隔半

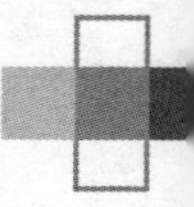

年进行一次超声多普勒检查，观察分流道直径、分流道形态、血流速度和方向、门静脉主干与分支血流及有无血栓形成，肝内有无占位性病变、有无腹水等。超声多普勒是TIPS术后随访最可靠且无创伤的检查方法。

六、护理评价

1.患者建立良好的生活习惯和饮食习惯。

2.患者体液得到控制。

3.患者活动耐力逐渐增加。

4.患者情绪稳定，配合治疗。

5患者未发生并发症。

七、知识拓展

（一）TIPS

TIPS是一种介入治疗肝脏及其相关的血管、胆道疾病引起的以门静脉高压（PHT）为表现的技术，其原理是经颈静脉入路，建立肝内的位于肝静脉及门静脉主要分支之间的人工分流通道，并放置金属支架，从而建立门静脉分流，以降低门静脉的压力。

1.适应证　①急性食管静脉曲张出血；②预防食管静脉曲张再出血；③胃静脉曲张出血；④顽固性腹水、肝性胸腔积液和肝肾综合征；⑤布-加综合征；⑥门静脉血栓。

2.绝对禁忌证　①充血性心力衰竭或重度瓣膜性心功能不全；②难以控制的全身感染或炎症；③Child-Pugh评分＞13分或者终末期肝病评分＞18分；④重度肺动脉高压；⑤严重肾功能不全；⑥快速进展的肝衰竭；⑦肝脏弥漫性恶性肿瘤；⑧造影剂过敏。

3.相对禁忌证　①先天性肝内胆管囊状扩张（Caroli病）、胆道阻塞性扩张；②肝脏体积明显缩小；③多囊性肝病；④门静脉海绵样变；⑤中度肺动脉高压；⑥重度或顽固性肝性脑病；⑦胆红素＞3g/L；⑧重度凝血病。

（二）TIPS手术与外科门-体分流术相比的优点

1.创伤性小，并发症少，患者易于接受。

2.降低门静脉压力确切可靠，对食管-胃底静脉破裂出血的治疗效果显著。

3.手术时间短，对急症曲张静脉破裂出血的即刻止血成功率达90%～99%。

4.可通过选择不同管径的分流道来控制门静脉分流量。

5.在行分流的同时可行食管-胃底曲张静脉硬化栓塞术。

6.适应证范围广等。

（三）TIPS术后主要并发症的护理

1.腹腔出血　是TIPS术后最严重的并发症。嘱患者勿用力

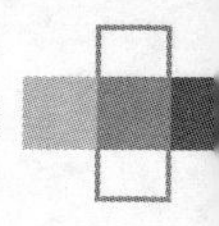

咳嗽、打喷嚏等，避免增加腹压导致出血。术后应密切观察患者生命体征，如发现患者出现腹痛、血压下降、心率加快等表现，应立即通知医生。

2.肝性脑病（hepatic encephalopathy，HE） 是TIPS术后最常见的并发症。早期应密切观察患者思维及认知的改变，生命体征及瞳孔的变化。应注意晚期患者体位的安置，并保持呼吸道通畅，做好基础护理，定时翻身，预防压力性损伤，应注意躁动患者的风险防范，保证患者安全。保持患者大便通畅，以降低血氨。饮食上限制蛋白质的摄入，患者清醒后逐渐增加蛋白质的摄入。注意患者及家属的心理护理。

3.胆道出血 发生率为1%～4%，当门静脉或肝动脉与胆道相通，出现血管胆管瘘时，才会出现胆道出血。术后观察患者有无右上腹疼痛、发热、黄疸及胆系酶谱增高。对症状轻者，可行保守治疗；对严重者，行肝动脉和直接门静脉造影了解内瘘情况，必要时行栓塞治疗。

4.急性心力衰竭 术后大量静脉血液回流，回心血量迅速增多加重心脏负荷，心功能不全容易引起心力衰竭。指导患者半卧位，给予氧气吸入，减轻呼吸困难，降低机体耗氧量，遵医嘱应用强心、扩血管药物。

（四）腹水形成的原因

1.淋巴回流障碍 肝窦和肝细胞之间有丰富的淋巴液，由于

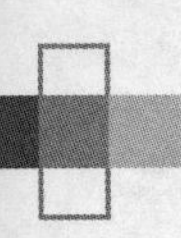

病变，肝脏不但使门静脉压力增高，也会使淋巴压力增高，淋巴回流障碍，使淋巴液外溢，形成腹水。

2.血浆白蛋白降低　是最常见的原因。血浆白蛋白由肝脏产生，肝细胞功能受损时，白蛋白合成减少，血浆胶体渗透压降低，使血管内水分漏到血管外，形成腹水。

3.醛固酮等增多　在正常情况下，醛固酮在肝脏灭活，当肝功能不全时，对醛固酮及抗利尿激素的灭活不足，造成继发性醛固酮及抗利尿激素增多，从而引起远端肾小管重吸收，水、钠增加，形成腹水。

第九章

静脉血栓栓塞症的预防

静脉血栓栓塞症（VTE）的预防主要包括基础预防、物理预防和药物预防。对于血栓风险极低危患者（Caprini血栓风险评估模型分值为0分），建议采用基础预防措施；对于血栓风险低危患者（Caprini血栓风险评估模型分值为1～2分），建议采用基础预防联合物理预防的方式；对于血栓风险中危患者（Caprini血栓风险评估模型分值为3～4分），建议采用基础预防联合物理预防或药物预防（无出血风险时）的方式；对于血栓风险高危/超高危患者（ Caprini血栓风险评估模型分值≥5分），建议采用基础预防联合药物预防（无出血风险时），或基础预防、物理预防和药物预防（无出血风险时）合用的方式来预防VTE的发生。

第一节　基础预防

VTE的基础预防包括下床活动、抬高下肢、床上肢体活动（如踝泵运动）、避免脱水及保持良好的生活习惯等。基础预

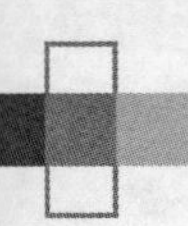

防是VTE最基本的预防方式，对于预防VTE的发生具有一定的效果，但目前尚无统一的标准和流程。

一、下床活动

VTE是卧床患者常见的并发症，长期卧床会影响患者肺功能及组织氧合能力而加重血液淤滞及血栓形成。下床活动是预防VTE最简单和最基础的方式，早期下床活动可以保持全身肌肉张力，减轻患者肢体肿胀的发生，促进身体血液循环，降低VTE的发生率。但是往往由于患者病情、自理能力等因素的限制而致患者无法下床活动，部分患者也常因术后伤口疼痛、疲劳、虚弱、直立不耐受等原因拒绝下床，从而延缓下床活动的时间。

在病情允许的情况下，应鼓励患者尽早下床活动，避免久站久坐，视患者的具体情况给予活动指导，采取循序渐进的原则，逐渐增加活动量。当然，下床活动应根据患者病情确定活动的时间、场所等，护理人员和家属要做好搀扶等保护措施，避免因下床活动而发生跌倒。嘱患者下床活动过程中如果出现不适，应及时停止活动并告知医护人员。

二、抬高下肢

抬高下肢可促进静脉回流，预防VTE的发生。一般对于卧

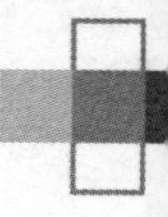

床患者，建议将床尾抬高，使下肢高于心脏水平20～30cm。在抬高患肢期间，应注意床栏的使用，防止患者发生坠床。抬高下肢时不要在患者腘窝或小腿下垫枕，以免影响小腿深静脉回流。同时，指导患者床上适当变换体位，防止骨隆突处长期受压引起皮肤损伤。护理人员应密切观察患者生命体征，询问患者有无胸闷、心悸、呼吸困难等不适主诉。对于心功能不全、下肢外伤等患者存在抬高下肢禁忌时，应采用其他基础预防方式联合物理预防和（或）药物预防措施预防VTE。

三、踝泵运动

踝泵运动是一种主动或被动屈伸踝关节的运动，可加快血流速度，促进血液循环，有效降低血栓发生风险。踝泵运动分为屈伸和绕环两组动作。

屈伸动作：患者躺或坐在床上，下肢伸展，大腿放松，缓缓勾起足尖，尽力使足尖朝向自己，至最大限度时保持10秒，然后足尖缓缓下压，至最大限度时保持10秒，然后放松，这样一组动作完成。稍休息后可再次进行下一组动作。反复地屈伸踝关节，最好每小时练5分钟，每天练5～8次。

绕环动作：患者躺或坐在床上，下肢伸展，大腿放松，以踝关节为中心，足趾360° 绕环，尽力保持动作幅度最大。环绕可以使更多的肌肉得到锻炼。

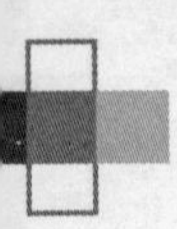

四、避免脱水

由于利尿药的应用、术中及术后出血等原因造成患者体液不足或丢失，可增加血液黏度，导致静脉血流滞缓，从而增加VTE的发生风险。因此，应给予血栓风险患者适当补液，避免脱水，保证足够的血容量。

补液包括口服、胃管或肠内营养管注入补液、静脉输液及骨髓腔输液等多种方式。正常成年人每天所需的水分为2000～2500ml。补液过多，易增加患者心脏及肾脏负担，从而引起心功能和肾功能不全。每日摄入合适的水分，有利于血液的稀释，血容量的扩充，有效促进全身血液循环，以预防血栓形成。

五、生活方式的改变

良好的生活方式有利于保持健康和促进康复，对降低VTE的发生率有重要意义。因此，应指导患者改善饮食习惯，选择低盐、低脂、低胆固醇、高维生素饮食。平时保持大便通畅，以免发生便秘导致腹压增高，影响下肢静脉回流。此外，还应戒烟、限酒。相关研究显示，吸烟可导致血管内皮细胞结构的改变，而内皮损伤被认为是DVT的启动因素，通过氧化的自由基产生的一氧化氮灭活作用，从而促进血栓形成。另外，国内

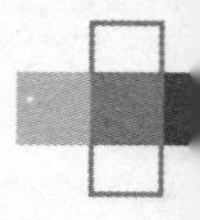

外也有研究发现，适度饮酒可预防VTE的发生，严重的酒精滥用会增加VTE的发生风险。

第二节 物理预防

VTE的物理预防措施主要包括穿着抗血栓袜、间歇充气加压、足底静脉泵的使用和经皮神经电刺激等。物理预防措施的实施对于VTE的预防具有重要意义，血栓中、高危患者若存在出血风险，物理预防是首选推荐的措施。因此，应加强物理预防措施的规范实施，以有效预防VTE的发生，确保患者安全。

一、抗血栓袜

（内容详见第五章第三节）

二、间歇充气加压装置

（内容详见第五章第五节）

三、足底静脉泵

足底静脉泵（venous foot pump，VFP）是一种模仿“生理性足泵”的、能有效预防DVT的空气脉冲物理治疗仪。VFP主要由中心控制器通气软管和充气脚套组成，通过脉冲气体在极短时间内快速冲击足底的方式，使肢体的静脉血获得类似行

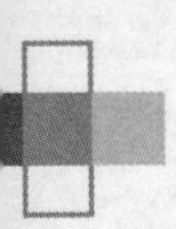

走状态下的脉冲性加速，从而大幅度提高血流速度。高速脉冲血还可增强纤溶系统活性，降低纤溶蛋白溶酶原的活化抑制因子，增加组织型纤维蛋白溶酶原活化素活性。

VFP禁用于已发生DVT的患者和既往患有DVT、血栓性静脉炎、PTE或严重心力衰竭的患者，也不适用于下肢肢体反应迟钝、皮肤严重畸形、感染的患者。应用时，一般压力为130mmHg左右，使用时间为一次30～60分钟，每天2～3次，或根据医嘱执行。操作步骤及应用期间观察要点与IPC装置相似。

对比应用IPC装置和AES，VFP更易穿戴，对患者术后静止状态影响较小。并且，VFP的充放气频率比IPC装置快，作用时间更为符合人体静脉血液回流状态。但多个指南仍然推荐IPC和AES作为VTE的主要物理预防方式，可能与VFP还未进一步在各大医院普及有关，故VFP使用的最佳、最有效的使用时间、频次也有待深入研究。

四、经皮神经电刺激装置

经皮神经电刺激（transcutaneous electrical nerve stimulation，TENS）是指将电流脉冲通过电极施加于皮肤，产生神经动作电位，引起人工肌肉收缩，又称为神经肌肉电刺激（neuromuscular electrical stimulation，NMES）。相关研究

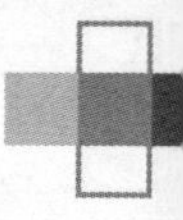

表明，NMES可增加下肢静脉血流速和流量，减轻静脉淤滞，效果优于IPC，但NMES在VTE预防中的临床应用和有效性仍存在争议。

NMES并不是各大指南推荐的物理预防血栓的方法，这可能与NMES对皮肤刺激带来患者不适感有关，但其可用于对药物预防或其他物理预防方法禁用的患者。另外，NMES引起的肌肉收缩不同步，也可能不如横纹肌收缩有效。考虑到皮下组织的黏性所产生的阻力，用标准的表面刺激来激活深层结构通常是有限的，因此，NMES理想状态的传输设置（频率、能量等）仍然未知。

2014年，NICE颁布了关于Geko装置预防VTE的指南，Geko装置（FirstKind有限公司）是一种无创、小型（149mm×42mm×11m）、便捷（16g）的电池供电的一次性NMES装置。它采用专利电脉冲输送系统，利用神经冲动刺激腓总神经引起小腿和足部的肌肉收缩，肌肉运动驱动小腿静脉肌肉泵，促进静脉的排空，增加血液回流到心脏，它的应用效果优于IPC装置，提高了约30%的静脉血流量。该装置为自粘设计，尺寸固定，对皮肤的接触面积为35cm^2，可减少对皮肤的刺激，根据患者需要应用于单侧肢体或者双下肢，不限制膝关节的运动，但必须每24小时更换一次。由于不同装置肌肉收缩类型等可能存在差异，目前使用的其他NMES装置所显示的疗效

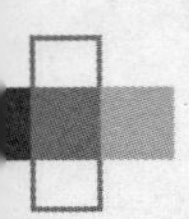

不能等同于Geko装置，因此，还需要进一步的研究来证实Geko装置对降低VTE的发生率。

第三节　药物预防

VTE的药物预防是伴随抗凝药物的不断演化而发展成熟起来的，抗凝药物的应用经历了漫长的发展过程。从20世纪20年代肝素被发现并于30年代提纯应用于临床，40年代以华法林为代表的维生素K抑制剂问世，80年代低分子肝素发明并成熟应用，90年代首个凝血酶直接抑制剂诞生，直至进入21世纪一系列新型单靶点药物不断涌现（包括2002年上市的静脉间接Ⅹa因子抑制剂，2004年上市的口服直接凝血酶抑制剂，2008年上市的口服直接Ⅹa因子抑制剂），寻求方便、直接、安全、有效是其发展的主线。随着里程碑式药物的出现，抗凝药物目前已成为VTE预防的主要措施之一和基础治疗手段。抗凝的目的是通过抗凝使血液高凝状态得到控制，可有效防止血栓的发生和复发，并使已形成的血栓不继续发展，同时可促进机体自身纤溶机制溶解已形成的血栓。值得注意的是，在进行VTE药物预防前，需要先评估患者是否存在出血风险，如果存在出血风险，应优先采用基础预防和物理预防，待出血风险降低或消失后再进行药物预防。

目前，临床应用的抗凝药物根据作用机制的不同，主

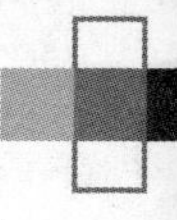

要分为五大类：①凝血酶间接抑制剂，主要包括普通肝素（unfractionated heparin，UFH）和低分子肝素（low molecular weight heparin，LMWH），目前临床常用的LMWH有依诺肝素钠注射液（克赛）、那屈肝素钙注射液（速碧林）、达肝素钠注射液（法安明）等。②凝血酶直接抑制剂（direct thrombin inhibitor，DTI），可分为一价和二价抑制剂，其中一价抑制剂包括达比加群酯、阿加曲班等；二价抑制剂主要是水蛭素类，包括天然水蛭素、重组水蛭素（来匹卢定）、水蛭素类似物质（比伐卢定）等。③维生素K拮抗剂（vitamin K antagonist，VKA），主要为香豆素类，代表药物是华法林。④凝血因子Ⅹa直接抑制剂，包括利伐沙班、阿哌沙班、艾多沙班等。⑤凝血因子Ⅹa间接抑制剂，常用药物为磺达肝癸钠。上述抗凝药物根据给药途径的不同可以分为胃肠外抗凝药物和口服抗凝药物。胃肠外抗凝药物包括普通肝素、低分子肝素、磺达肝癸钠、阿加曲班、水蛭素类；口服抗凝药物包括VKA（如华法林）和新型口服抗凝药物。目前，FDA批准上市的新型口服抗凝药物包括上述提到的四种药物：达比加群酯、利伐沙班、阿哌沙班、艾多沙班。

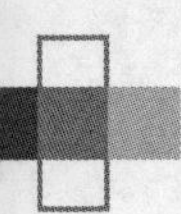

一、凝血酶间接抑制剂

（一）普通肝素

1.药理作用

（1）抗凝作用：肝素的抗凝作用主要依赖于体内的抗凝血酶Ⅲ（antithrom-bin-Ⅲ，AT-Ⅲ）。抗凝血酶是内源性凝血系统中对凝血酶、Ⅹa因子及其他凝血因子强而有效的抑制剂，肝素通过与AT-Ⅲ结合形成肝素-抗凝血酶复合物，使多种凝血因子（Ⅱa、Ⅸa、Ⅹa、Ⅺa、Ⅻa）失活，从而发挥抗凝作用。肝素可以使AT-Ⅲ的作用提高1000倍。其中，凝血因子Ⅱa、Ⅹa对复合物较敏感，故应用肝素抗凝时机体主要通过抑制凝血因子Ⅱa、Ⅹa的活性阻断凝血酶，从而阻止纤维蛋白原转变成纤维蛋白实现抗凝作用。因此，对于AT-Ⅲ缺乏症（>50%）的患者肝素几乎不发挥作用。

（2）对血小板的作用：高分子量的肝素组分中，有足够的部位与血小板起作用，引起血小板的功能改变，导致出血不良反应。

（3）其他作用：促进纤维蛋白溶解（纤溶作用）、增强血管对白蛋白和红细胞的通透性、降低血黏度、使血管内皮细胞表面的负电荷恢复正常、保护血管内皮不受损，且能够间接预防血栓、抑制血小板源生长因子、促进平滑肌增殖、降低血脂

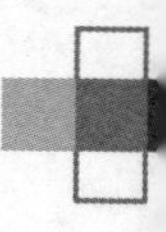

及抑制醛固酮分泌。尽管肝素有多种作用，但在临床上，普通肝素主要作为抗凝药使用，用于预防血栓性疾病。

2.适应证和禁忌证

（1）适应证：预防外科大手术后血栓形成，尤其是腹部和下肢骨科手术后、需要长期卧床、循环障碍等容易并发DVT的患者，其他如有血栓前状态（血小板聚集增加、凝血因子增多、抗凝因子减少、纤溶活性减弱、血黏度增高等）的患者。

（2）禁忌证：①某些外科手术使用肝素可引起致命性出血，如脑外科手术等；②消化道活动性溃疡、严重高血压、脑出血等；③有出血性疾病或者存在出血倾向者；④严重心、肾、肝功能不全或恶病质者；⑤妊娠和产后；⑥活动性肺结核并发空洞者；⑦有细菌性心内膜炎者；⑧对肝素过敏者。

3.应用方法　①VTE预防采用中、小剂量：成年人每日10 000～15 000U（100～150mg），每次50mg（5000U），每8～12小时1次，静脉注射。②预防导管相关性血栓形成：CVC、PICC、静脉留置针肝素封管液配制浓度为10U/ml，输液港配制浓度为100U/ml。封管液最小剂量以（导管容积+外接器具容积）×2为宜。

4.不良反应及处理

（1）主要不良反应：①出血，包括黏膜出血、脏器出血、伤口出血等，严重时可导致重要脏器自发性出血；②HIT，在普通肝素应用者中发生率为1%～3%，由免疫介导机制发生，主要表现为血小板计数减少、血栓栓塞、局部皮肤损害、弥散血管内凝血、急性血小板激活综合征等，一旦发生可导致严重后果；③血浆AT-Ⅲ水平下降、骨质疏松、反跳现象等。

（2）不良反应的处理：①当肝素过量导致出血时，轻者停用肝素，重者需要使用鱼精蛋白注射液中和肝素。鱼精蛋白是从鱼类成熟精子细胞中提取的一种碱性蛋白质，在体内可与强酸性的肝素形成稳定的复合物，从而使肝素失去抗凝作用。每1mg鱼精蛋白可拮抗100U肝素，在肝素注射30分钟以后，每100U肝素只需要鱼精蛋白0.5mg，每次用量不超过50mg，需要时可重复使用。体外循环等手术结束时，通常应用鱼精蛋白拮抗术中使用的肝素。②发生HIT时应立即停用肝素，及时观察是否存在血栓栓塞事件，使用非肝素类抗凝药物替代。严重病例需要输注血小板，应用激素，甚至行血浆置换等治疗。③其他不良反应根据情况给予相应的治疗。

（二）低分子肝素

低分子肝素（LMWH）属于第二代肝素类抗凝剂，发明于20世纪70年代，是由普通肝素酶解或化学降解产生的肝素分子片段。目前临床上常用的低分子肝素平均分子量在4000～5000Da。LMWH具有更多可预见的药代动力学和药效学特性，且半衰期较长，发生非出血性副作用的风险较低，无须监测凝

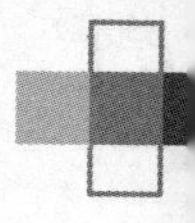

血功能。基于其诸多优势，LMWH在许多临床实践中逐渐取代普通肝素。

1.药理作用　低分子肝素的抗凝作用与普通肝素类似，但又不完全相同分子层面的研究显示：肝素要发挥抗Ⅱa因子的活性，分子量至少要达到5400Da以上，普通肝素绝大多数分子都超过该数值，因此普通肝素抗Ⅹa和Ⅱa因子的比值约为1：1；低分子肝素分子量超过5400Da的很少，其抗Ⅹa与Ⅱa因子的活性比值为（2～4）：1，具有选择性抗凝血因子Ⅹa的活性，对凝血酶及其他凝血因子影响不大，分子量越低，抗凝血因子Ⅹa活性越强，这样就使抗血栓作用与出血作用分离，保持了肝素的抗血栓作用而降低了出血的风险。

2.适应证和禁忌证

（1）适应证：①普外科、泌尿外科、心肺外科、妇科和骨科等手术围术期DVT的预防；长期卧床患者DVT的预防；重症烧创伤稳定期患者、感染患者、ICU患者DVT的预防等。②可用于预防血液透析所引起的管道内凝血。③预防血管介入手术后管腔血栓形成、再闭塞，各种血管成形术、心导管手术、房颤治疗所致的血栓形成。④VTE的二级预防。⑤用于输血或血液标本的制备。

（2）禁忌证：①对肝素过敏者；②围生期女性；③近期严重外伤，眼、脑、脊柱手术，腰椎导管留置者；④近期脑出

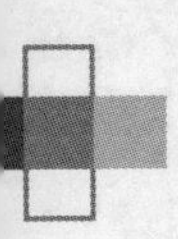

血病史者；⑤严重肝肾功能不全者；⑥恶性高血压未控制者；⑦伴出血风险的恶性肿瘤患者；⑧亚急性细菌性心内膜炎患者；⑨血友病患者；⑩伴有出血风险的消化道溃疡患者。

3.应用方法 目前临床应用的低分子肝素种类较多，既有钠盐也有钙盐，每个品牌规格也不尽相同。低分子肝素注射途径为皮下注射，禁止肌内注射。长期注射者应更换注射部位。由于不同的低分子肝素分子量不同，抗Ⅹa活性及剂量不同，因此不可相互替代及交叉使用。

（1）VTE预防：内科患者推荐剂量为4000Axa IU/kg，1次/天，最短应用6天，至患者不卧床为止，最长为14天。外科患者推荐剂量为2000Axa IU或4000Axa IU，1次/天，应于术前2小时第一次注射，VTE高危患者，术前12小时给药，4000Axa IU，1次/天。一般连续用药7～10天。

（2）VTE二级预防：推荐剂量为100Axa IU/kg，2次/天，一般疗程为10天，适时过渡到口服抗凝药物。口服抗凝药物过程中，若明确VTE复发，建议转换为低分子肝素抗凝；恶性肿瘤患者合并VTE在口服抗凝药物过程中出现VTE复发，建议转换为低分子肝素至少应用1个月；长期应用低分子肝素抗凝的VTE患者治疗过程中出现复发，建议增加低分子肝素1/4～1/3用量。

4.注射方法 详见第五章第四节。

二、凝血酶直接抑制剂

凝血酶直接抑制剂（DTI）代表药物有达比加群酯、阿加曲班、水蛭素类等。其可以直接与凝血酶结合并抑制凝血酶活性，不需要辅因子的参与。达比加群酯通过口服方式给药，阿加曲班经静脉注射给药，水蛭素处于临床试用阶段。

（一）达比加群酯

达比加群酯是一种新型非肽类、竞争性、可逆的直接凝血酶抑制剂，由德国研发，2008年上市，属于新型口服抗凝药物的一种。

1.药理作用　该药物以小分子药物前体形式存在，口服后，经过酶催化水解后转化吸收。通过直接抑制凝血酶来降低凝血酶的数量，进而抑制纤维蛋白原转化成纤维蛋白，达比加群酯还可以抑制游离凝血酶、与纤维蛋白结合的凝血酶和凝血酶诱导的血小板聚集，从而预防血栓形成。

2.适应证和禁忌证

（1）适应证：①VTE二级预防。②预防存在以下一个或多个危险因素的成人非瓣膜性房颤患者的卒中和全身性栓塞：a.先前曾有卒中、短暂性脑缺血发作或全身性栓塞；b.左心室射血分数<40%；c.伴有症状的心力衰竭，纽约心脏病协会（NYHA）心功能≥2级；d.年龄≥75岁；e.年龄≥65岁，且伴有以下任一

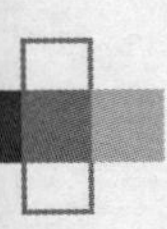

疾病：糖尿病、冠心病或高血压。

（2）禁忌证：①重度肾功能不全（肌酐清除率<30ml/min）；②临床上显著的活动性出血；③严重的肝功能不全或肝病；④已知对活性成分或本品任一辅料过敏者。

（3）应用方法：①成年人推荐剂量为每日口服300mg（150mg/粒的胶囊制剂，每日2次）；②存在高出血风险的患者，推荐剂量为每日口服220mg（110mg/粒的胶囊制剂，每日2次）。

（4）不良反应：主要不良反应为出血，尤其对于肾功能不全患者。另有胃肠道不适、肝功能异常等。

（二）阿加曲班

该药物在我国获批适应证：用于发病48小时内的缺血性脑梗死急性期患者改善神经症状。目前尚无应用于VTE预防的适应证获批。

（三）水蛭素类

水蛭素类抗凝药物主要包括天然水蛭素、重组水蛭素（来匹芦定）和水蛭素类似物（比伐芦定）。目前水蛭素类抗凝剂主要用于治疗HIT患者和经皮冠脉介入术后血栓形成患者等。目前尚无应用于VTE防治的适应证获批。

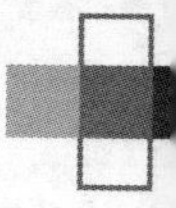

三、维生素K拮抗剂

维生素K拮抗剂（VKA）的发现是抗凝药物领域继肝素之后的第二个里程碑。常见的VKA有双香豆素、双香豆素乙酯、环香豆素、卞丙酮香豆和醋硝香豆素等。由于这些抗凝剂可以口服给药，故又称为口服抗凝剂。其核心代表药物为华法林。

华法林

1.药理作用　华法林在体内有对抗维生素K的作用。华法林通过抑制肝脏线粒体内的羧基化酶，从而抑制维生素K参与的凝血因子Ⅱ、Ⅶ、Ⅸ、Ⅹ和蛋白C、蛋白S的合成，发挥抗凝作用，对血液中已有的凝血因子Ⅱ、Ⅶ、Ⅸ、Ⅹ并无抵抗作用。

2.适应证和禁忌证

（1）适应证：①VTE二级预防；②非瓣膜性房颤成年患者，降低卒中和全身栓塞的风险；③心脏瓣膜病和瓣膜置换术后预防血栓形成与全身栓塞风险。

（2）禁忌证：①对华法林及药物其他成分过敏者；②明显肝肾功能损害患者；③细菌性心内膜炎、心包炎及明显心包积液；④中重度高血压（≥160/100mmHg）控制不良患者；⑤凝血功能障碍伴出血倾向的患者；⑥活动性消化道、泌

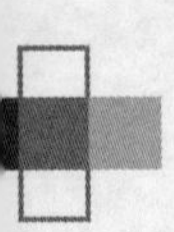

尿生殖道、呼吸道溃疡或明显出血的患者；⑦妊娠、子痫、子痫前期、先兆流产的患者；⑧围术期（包括眼科、中枢神经、口腔科手术）、重要脏器或腰椎阻滞麻醉、腰椎穿刺无法控制出血风险的患者；⑨中枢神经系统出血、脑动脉瘤、主动脉夹层及其他出血性疾病的患者；⑩恶病质、恶性肿瘤伴有出血倾向的患者；⑪肝素诱导的血小板减少症的患者血小板计数恢复前。

3.应用方法 华法林为片剂，临床常见有两种规格，2.5mg和3.0mg。因为华法林受多种因素的影响，因此患者因年龄、体重、性别等因素不同，所需的华法林剂量是不同的。临床医生需要根据凝血酶原时间（PT）和INR来确定。华法林在体内几乎完全经过肝脏代谢，服药后12～18小时起效，36～48小时达到高峰，半衰期为36～42小时。治疗初3天由于血浆抗凝蛋白细胞被抑制可以存在短暂高凝状态，导致该药物起效比较缓慢。首次给药后，根据药物剂量，2～7天出现抗凝作用。理论上成年人口服剂量，开始即给予5mg/d维持量，4～5天当INR达标后，每周复查2～3次INR持续1～2周，结果稳定可减少监测次数，INR持续稳定可维持2～4周监测一次。如果药物剂量调整时，需要重新密切监测INR。

（1）应用剂量：初始剂量为1～3mg，与其他抗凝剂（如低分子肝素、NOAC等）重叠5天，当INR为2.0～3.0后，单独

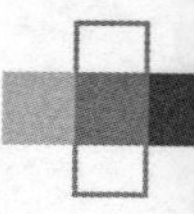

服用华法林，并予以监测INR调整。根据国际指南至少口服3个月，若VTE原因不明或危险因素不能消除，需要长期抗凝。

（2）INR不达标时药物调整：①当INR超出治疗范围但是<5.0，患者没有出现临床重要部位出血或进行手术而需要快速逆转INR时，华法林可以减量，或者停用。在INR接近期望范围时再以较小的剂量重新给予。②如果INR为5.0～9.0，患者没有出血，也没有导致出血的危险因素，可以停用华法林1～2天，当INR降至治疗范围时再以较小的剂量重新给予，对于出血危险性较高的患者给予口服维生素K_1（1～2.5mg）并停用华法林。③急诊手术或者拔牙需要快速逆转INR并期望INR在24小时内下降时，可以给予口服维生素K_1。如果INR在24小时后仍然较高，可额外再给1～2mg维生素K_1。④如果INR>9.0但是不伴有临床重要部位出血，应该给予口服维生素K_1（3～5mg）并期望INR在24～48小时内下降，密切监测INR，如果有必要可重复给予口服维生素K_1。⑤如果因为严重的出血或华法林过量（INR>20）而需要快速逆转抗凝，应该静脉缓慢注射10mg维生素K_1，并依据情况紧急程度补充新鲜血浆或凝血酶原复合浓缩剂，必要时可每12小时给予一次额外剂量的维生素K_1。⑥如果发生威胁生命的出血或者华法林严重过量，凝血酶原复合浓缩剂替代治疗是必要的，静脉缓慢注射10mg维生素K_1作补充治疗，根据INR可重复使用，给予大剂量的维生素K_1后如果要重新应用华法

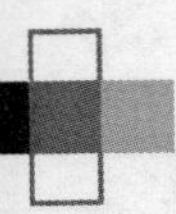

林，应该给予肝素直到维生素K_1的作用被反转而且患者恢复华法林敏感性。

（3）注意事项：华法林的药理作用受到多种药物及食物的影响。

1）食物对华法林的影响：①可以降低华法林抗凝作用的食物有菠菜、白菜、胡萝卜、西红柿、西蓝花、豆类、海藻类、牛油果、动物肝脏类、绿叶蔬菜（包心菜、生菜等）、肥肉、绿茶等；②可以增强华法林抗凝作用的有柚子、大蒜和番木瓜等。口服期间应尽量保持饮食结构的平衡，不要盲目改变食物结构添加营养品，并定期监测PT和INR。不必特意偏食或禁食某种食物。

2）药物对华法林的影响：①能增强华法林抗凝作用的药物有广谱抗生素，如罗红霉素、克拉霉素莫西沙星等；抗酸药，如西咪替丁等；口服降糖药，如甲苯磺丁胺等；非甾体解热镇痛药，如阿司匹林等；抗心律失常药，如胺碘酮等；鱼肝油；中草药，如丹参、当归、银杏、人参、黄连、甘草等。②能减弱华法林抗凝作用的药物有：巴比妥类药物，如苯巴比妥；镇静催眠药，如地西泮；中草药，如西洋参、金丝桃。

4.*不良反应*　最严重的并发症为出血，轻者如皮下出血、眼内出血，重者可有颅内出血及其他重要脏器出血。根据前述INR超标情况处理。另有脱发、胆固醇栓塞综合征、钙过敏、足趾

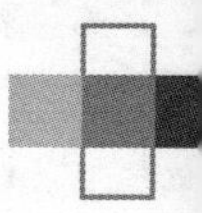

坏疽、骨筋膜室综合征等并发症，汇报专科医生根据不同情况予以相应处理。

四、凝血因子Xa直接抑制剂

在抗凝药物研发和应用的历程中，Xa靶点的发现是又一具有里程碑意义的事件。21世纪初，世界上多个经典试验研究充分证实了这一点，从此，Xa抑制剂作为良好的抗凝药物正式登上舞台，并以其快捷、方便、安全、高效的特点逐步发挥出越来越重要的作用。其中作为 NOAC代表药物的Xa直接抑制剂占了很大比重。目前，已应用于临床的口服Xa直接抑制剂包括利伐沙班、阿哌沙班和艾多沙班。

利伐沙班

利伐沙班是一种直接抗Xa因子口服抗凝药，于2008年上市，是目前 NOAC的代表药物之一。

1.**药理作用** 利伐沙班能够选择性的与Xa因子的活性部位结合，而不需要辅因子，从而阻碍其在凝血过程中发挥作用，抑制凝血酶的生成，预防和治疗血栓。利伐沙班在摄入后3小时达到血药浓度最大值，其半衰期为5～9小时，但在年龄超过75岁的患者中能够延长到11～13小时，极少发生药物相互作用。食物不影响其吸收，口服生物利用度超过80%。

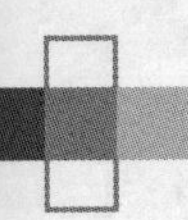

2.适应证和禁忌证

（1）适应证：①用于髋关节或膝关节置换手术成年患者，预防DVT；②用于治疗成年VTE，降低DVT和PE复发风险；③用于治疗具有一种及多种危险因素的非瓣膜性房颤成年患者，降低卒中和全身栓塞的风险。

（2）禁忌证：①对该药品过敏者；②有临床意义的活动性出血者；③具有显著大出血风险的病情者，如活动性消化道溃疡，出血风险较高的恶性肿瘤，近期脑部、脊柱、眼科手术史，近期颅内出血，已知食管静脉曲张患者，动脉瘤或脊椎、颅内重大血管畸形；④伴有凝血异常和临床相关出血风险的肝病患者，包括达到Child B和C级的肝硬化患者；⑤孕妇及哺乳期妇女；⑥肌酐清除率<30ml/min者。

3.应用方法　利伐沙班目前国内有三种规格，分别为10mg、15mg、20mg，均为口服制剂。利伐沙班10mg可与食物同服，也可以单独服用；15mg和20mg片剂应与食物同服。不能整片吞服的患者，可将药物碾碎，与苹果酱混合后立即口服。利伐沙班用量与患者种族、体重、性别无关。口服利伐沙班，不需要定期监测凝血指标，PT及INR变化不说明药物的功效。利伐沙班和其他药物可发生相互作用，临床试验证实：抗真菌药物（如酮康唑、伏立康唑等）、HIV蛋白酶抑制剂（如利托那韦等）、其他抗凝药物、非甾体抗炎药、抗血小板药物均

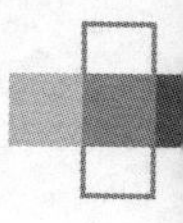

可使其药效和出血风险增加，不建议同时服用。利福平、苯妥英钠、卡马西平、苯巴比妥等药物与利伐沙班合用，可使药效降低，不建议同时服用。

（1）用于髋关节或膝关节置换手术成年患者，预防DVT：推荐口服剂量为10mg，1次/天。如伤口已止血，首次用药时间建议为术后6～10小时。对于接受髋关节大手术者建议疗程为35天，对于接受膝关节大手术者建议疗程为12天。如发生漏服，当日立即补服，次日继续每日服药一次。

（2）用于成年VTE的二级预防，降低VTE复发风险：急性VTE，推荐剂量为15mg，2次/天，维持3周，之后改为20mg，1次/天；根据不同发病因素谨慎评估用药时间，基于一过性风险因素至少3个月疗程，基于长期风险因素或者特发性VTE进行长期治疗。在口服15mg，2次/天期间，若发生漏服，立即当日补服，确保每日达到30mg服用量，次日继续原剂量口服。在口服20mg，1次/天期间，若发生漏服，当日立即补服，次日继续原剂量用药，不要为了弥补漏服而使剂量加倍。在VTE治疗中，中度肾功能损害者（肌酐清除率为30～49ml/min），前3周剂量不变，其后可考虑20mg，1次/天降为15mg，1次/天口服。

4.不良反应

（1）出血性并发症：发生率不高，非瓣膜性房颤治疗高于

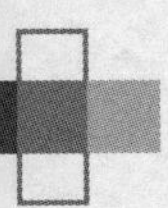
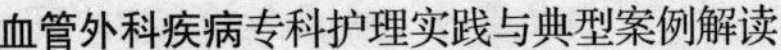

VTE治疗，可出现皮肤黏膜出血、皮肤淤斑，严重可导致消化道、泌尿生殖系统出血，口服药物期间注意观察出血情况。

（2）其他少见不良反应：如过敏反应、肝功能损害、血小板计数减少等。

第十章

VTE风险评估量表（Caprini评估量表）使用案例

一、评估时机

VTE评估时机：患者入院、转科、手术或大型有创操作、病情变化时、出院等影响血栓发生的重要住院时间节点进行动态评估，并在24小时内完成。外科住院患者，推荐采用 Caprini评估量表；内科住院患者，推荐采用Padua评估量表。

二、VTE预防策略及疗程

VTE预防策略及疗程见表10-1。

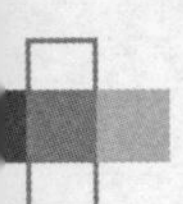

表10-1　VTE预防策略及疗程

<table>
<tr><th>危险分层</th><th>预防策略</th><th>预防疗程</th></tr>
<tr><td>VTE低危患者</td><td>基础预防</td><td></td></tr>
<tr><td>VTE中危患者出血风险低者</td><td>药物预防或机械预防</td><td rowspan="3">内科：7～14天
外科：至术后7～14天
肿瘤大手术：至术后28天
骨科髋关节、膝关节置换：35天</td></tr>
<tr><td rowspan="2">VTE高危患者出血风险低者</td><td>药物预防</td></tr>
<tr><td>或药物预防联合机械预防</td></tr>
<tr><td>VTE中、高危患者出血风险高者</td><td>机械预防</td><td></td></tr>
<tr><td colspan="3">注：低危0～2分，中危3～4分，高危≥5分</td></tr>
<tr><td colspan="3">实施预防措施前，需要完成机械预防禁忌评估</td></tr>
</table>

机械预防禁忌（符合至少1条）

充血性心力衰竭
肺水肿
下肢严重水肿
下肢深静脉血栓形成
下肢血栓性静脉炎
下肢局部情况异常（如压力性损伤、皮炎、坏疽、近期接受皮肤移植手术）
下肢血管严重动脉硬化
其他缺血性血管病
下肢严重畸形等

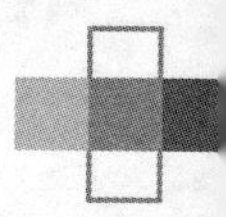

案例一　主动脉夹层

【基本信息】 患者，男，38岁，身高170cm，体重80kg。

【病史】 患者于2020年5月31日因“突发胸背部撕裂样疼痛”至医院就诊，血管外科以“1.主动脉夹层（Stanford B型）；2.肠系膜上动脉闭塞；3.肺部感染”急诊收治入院，并急诊行“胸主动脉夹层腔内隔绝支架置入术、左锁骨下动脉支架置入术”。术后发生急性肾衰竭、重症脓毒症，转入重症医学科继续治疗，病情平稳后于2020年6月17日转回血管外科。转科带回胃管、尿管、右颈深静脉导管、左腹股沟区透析管各一根。复查WBC：$38.48 \times 10^9/L$。

【VTE风险评估】

评估时间：转科后24小时内			
	风险因素	该患者目前风险因素	分值
护士根据Caprini量表评估	肥胖（BMI＞25kg/m²）	患者BMI为27.68kg/m²	1
	严重的肺部疾病（1个月内）	患者有肺部感染	1
	卧床＞3天	手术后医嘱为绝对卧床休息	2
	其他大手术（＞45分钟）	患者手术时间为2小时	2
	中心静脉置管	患者目前有CVC	2
患者风险评分为8分，VTE高风险。经过主管医生评估，患者无出血风险，无机械预防禁忌。 推荐预防方法：药物预防＋机械预防+基础预防。			

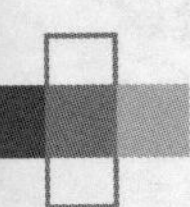

【预防措施】患者术后血栓风险评估为高风险，无出血风险，无机械预防禁忌，采取药物预防、机械预防和基础预防三种方法联合预防。

1.药物预防　遵医嘱给予患者抗凝药物低分子肝素钠注射液4000U皮下注射每日1次。注意观察患者用药不良反应，应用期间注意观察患者有无局部或全身出血倾向，如伤口有无出血或血肿形成，每日注射点有无淤斑形成，有无全身的出血点，有无便血、呕血等消化道出血的表现，有无血尿等泌尿系统出血的表现及脑出血的发生。遵医嘱进行血液检验，检查内容包括凝血功能、血常规（血红蛋白及血小板计数）。必要时监测肾功能情况。指导患者避免碰撞，防止跌倒的发生。

2.机械预防　给予间歇充气加压装置治疗，加强动脉灌注，改善血液循环，预防血栓的形成，改善周围血管功能。机械预防能有效降低VTE的发生率。

3.基础预防　患者BMI偏高，宜进食低盐、低胆固醇、低脂、清淡饮食，注意控制体重，鼓励患者平时多饮水。患者卧床休息期间指导踝泵运动，促进下肢静脉回流。患者术后体力虚弱，可以指导家属来帮助患者行被动屈伸，按摩腓肠肌。告知患者及家属早期活动能有效减少VTE发生。卧床时可以将下肢抬高，平时保持大便通畅，以免发生便秘导致腹压增高，影响下肢静脉回流。养成良好的生活方式，对降低VTE的发生率

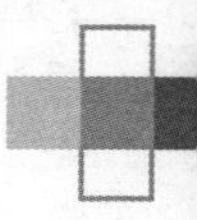

有重要意义。

案例二　主动脉壁间血肿

【基本信息】患者，男，77岁，身高168cm，体重50kg。

【病史】患者因“胸背部疼痛7小时”至医院就诊，血管外科以“1.主动脉壁间血肿；2.高血压3级，很高危组；3.肺部感染”于2020年12月31日急诊收治入院，入院后下病危通知、绝对卧床休息。

【VTE风险评估】

评估时间：入院24小时内			
	风险因素	该患者目前风险因素	分值
护士根据Caprini量表评估	严重的肺部疾病（1个月内）	患者有肺部感染	1
	卧床＞3天	遵医嘱绝对卧床休息	2
	年龄≥75岁	患者年龄77岁	3
患者风险评分为6分，VTE高风险。经过主管医生评估，患者具有高出血风险，有机械预防禁忌。 推荐预防方法：基础预防。			

【预防措施】患者入院后血栓风险评估为高风险，经过主管医生评估，患者具有高出血风险，有机械预防禁忌，采取基础预防方法。

每日摄入合适的水分，有利于血液的稀释，血容量的扩充，

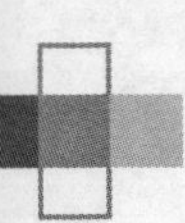

有效促进全身血液循环，以预防血栓形成。

注重预防静脉血栓知识宣教，卧床期间指导患者做踝泵运动：平卧于床，足尖往上勾及下踩最大限度，各保持10秒，再以踝关节为中心，足踝做360° 环绕。抬高下肢可促进静脉回流，预防VTE的发生。一般对于卧床患者，建议将床尾抬高，使下肢高于心脏水平20～30cm。抬高下肢时不要在患者腘窝或小腿下垫枕，以免影响小腿深静脉回流。病情好转早期下床活动。

自我保健指导：出院时仍然存在VTE危险因素，需要对患者及家属进行宣教，告知院外继续预防的重要性，并指导患者如何进行预防。对出院的患者进行随访，一旦出现DVT和PE相关症状应及时就诊。

案例三　颈动脉狭窄

【基本信息】患者，男，84岁，身高173cm，体重69kg。

【病史】患者于2021年4月10日因“头昏、头晕、乏力3天余”至医院急诊科就诊，颈部血管彩超示左侧颈动脉管腔狭窄＞90%，给予对症治疗后头昏、头晕无明显缓解，经血管外科会诊后以“1.左侧颈动脉重度狭窄；2.双侧颈动脉斑块形成；3.腔隙性脑梗死；4.肺部感染”于2021年4月11日收治入院。既往史：冠心病、高血压病史，行冠脉支架置入术3年；未规律口服降压药及降脂抗血小板药物，脑梗死病史1个月。

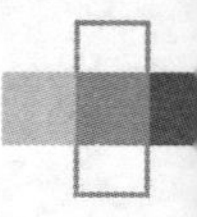

【VTE风险评估】

评估时间：入院后24小时内			
	风险因素	该患者目前风险因素	分值
护士根据Caprini量表评估	年龄≥75岁	患者84岁	3
	严重的肺部疾病（1个月内）	患者有肺部感染	1
	脑卒中（1个月内）	患者诊断为脑卒中	5
患者风险评分为9分，VTE高风险。经过主管医生评估，患者具有高出血风险，无机械预防禁忌。 推荐预防方法：机械预防+基础预防。			

【预防措施】患者入院后血栓风险评估为高风险，经过主管医生评估，患者具有高出血风险，无机械预防禁忌，采取机械预防和基础预防方法。

1.机械预防　给予间歇充气加压装置治疗。间歇充气加压装置治疗仪是利用多腔体充气囊依次进行波浪式充气、膨胀、放气，具有方向性、渐进性，可促进淤积的静脉血及淋巴液的回流，加强动脉灌注，改善病变部位血液循环，预防血栓的形成，改善周围血管功能。使用期间告知患者及家属不能自行随意调节压力等，以免带来不良后果。治疗过程中观察患者是否有不适反应。

2.基础预防　指导患者每天主动行下肢功能锻炼、踝泵运动。嘱多饮水，注重预防静脉血栓知识宣教，早期下床活动，

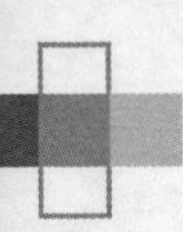

应根据患者病情确定活动的时间、场所等，护理人员和家属要做好搀扶等保护措施，避免因下床活动而发生跌倒。嘱患者下床活动过程中如果出现不适，应及时停止活动并告知医护人员。抬高下肢可促进静脉回流，预防VTE的发生。卧床休息时将床尾抬高，使下肢高于心脏水平20～30cm。

案例四　腹主动脉瘤

【基本信息】患者，男，40岁，身高172cm，体重80kg。

【病史】患者于2021年7月16日因“腹部疼痛”至医院就诊，CTA示腹主动脉瘤。血管外科以“腹主动脉瘤”收治入院，并急诊行“腹主动脉瘤腔内隔绝术”。术毕安返病房，带左颈深静脉导管一根，穿刺肢体指导伸直制动24小时。

【VTE风险评估】

评估时间：手术后24小时内			
	风险因素	该患者目前风险因素	分值
护士根据Caprini量表评估	肥胖（BMI＞25kg/m^2）	患者BMI为27.04kg/m^2	1
	卧床＞3天	手术后医嘱为绝对卧床休息	2
	其他大手术（＞45分钟）	患者手术时间为3小时	2
	中心静脉置管	患者目前有CVC	2
患者风险评分为7分，VTE高风险。经过主管医生评估，患者无出血风险，无机械预防禁忌。 推荐预防方法：药物预防＋机械预防+基础预防。			

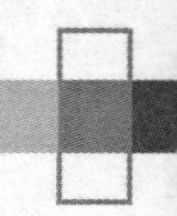

【预防措施】患者术后血栓风险评估为高风险，患者无出血风险，无机械预防禁忌，采取药物预防、机械预防和基础预防三种方法联合预防。

1.药物预防　遵医嘱给予患者抗凝药物低分子肝素钠注射液4000U皮下注射每日一次，注意观察患者用药后不良反应。抗凝治疗用药前了解患者有无出血性疾病，在用药期间，要密切观察并教会患者及家属对常见出血部位（穿刺点、鼻腔、牙龈、皮肤黏膜）和大小便颜色等的观察，指导患者学会判断进食可能引起黑粪的食物（如肉类、动物血制品、动物肝脏、绿叶蔬菜等）；教会患者提高自我防护意识，如刷牙时动作要轻柔，避免抠鼻，防止跌倒等，以避免出血情况的发生。

2.机械预防　给予间歇充气加压装置治疗，促进淤积的静脉血及淋巴液的回流，加强动脉灌注，改善血液循环，预防血栓的形成，改善周围血管功能。机械预防能有效降低VTE的发生率。

3.基础预防　合理补液，多饮水，避免脱水，防止血液黏稠。抬高下肢，禁止腘窝及小腿下垫枕。规范静脉穿刺技术，尽量避免深静脉穿刺和下肢静脉穿刺输液。被动运动：疾病原因、手术要求双下肢不能自主活动时给予按摩比目鱼肌、腓肠肌并给予踝关节被动运动。人工挤压腓肠肌，从足部到大腿由远到近被动按摩，避开穿刺点，10～30分钟/次，6～8次/日。

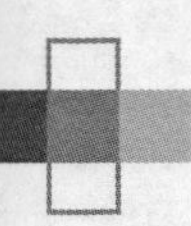

足踝关节屈伸运动：肢体减除制动后，指导患者主动踝泵运动（用力、最大限度、反复地屈伸踝关节），如病情允许可做膝关节屈伸运动。

案例五　下肢静脉曲张

【基本信息】患者，男，67岁，身高173cm，体重64kg。

【病史】患者于2021年10月1日因左下肢静脉迂曲、怒张6余年至医院就诊，血管外科以“1.左下肢静脉曲张；2.房颤”收治入院，完善相关术前准备，2021年10月3日行“左下肢大隐静脉高位结扎+剥脱术”。

【VTE风险评估】

评估时间：入院后24小时内			
	风险因素	该患者目前风险因素	分值
护士根据Caprini量表评估	下肢静脉曲张	下肢静脉曲张	1
	年龄61～77（岁）	患者年龄67岁	2
患者风险评分为3分，VTE中风险。经过主管医生评估，患者无出血风险。无机械预防禁忌。 推荐预防方法：机械预防+基础预防。			

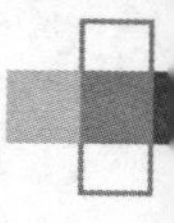

评估时间：术后24小时内			
	风险因素	该患者目前风险因素	分值
护士根据Caprini量表评估	下肢静脉曲张	下肢静脉曲张	1
	年龄61～77岁	患者年龄67岁	2
	其他大手术（＞45分钟）	患者手术时间为2.5小时	2
患者风险评分为5分，VTE高风险。经过主管医生评估，患者无高出血风险。无机械预防禁忌。 推荐预防方法：药物预防＋机械预防+基础预防。			

【预防措施】患者术后血栓风险评估为高风险，患者无出血风险，无机械预防禁忌，采取药物预防、机械预防和基础预防三种方法联合预防。

1.药物预防　患者术后给予低分子肝素钠4000U每日1次皮下注射，阿司匹林肠溶片100mg口服每日1次。

注意事项：患者服用的是肠溶型阿司匹林，应在餐前30分钟服用，整粒吞服，不建议嚼碎、研碎或掰开服用，用药期间密切观察患者有无不良反应，如恶心、呕吐，必要时使用胃黏膜保护剂如硫糖铝。注意观察大便颜色，防止胃肠道出血。在用药过程中若出现心律失常、低血压、头晕、耳鸣、出汗、头痛等症状（水杨酸反应），可能是慢性水杨酸盐中毒，此时应立即停药，并联系医生。同时在使用过程中应定期监测肝肾功

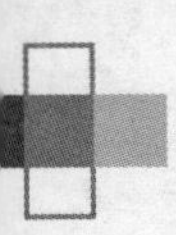

能。若出现发绀、大汗、端坐呼吸、哮喘等表现（阿司匹林哮喘），立即停药并到医院就诊。应用低分子肝素时，护士除了严密观察病情外，还应教会患者重视，并进行自我监测，包括注意大便、尿液颜色，皮肤黏膜、牙龈有无出血倾向。用药期间嘱患者不要热敷腹部，以免增加出血危险性；勿抠鼻，用软毛牙刷刷牙；注意安全，尽量避免发生碰撞和跌倒。做好患者的用药指导，告知遵医嘱服药的重要性，不要擅自增加或停用药物，以免造成血栓或出血，如有异常及时汇报。

2.机械预防　术后给予间歇充气加压装置治疗，促进淤积的静脉血及淋巴液的回流，加强动脉灌注，改善血液循环，以达到消除肿胀、促进愈合、预防血栓形成、改善周围血管功能的疗效。使用梯度加压弹力袜：GCS从足踝向腿部施加梯度压力，促进血液从浅静脉通过穿支静脉流向深静脉，使深静脉内血流速度和血流量增加。适当的分级加压还可缩减静脉横截面积，改善静脉瓣膜功能，增强骨骼肌静脉泵作用，调节部分凝血因子水平，增强下肢深部组织氧合作用，从而有效预防DVT，改善慢性静脉功能不全，减少静脉性溃疡发生。根据尺寸选择对应型号的梯度压力袜。使用GCS能有效增加静脉回流，减少血流在小腿的淤滞，是一种非常安全、方便、非侵入性的预防方案。患者穿着前予以正确指导，穿着期间进行有效监督，出院前告知患者及家属参与必要的随访。出院前确保患

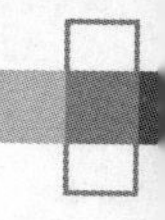

者或家属已掌握GCS所有宣教内容：穿着必要性及重要性；使用需医生开具处方；适应证和禁忌证；正确穿脱方法；穿着期间皮肤护理方法；并发症观察与处理方法，穿着期间出现不适情况（如肢体疼痛或肿胀加剧、呼吸急促、胸痛或背痛、咳嗽或咯血等）及时就诊；可以停止穿着的时间并记录时间；清洗和保养方法。

3.基础预防　下床活动，术后早期下床活动可以保持全身肌肉张力，减轻患者肢体肿胀的发生，促进身体血液循环，降低VTE的发生率。抬高下肢，可促进静脉回流，预防VTE的发生。使下肢高于心脏水平20～30cm。在抬高患肢期间，应注意床栏的使用，防止患者发生坠床。抬高下肢时不要在患者腘窝或小腿下垫枕，以免影响小腿深静脉回流。指导踝泵运动：通过踝关节的运动，像泵一样促进下肢血液循环和淋巴回流，对患者下肢术后功能恢复至关重要。禁烟酒，烟草中的尼古丁可使血管强烈收缩，指趾皮温降低2.5～3.5℃，影响末梢的血液循环，而过量饮酒会使血细胞受损，两者均大大增加了形成血栓的风险。控饮食，饮食宜清淡，忌食油腻、辛辣等食物。指导患者多食富含膳食纤维的新鲜蔬菜（如番茄、洋葱、香菇、芹菜、木耳、白菜等）和水果（苹果、鸭梨等），保持大便通畅，以利于下肢静脉血液回流。少吃油，减少肉、蛋、油炸食品等高脂肪食物摄入量。多吃深海鱼，其体内含有的特殊脂肪

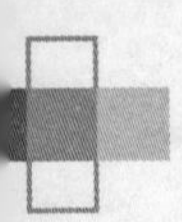

酸可以降低胆固醇、中性脂肪，预防血栓形成。多喝茶，适当饮茶可以抑制血小板凝集，同时能保证充足的液体入量，防止血液浓缩，进而防止血栓形成。衣服、鞋袜不要太紧，血液循环差会促使血栓凝聚。

案例六　肝血管瘤

【基本信息】患者，女，46岁，身高156cm，体重64kg。

【病史】患者于2021年10月19日因体检发现肝血管瘤8余年至医院就诊，血管外科以“多发肝血管瘤”收治入院，完善相关术前准备，于10月22日在局部麻醉下行“肝血管瘤介入栓塞术”。

【VTE风险评估】

评估时间：术后24小时内			
	风险因素	该患者目前风险因素	分值
护士根据Caprini量表评估	年龄41～60岁	患者年龄46岁	1
	肥胖（BMI＞25kg/m^2）	患者BMI为26.29kg/m^2	1
	其他大手术（＞45分钟）	患者手术时间为2小时	2
患者风险评分为4分，VTE中风险。经过主管医生评估，患者无高出血风险。无机械预防禁忌。 推荐预防方法：机械预防+基础预防。			

【预防措施】患者术后血栓风险评估为中风险，患者无高

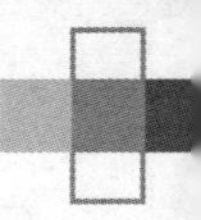

出血风险，无机械预防禁忌，采取机械预防和基础预防两种方法联合预防。

1.机械预防　给予患者间歇充气加压装置治疗。间歇充气加压装置治疗仪是利用多腔体充气囊依次进行波浪式充气、膨胀、放气，具有方向性、渐进性，促进淤积的静脉血及淋巴液的回流，加强动脉灌注，改善血液循环，预防血栓的形成。

2.基础预防　术后早期下床活动，指导患者行踝泵运动。

案例七　颈动脉硬化斑块形成

【基本信息】患者，男，66岁，身高155cm，体重63kg。

【病史】患者于2021年9月14日因反复头昏、头晕5年余，加重1个月至医院就诊，血管外科以“左侧颈动脉硬化斑块形成”收治入院，给予保守治疗。

【VTE风险评估】

评估时间：入院后24小时内			
	风险因素	该患者目前风险因素	分值
护士根据Caprini量表评估	肥胖（BMI＞$25kg/m^2$）	患者BMI为$26.22kg/m^2$	1
	年龄61～74岁	患者年龄66岁	2
患者风险评分为3分，VTE中风险。经过主管医生评估，患者无高出血风险。无机械预防禁忌。 推荐预防方法：药物预防+机械预防+基础预防。			

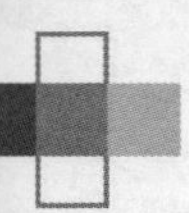

【**预防措施**】患者入院后血栓风险评估为中风险，患者无出血风险，无机械预防禁忌，采取药物预防、机械预防和基础预防三种方法联合预防。

1.药物预防　给予阿司匹林肠溶片100mg口服，每日1次。

抗血小板药物的正确服用方法：温水送服药片，勿用浓茶、饮料等；整片吞服，不要嚼碎；不可私自增减药量或自行停药。晚上服用，血管疾病发病的时间多为早上6～10点，而阿司匹林肠溶片在体内达到药效浓度时间需要3～6小时，因此晚上服用阿司匹林肠溶片效果更佳。不可与食物同服，肠溶片就是指药片在肠道里溶解后才发挥作用，如果将肠溶片和食物一起服用会延长药物在胃的停留时间，导致部分肠溶片提前在胃里溶解，而造成对胃黏膜的损害。故应饭前服药，药物会迅速进入肠道而在肠道内溶解起效。漏服需要补服，在常规服药时间的12小时之内忘记，应立即按照常规剂量服用一次，然后再根据常规服药时间服用下一次剂量。如果超过常规服药时间的12小时之后忘记服药，则在下次常规服药时间服用标准剂量，千万不能把剂量加倍。服药期间需要定期抽血化验，用抗血小板药物后可使出血时间延长，而有些患者对阿司匹林不敏感，如患者出现皮肤发青、发紫或皮肤上有出血点、牙龈出血、鼻出血、尿液颜色发红或淡红色、粪便颜色发黑等，应立即停药并通知医生。

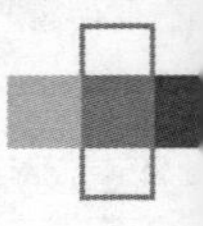

2.机械预防　给予间歇充气加压装置治疗，促进静脉血及淋巴液的回流，预防血栓的形成。

3.基础预防　指导患者每天主动行下肢功能锻炼、踝泵运动。嘱多饮水，注重预防静脉血栓知识宣教。早期下床活动，应根据患者病情确定活动的时间、场所等，护理人员和家属要做好搀扶等保护措施，避免因下床活动而发生跌倒。嘱患者下床活动过程中如果出现不适，应及时停止活动并告知医护人员。抬高下肢可促进静脉回流，预防VTE的发生。卧床休息时将床尾抬高，使下肢高于心脏水平20～30cm。

案例八　肠系膜上动脉夹层

【**基本信息**】患者，男，34岁，身高175cm，体重98kg。

【**病史**】患者于2021年11月12日因突发腹部疼痛8小时至医院就诊，血管外科以“肠系膜上动脉夹层”收治入院，下病危通知，绝对卧床休息，完善相关术前准备，急诊行“肠系膜上动脉造影+肠系膜上动脉支架置入术”。

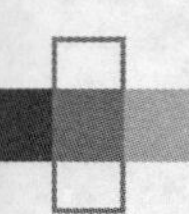

【VTE风险评估】

评估时间：术后24小时内			
	风险因素	该患者目前风险因素	分值
护士根据Caprini量表评估	肥胖（BMI＞25kg/m²）	患者BMI为32kg/m²	1
	卧床＞3天	手术后医嘱为绝对卧床休息	2
	其他大手术（＞45分钟）	患者手术时间为3小时	2
患者风险评分为5分，VTE高风险。经过主管医生评估，患者无高出血风险。无机械预防禁忌。 推荐预防方法：药物预防+机械预防+基础预防。			

【预防措施】患者术后血栓风险评估为高风险，患者无出血风险，无机械预防禁忌，采取药物预防、机械预防和基础预防三种方法联合预防。

1.药物预防　患者术后给予皮下注射低分子肝素钠4000U每日1次，注意用药后观察。应用低分子肝素时，护士除了严密观察病情外，还应教会患者重视，并进行自我监测，包括注意粪便、尿液颜色，皮肤黏膜、牙龈有无出血倾向。用药期间嘱患者不要热敷腹部，以免增加出血危险性；勿抠鼻，用软毛牙刷刷牙；注意安全，尽量避免发生碰撞和跌倒。

2.机械预防　给予间歇充气加压装置治疗，机械预防能有效降低VTE的发生率。

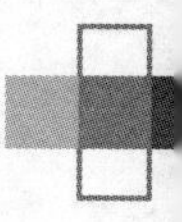

3.基础预防 术后肢体制动卧床期间，不能自主活动时给予按摩比目鱼肌、腓肠肌，并给予踝关节被动运动，协助患者轴线翻身。行踝泵运动，促进下肢静脉血液回流预防血栓形成。术后病情允许早期下床活动。

案例九 动静脉内瘘狭窄

【基本信息】患者，男，44岁，身高173cm，体重85kg。

【病史】患者于2021年9月26日维持性血液透析7个月余，发现左前臂动静脉内瘘狭窄4天至医院就诊，血管外科以“1.左前臂自体动静脉内瘘闭塞；2.慢性肾衰竭”收治入院，完善相关术前准备，当日行“左前臂动、静脉造影及球囊扩张术”。

【VTE风险评估】

评估时间：入院24小时内			
	风险因素	该患者目前风险因素	分值
护士根据Caprini量表评估	肥胖（BMI＞25kg/m^2）	患者BMI为28.4kg/m^2	1
	年龄41～60岁	患者年龄44岁	1
患者风险评分为2分，VTE低风险。经过主管医生评估，患者无出血风险。无机械预防禁忌。 推荐预防方法：基础预防。			

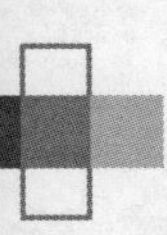

评估时间：术后24小时内			
	风险因素	该患者目前风险因素	分值
护士根据Caprini量表评估	肥胖（BMI＞25kg/m^2）	患者BMI为28.4kg/m^2	1
	年龄41～60岁	患者年龄44岁	1
	其他大手术（＞45分钟）	患者手术时间为1小时	2
患者风险评分为4分，VTE中风险。经过主管医生评估，患者无出血风险。无机械预防禁忌。 推荐预防方法：机械预防+基础预防。			

【预防措施】患者术后血栓风险评估为中风险，患者无出血风险，无机械预防禁忌，采取机械预防和基础预防两种方法联合预防。

1.机械预防　术后第1天，给予双下肢间歇充气加压装置机械预防，加速血液回流，防止血液淤滞，以减少静脉血栓的发生。

2.基础预防　早期下床活动可以保持全身肌肉张力，减轻患者肢体肿胀，促进身体血液循环，降低VTE的发生率。抬高下肢，可促进静脉回流，预防VTE的发生。卧床时将床尾抬高，高于心脏水平20～30cm。抬高下肢时不要在患者腘窝或小腿下垫枕，以免影响小腿深静脉回流。指导患者做踝泵运动。术后做好病情观察，术侧肢体取伸直位，观察术肢有无肿胀，手指末端有无苍白、发凉、麻木等缺血症状。功能检查每天2～3

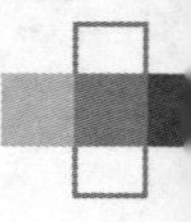

次，用听诊器听血管杂音，沿静脉方向触摸血管震颤。术后12小时伤口无感染、无渗液，指导患者进行术侧肢体握拳、手握皮球或橡胶圈锻炼及腕关节运动以减轻术侧肢体水肿，每天3～4次，每次3～5分钟，促进血液循环，防止血栓形成。加强术肢保暖，防止血流不畅。

案例十　下肢动脉硬化闭塞症

【基本信息】患者，男，64岁，身高171cm，体重80kg。

【病史】患者于2021年10月8日因左下肢肿痛2年余，再发加重2周至医院就诊，血管外科以“左下肢动脉硬化闭塞症”收治入院，于2021年10月12日行“左腹股沟区切开探查+左髂总动脉内膜剥脱术+左股总动脉内膜剥脱术+左股浅动脉内膜剥脱术+左股动脉血管成形术+左股管-左侧盆腔隧道成形术+左髂总动脉-股动脉人工血管搭桥术+左髂外动脉残端缝扎术”。

【VTE风险评估】

评估时间：入院24小时内			
	风险因素	该患者目前风险因素	分值
护士根据Caprini量表评估	肥胖（BMI＞25kg/m^2）	患者BMI为27.35kg/m^2	1
	年龄61～74岁	患者年龄64岁	2
患者风险评分为3分，VTE中风险。经过主管医生评估，患者无出血风险。无机械预防禁忌。 推荐预防方法：基础预防。			

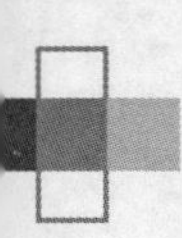

评估时间：术后24小时内			
	风险因素	该患者目前风险因素	分值
护士根据Caprini量表评估	肥胖（BMI>25kg/m^2）	患者BMI为27.35kg/m^2	1
	年龄61～74岁	患者年龄64岁	2
	其他大手术（>45分钟）	患者手术时间为4小时	2
患者风险评分为5分，VTE高风险。经过主管医生评估，无出血风险。有机械预防禁忌证。 推荐预防方法：药物预防+基础预防。			

【预防措施】患者术后血栓风险评估为高风险，无出血风险，有机械预防禁忌，采取药物预防和基础预防两种方法联合预防。

1.药物预防　术后给予低分子肝素钠4000U每日1次皮下注射，阿司匹林肠溶片100mg口服每日1次。

抗凝药禁忌证：对肝素过敏、有出血倾向、血友病、血小板功能不全和血小板减少症、紫癜、严重高血压、细菌性心内膜炎、肝肾功能不全、溃疡病、颅内出血、活动性肺结核、孕妇、先兆流产、产后、内脏肿瘤等禁用。

注意事项：出血并发症的早期识别与处理，出现下列一种或以上情况为主要出血事件：皮下淤青，淤斑，血红蛋白下降至少20g/L，为纠正失血需要输血至少2U（红细胞悬液或全血），腹膜后、颅内、椎管内、心包内或眼底出血；导致严重

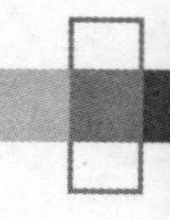

或致命临床后果（如脏器衰竭、休克或死亡）；需要内科抢救或外科止血。

有关出血并发症的处理：明确出血原因与部位及患者的出凝血状态，延迟抗凝药物的给药时间或中止药物治疗，选用相应的拮抗药物，如鱼精蛋白、维生素K，选用一般止血药物，输注新鲜血浆、凝血酶原浓缩物或进行血浆置换，局部加压包扎或外科干预等。

其他不良事件的处理：除出血之外，药物预防过程中还可能出现过敏反应、肝功能不全、血小板计数减少等并发症，应进行仔细评估并做出相应的处理。

2.基础预防　踝泵运动指通过踝关节的运动，像泵一样促进下肢血液循环和淋巴回流，对患者下肢术后功能恢复至关重要。其目的是促进血液循环，消除肿胀，对防止出现下肢深静脉血栓有重要意义；增强肌力，避免肌肉萎缩。

踝泵运动适应证：①昏迷、麻痹、完全卧床休息者。②身体某一部位处于制动状态为保持上下部位关节功能，并为新的活动做准备，如股骨干骨折术后、膝关节术后、全膝关节置换术后等。③改善心血管功能和呼吸功能（多次重复踝泵运动）。④卧床患者避免关节挛缩、循环不良、骨质疏松和心功能降低等情况。⑤也适用于久坐和久站人群，如长时间乘坐飞机、火车或久坐办公室的人，可以预防下肢发生静脉血栓。

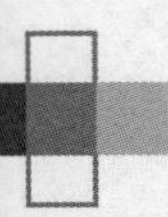

踝泵运动分为屈伸和绕环两组动作：

（1）屈伸动作：患者躺或坐在床上，下肢伸展，大腿放松，缓缓勾起足尖，尽力使足尖朝向自己，至最大限度时保持10秒然后足尖缓缓下压，至最大限度时保持10秒，然后放松，这样一组动作完成。稍休息后可再次进行下一组动作。反复地屈伸踝关节，最好每小时练5分钟，一天练5～8次。

（2）绕环动作：患者躺或坐在床上，下肢伸展，大腿放松，以踝关节为中心，足趾360° 绕环，尽力保持动作幅度最大。环绕可以使更多的肌肉得到锻炼。

参考文献

[1] 杨瑛，刘雪莲，李瑞.血管外科专科护理服务能力与管理指引[M].沈阳：辽宁科学技术出版社，2020.

[2] 杨瑛，黎仁兰，宋磊，等.多种随访方式整合干预在外科静脉血栓栓塞症高风险出院患者的应用及效果评价[J]. 昆明医科大学学报，2021，42(06)：170.

[3] 杨瑛，何斌，庄冬梅，等.医护一体工作模式在预防外科入院患者静脉血栓栓塞症发生中的应用[J]. 昆明医科大学学报，2020，41(7)：175.

[4] 杨瑛，李艳，何斌，等.多学科团队护理模式在Stanford B型主动脉夹层住院患者中的应用[J]. 昆明医科大学学报，2019，40(2):145-148.

[5] 杨瑛，李瑞，宋磊， 等.心理护理干预对主动脉夹层Stanford B型患者围术期焦虑抑郁情绪的影响研究[J]. 医学科技，2021(14)：92.

[6] 李艳，李瑞，杨瑛，等.螺旋推进法床旁盲插鼻肠管技术在重症患者中的应用研究[J]. 云南医药，2019(04)：372-374.

[7] 吴从从，李海燕.复合手术治疗颈动脉狭窄合并假性动脉瘤1例患者围术期护理[J].介入放射学杂志,2021(30)10：1065-1067.

[8] 于鹏飞，陈慧娟，赵飞凡，等. 1例经股动脉采血并发假性动脉瘤患者的护理[J].中华护理杂志,2021，56(2)：265-268.

[9] 国际血管联盟中国分部护理专业委员会.梯度压力袜用于静脉血栓栓塞症防治专家共识[J].介入放射学杂志,2019，28(9)：811-818.

[10] 夏锋，李雪松.肝血管瘤诊断和治疗多学科专家共识(2019版)[J].中国实用外科杂志，2019(08)：761-765.

[11] 黄纪伟，朱则昕，廖明恒，等.肝血管瘤的诊疗现状[J].中国普外基础与临床杂志，2016，23 (2)：143-146.

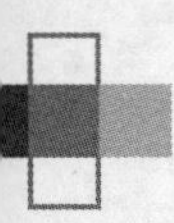

[12] 李海燕，陆清声，莫伟.血管疾病临床护理案例分析[M].上海：复旦大学出版社，2019.

[13] 胡德英，田莳.血管外科护理学[M].北京：中国协和医科大学出版社，2008.

[14] 顾建平，秦月兰.血管疾病护理评估手册[M].北京：人民卫生出版社，2018.

[15] 中国医学会放射学会介入学组. 下肢深静脉血栓形成介入治疗规范的专家共识[J].中华放射学杂志，2011，45(3)：293-296.

[16] 中华医学会骨科学分会.中国骨科大手术静脉血栓栓塞症预防指南[J].中华骨科杂志，2016，36(2)：65-69.

[17] 中华医学会心血管病学分会肺血管病学组.急性肺栓塞诊断与治疗中国专家共识(2015)[J].中华心血管病杂志，2016，44(3)：197-211.

[18] 中华医学会麻醉学分会.成人手术后疼痛处理专家共识(2014)[J].临床麻醉学杂志，2017，9(33)：911-917.

[19] 苏浩波，楼文胜，顾建平，等.急性下肢深静脉血栓形成合并Ⅱ型肝素诱导血小板减少症的临床特征及介入综合治疗效果[J].中华放射学杂志，2015，49(5)：380-385.

[20] 中华医学会神经外科学会介入学组.脑动静脉畸形介入治疗中国专家共识[J].中华神经外科杂志，2017，33(12)：1195-1203.

[21] 中华医学会神经病学分会.中国蛛网膜下腔出血诊治指南2015年版[J].中华神经外科杂志，2016，49(3)：182-191.

[22] 中华医学会整形外科分会血管瘤和脉管畸形学组.血管瘤和脉管畸形诊断和治疗指南(2016)[J].组织工程与重建外科杂志，2016，12(2)：63-97.

[23] 吴川杰，薛芳，焦力群，等.美国心脏协会/美国卒中协会急性缺血性卒中血管内治疗早期管理指南(2015年)[J].中国脑血管病杂志，2015，12(10)：552-560.

[24] 景在平，冯翔.主动脉夹层腔内指南的解读[J].中国实用外科杂志，2008，28(11)：909-912.

[25] 中华医学会外科学分会血管外科学组.深静脉血栓形成的诊断和治疗指

南(第三版)[J]. 中华普通外科杂志，2017，32(9)：807-812.

[26] 中华医学会呼吸病学分会肺栓塞与肺血管病学组，中国医师协会呼吸医师分会肺栓塞与肺血管病工作委员会，全国肺栓塞与肺血管病防治协作组. 肺血栓栓塞症诊治与预防指南[J]. 中华医学杂志，2018，98(14)：28.

[27] Christensen CR，Lewis PA. 李海燕，等主译. 血管护理核心教程[M]. 上海：上海科学技术出版社，2018.

[28] 施海彬，张劲松，赵卫.急诊介入治疗学[M]. 北京：人民卫生出版社，2018.

[29] 《中国血栓性疾病防治指南》专家委员会.中国血栓性疾病防治指南[J].中华医学杂志，2018，98(36)：2861-2888.

[30] 刘成媛，乔琼，罗梦丹，等.加速康复外科的应用研究进展[J].护理研究，2019，33(2)：261-264.

[31] 严拓，刘雅文，吴灿，等.人工血管研究现状与应用优势[J].中国组织工程研究，2018，22(30)：4849-4854.

[32] 刘蒙，张福先.主髂动脉闭塞症腔内治疗进展[J].中国老年学杂志，2018，38(12)：3068-3071.

[33] 胡华，刘峰昌，范凯，等.血管内介入治疗锁骨下动脉盗血综合征临床研究[J].中国临床神经科学，2016，24(6)：627-634.

[34] 陆信武，蒋米尔.临床血管外科学[M]. 第5版. 北京：科学出版社，2021.

[35] 包俊敏，梅志军.如何规范应用导管溶栓术治疗动脉闭塞性疾病[J].临床误诊误治，2014，27(3)：43-45.